麻醉学问系列丛书

总主审　曾因明　邓小明
总主编　王英伟　王天龙　杨建军　王　锷

危重病医学

主　审　邓小明　李文志
主　编　刘克玄　余剑波

Critical Care Medicine

中国出版集团有限公司

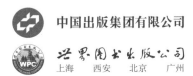
世界图书出版公司
上海　西安　北京　广州

图书在版编目(CIP)数据

危重病医学 / 刘克玄,余剑波主编. —上海:上
海世界图书出版公司,2024.1
(麻醉学问系列丛书 / 王英伟总主编)
ISBN 978-7-5232-0553-2

Ⅰ. ①危… Ⅱ. ①刘… ②余… Ⅲ. ①险症-诊疗-
问题解答 Ⅳ. ①R459.7-44

中国国家版本馆 CIP 数据核字(2023)第 129094 号

书　　名	危重病医学	
	Weizhongbing Yixue	
主　　编	刘克玄　余剑波	
责任编辑	芮晴舟	
出版发行	上海世界图书出版公司	
地　　址	上海市广中路 88 号 9-10 楼	
邮　　编	200083	
网　　址	http://www.wpcsh.com	
经　　销	新华书店	
印　　刷	杭州锦鸿数码印刷有限公司	
开　　本	787mm×1092mm　1/16	
印　　张	17.5	
字　　数	300 千字	
版　　次	2024 年 1 月第 1 版　2024 年 1 月第 1 次印刷	
书　　号	ISBN 978-7-5232-0553-2/ R·712	
定　　价	120.00 元	

总主编简介

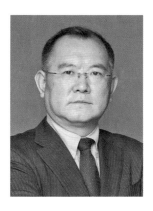

王英伟

复旦大学附属华山医院麻醉科主任,教授,博士研究生导师。

中华医学会麻醉学分会常委兼秘书长,中国医学装备协会麻醉学分会主任委员,中国神经科学学会理事兼麻醉与脑功能分会副主任委员,中国研究型医院学会麻醉学分会副主任委员,中国药理学会麻醉药理分会常务委员。

以通讯作者发表SCI论文60余篇。作为项目负责人获得国家863重点攻关课题、科技部重点专项课题,以及国家自然科学基金7项其中包括重点项目。主编《小儿麻醉学进展》《小儿麻醉学》《临床麻醉学病例解析》《神奇的麻醉世界》《麻醉学》精编速览(全国高等教育五年制临床医学专业教材)、《麻醉学》习题集(全国高等教育五年制临床医学专业教材)等专著。

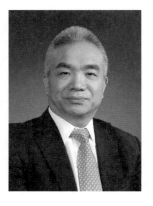

王天龙

　　首都医科大学宣武医院麻醉手术科主任医师,教授,博士研究生导师。

　　中华医学会麻醉学分会候任主任委员,中华医学会麻醉学分会老年人麻醉学组组长,国家老年麻醉联盟主席,中国医师协会毕业后教育麻醉专委会副主任委员,北京医学会麻醉学分会主任委员,中国研究型医院麻醉专业委员会副主任委员,欧洲麻醉与重症学会考试委员会委员。

　　擅长老年麻醉、心血管麻醉和神经外科麻醉,发表SCI论文90余篇,核心期刊论文300余篇。领衔执笔中国老年人麻醉与围术期管理专家共识/指导意见9部。主译《姚氏麻醉学》第8版,《摩根临床麻醉学》第6版中文版;主编国家卫健委专培教材《儿科麻醉学》等。

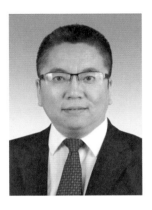

杨建军

郑州大学第一附属医院麻醉与围手术期及疼痛医学部主任,郑州大学神经科学研究院副院长,教授,博士研究生导师。

中华医学会麻醉学分会常务委员,中国精准医学学会常务理事,中国老年医学学会麻醉学分会副会长,中国神经科学学会麻醉与脑功能分会常务委员,中国神经科学学会感觉与运动分会常务委员,教育部高等学校临床医学类专业教学指导委员会麻醉学专业教学指导分委员会委员,河南省医学会麻醉学分会主任委员。

主持国家自然科学基金 6 项。发表 SCI 论文 283 篇,其中 32 篇 IF＞10 分。主编《麻醉相关知识导读》《疼痛药物治疗学》,主审《产科输血学》,参编、参译 30 余部。

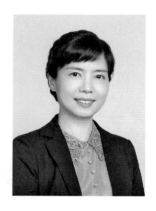

王　锷

一级主任医师，二级教授，博士生导师。

中南大学湘雅医院麻醉手术部主任，湖南省麻醉与围术期医学临床研究中心主任，国家重点研发计划项目首席科学家，中华医学会麻醉学分会常委，中国女医师协会麻醉学专委会副主委，中国睡眠研究会麻醉与镇痛分会副主委，中国心胸血管麻醉学会心血管麻醉分会副主委，中国超声工程协会麻醉专委会副主委，中国医师协会麻醉科医师分会委员，中国医疗器械协会麻醉与围术期医学分会常委，湖南省健康服务业协会麻醉与睡眠健康分会理事长，湖南省麻醉质控中心副主任。《中华麻醉学杂志》《临床麻醉学杂志》常务编委。

分册主编简介

刘克玄

二级教授、主任医师、研究员,博士生导师;南方医科大学麻醉学院院长,南方医院麻醉手术中心主任,广东省蛋白质组学重点实验室副主任;入选"教育部新世纪优秀人才支持计划",广东省"珠江学者"特聘教授及广东省医学领军人才。

承担 8 项国家自然科学基金(含 2 项国家自然科技重点项目),以第一及通讯作者在 *Br J Anaesth*、*Anesthesiology*、*Intens Care Med*、*Crit Care Med*、*Eur Respir J*、*Microbiome*、*Gut Microbes*、*Cell reports Medicine* 等国际杂志发表 100 余篇论文,以第一完成人获"广东省科技进步一等奖"一项。

现担任中国医师协会麻醉学医师分会副会长、中华医学会麻醉学分会副主任委员、广东省医学会麻醉学分会候任主任委员、广东省麻醉医疗质控中心主任、广东省本科高校教学指导委员会麻醉学专业分委员会主任委员等职。同时担任 *Anesthesiology* 中文版副主编,《中华麻醉学杂志》《国际麻醉与复苏杂志》等专业杂志的常务编委;荣获第三届"国之名医优秀风范"及第四届"羊城好医生"称号。

余剑波

医学博士,主任医师,教授,博士生和博士后导师,2012 年入选天津"131"创新型人才第一层次人选,享受国务院政府特殊津贴专家(2014 年),2015 年入选天津"131"创新型人才创新团队带头人,首届天津名医,天津市高校学科领军人才,天津临床医学研究中心分中心负责人,天津重点实验室肺损伤与中西医修复方向负责人。

现任天津市中西医结合急腹症研究所副所长,麻醉科和重症医学科主任,麻醉与急危重症教研室主任,先后兼任国家科技部科技奖励评审专家、中华医学会第十四届麻醉分会常务委员、国家卫生健康委能力建设与继续教育麻醉专家委员会成员、中国中西医结合学会麻醉专委会副主任委员、中国中西医结合学会第三届科研院所工作委员会副主任委员、中国神经科学学会第一届麻醉与脑功能分会常务委员、中国医学装备协会麻醉学分会常委兼副秘书长、中国医师协会麻醉科医师分会委员、天津市中西医结合学会第六届理事会副会长、天津市中西结合学会第一、二届麻醉与镇痛专业委员会主任委员、天津市中西结合学会第一届重症医学专业委员会主任委员、天津市中西结合重症医学质控中心主任、天津医学会麻醉分会副主任委员候任主任委员、天津市麻醉质控中心副主任、天津医师协会麻醉科医师分会副会长以及国内外 20 余种杂志副主编、编委和审稿专家。

主要研究方向危重症器官损伤的内源性保护机制及调控。截止目前以第一作者和通讯作者发表论文 160 余篇,其中在 SCI 收录期刊 *Redox biology*、*Anesthesiology* 等发表论著 40 余篇;承担国家自然基金、省部级重点项目以及人才基金共计 1 400 余万元,目前在研 680 余万元;获得省部级科技进步一等奖、二等奖和三等奖共 6 项(其中一等奖为第一),国家实用新型专利 3 个。主编专著 6 部,参编、译专著 9 部。

麻醉学问系列丛书

总主审

曾因明　邓小明

总主编

王英伟　王天龙　杨建军　王　锷

总主编秘书

黄燕若

分册主编

▼

麻醉解剖学	张励才	张　野
麻醉生理学	陈向东	张咏梅
麻醉药理学	王　强	郑吉建
麻醉设备学	朱　涛	李金宝
麻醉评估与技术	李　军	张加强
麻醉监测与判断	于泳浩	刘存明
神经外科麻醉	王英伟	
心胸外科麻醉	王　锷	
骨科麻醉	袁红斌	张良成
小儿麻醉	杜　溢	
老年麻醉	王天龙	
妇产科麻醉	张宗泽	
五官科麻醉	李文献	
普外泌尿麻醉	李　洪	
合并症患者麻醉	王东信	赵　璇
围术期并发症诊疗	戚思华	刘学胜
疼痛诊疗学	冯　艺	嵇富海
危重病医学	刘克玄	余剑波
麻醉治疗学	欧阳文	宋兴荣
麻醉学中外发展史	杨建军	杨立群
麻醉学与中医药	苏　帆	崔苏扬

编者名单

主　审

邓小明（海军军医大学第一附属医院）

李文志（哈尔滨医科大学附属第二医院）

主　编

刘克玄（南方医科大学南方医院）

余剑波（天津市南开医院）

副主编

王月兰（山东第一医科大学附属省立医院）

倪新莉（宁夏医科大学总医院）

编　委

容俊芳（河北省人民医院）

阎文军（甘肃省人民医院）

魏新川（四川大学华西第二医院　四川省儿童医院）

褚海辰（青岛大学附属医院）

申　乐（北京协和医院）

王海英（遵义医科大学附属医院）

李治松（郑州大学第二附属医院）

李　超（河北医科大学第四医院）

吴晓丹（福建省立医院南院）

李　偲(南方医科大学南方医院)

尚　游(华中科技大学同济医学院附属协和医院)

万小健(海军军医大学第一附属医院)

张　圆(天津市南开医院)

王　勇(郑州大学第一附属医院)

参编人员

岳立辉	刘志龙	谷长平	李　鹏	王春花
赵毅飞	王　袁	王凯利	雍芳芳	汤奕洁
黄泽宏	吴永然	常永青	曹迎亚	吕保峰
高宇博	史　佳	高宝来	廖欣鑫	李振略

主编秘书

廖欣鑫(南方医科大学南方医院)

史　佳(天津市南开医院)

总　序

我投身麻醉学专业 60 余年，作为中国麻醉学科从起步、发展到壮大的见证者与奋斗者，欣喜地看到 70 余年来，特别是近 40 年来，我国麻醉学专业持续不断的长足进步。新理论、新观念、新技术、新设备、新药品不断涌现，麻醉学科工作领域不断拓展，人才队伍的学历结构和整体实力不断提升，我国麻醉学事业取得了历史性成就。更令人欣慰的是，我国麻醉学领域内的后辈新秀们正在继承创新，奋斗于二级临床学科的建设，致力于学科的升级与转型，为把我国的麻醉学事业推至新的更高的平台而不懈努力。

麻醉学科的可持续发展，人才是关键，教育是根本。时代需要大量优秀的麻醉学专业人才，优秀人才的培养离不开教育，而系列的专业知识载体是教育之本。"智能之士，不学不成，不问不知"。"学"与"问"是知识增长过程中两个相辅相成、反复升华、不可缺一的重要层面。我从事麻醉学教育事业逾半个世纪，对此深有体会。

欣悉由王英伟、王天龙、杨建军、王锷教授为总主编，荟集国内近百位著名中青年麻醉学专家为主编、副主编及编委的麻醉学问丛书，历经凝心聚力的撰著终于问世。本丛书将麻醉教学中的"学"与"问"整理成册是别具一格的，且集普及与提高为一体，填补了我国麻醉学专著中的空白。此丛书由 21 部分册组成，涉及麻醉解剖、麻醉生理、麻醉药理和临床麻醉学各专科麻醉，以及麻醉监测、治疗等领域，涵盖了麻醉学相关的基础理论及临床实践技能等丰富内容，以问与答的形式为广大麻醉从业者开阔思路、答疑解惑。这一丛书以临床工作中常见问题为切入点,编撰时讲究文字洗练,简明扼要,便于读者记忆和掌握相关知识点,减少思维冗杂与认知负荷。

值此丛书出版之际,我对总主编、主编和编委,以及所有为本丛书问世而辛勤付出的工作人员表示衷心的感谢!感谢你们为了麻醉学事业的发展、为了麻醉学教育的进步、为了麻醉学人才的培养所做出的不懈努力!"少年辛苦终身事,莫向光阴惰寸功",希望有更多出类拔萃、志存高远的后辈们选择麻醉学专业作为自己奋斗终生的事业,勤勉笃行、深耕不辍!而此丛书无疑是麻醉学领域传道授业解惑的经典工具书,若通读博览,必开卷有益!

(丛书总主审:曾因明)

徐州医科大学麻醉学院名誉院长、终身教授

中华医学教育终身成就专家获得者

2022 年 11 月 24 日

前　言

　　危重病医学是一门新兴的富有挑战性的临床学科,越来越受到社会及医学界的普遍关注与重视。特别是在重大自然灾害(如汶川地震)及公共卫生事件(如非典、新冠疫情)的影响下,广大人民群众对危重病医学有了更多的需求并提出了更高的要求。随着危重病医学领域相关基础研究的深入开展、临床证据的涌现,危重病医学的发展日新月异。

　　《危重病医学》涵盖了当前危重病医学领域基础和临床的诸多内容,主要包括:与危重病医学诊疗相关的临床共性问题,如水、电解质和酸碱失衡等;危重病诊疗的基本技术;各系统危重病的监测与诊治;心肺脑复苏;重症监护与治疗病房(ICU)及麻醉后重症监护与治疗病房(AICU)等。该分册是由全国多家医疗机构的危重病医学专家共同编写,根据丛书的总体布局,采用问答的形式,全面而又有针对性地对上述相关内容进行了详细阐述,同时力求简明扼要并突出最新进展。该书为读者提供了方便而准确的危重病医学相关知识信息,是广大医务人员特别是麻醉学与危重病医学专业人员及学生学习阅读的实用书籍。我们相信广大读者一定能从中受益。

　　该书凝聚了国内一批长期在临床一线工作的危重病医学及麻醉学专家的辛勤努力。在编写过程中,专家们认真斟酌每一个问题,力求用最简洁的语言进行专业的回答,从而有利于读者进行快速阅读并高效地获取知识信息。然而,也有遗憾之处,该分册虽然也设置了一千多个问题,但仍无法囊括现代危重病医学的全部内容。此外,对一些仍存在争议的观点或内容,限于篇幅也无法展开更详尽的阐述。最后,本书执笔专家较多,各章节文风笔调不尽相同,而且要科学、准确、精炼地回答危重病医学的各种问题,也难免会有不当之处,敬请本书的使用者和诸位专家、同道们批评指正。

《危重病医学》作为麻醉学问系列丛书的一册,我们在编写过程中得到了总主编的大力支持和帮助,在此表示衷心的感谢。在本书完成之际,我们感谢每一位编委的辛勤付出,感谢各位专家在百忙之中对稿件进行认真细致的审校,感谢出版社老师们严谨高效的勤恳工作。

刘克玄　余剑波

目　录

第一章

水、电解质和酸碱失衡的诊治

1. 什么是体液?

　　水是机体内含量最多的组成成分和生命活动的必需物质,但是人体内并无纯水,人体内水和溶解于其中的物质共称为体液,分布于组织细胞内外。正常成年人的体液量约占体重的 60%,其中约 2/3 分布于细胞内,称为细胞内液,其余约 1/3 分布于细胞外,称为细胞外液。

2. 体液中的溶质是什么成分?

　　体液中的溶质包括电解质和非电解质两大类,非电解质于溶液中不解离,因而不带电荷,包括蛋白质、尿素、葡萄糖、氧和二氧化碳等。各种盐在水中解离成带一个或多个电荷的离子,称为电解质。体液中主要的电解质有 Na^+、K^+、Ca^{2+}、Mg^{2+}、Cl^-、HCO_3^-、HPO_4^{2-} 和 SO_4^{2-} 等。

3. 电解质在体液中如何分布?

　　细胞外液的主要阳离子是 Na^+,主要阴离子是 Cl^-、HCO_3^-。细胞内液主要阳离子是 K^+,主要阴离子是 HPO_4^{2-} 和蛋白质。血浆和组织间液在电解质的种类、数量和功能上均很相似,两者的主要区别在于血浆含有较高的蛋白质,其不易透过毛细血管壁进入组织间隙,对于维持血浆胶体渗透压和稳定血容量有显著意义。

4. 什么是内环境?

　　分布于细胞内的液体称为细胞内液,浸润在细胞周围的是组织间液,其与血浆共同构成细胞外液。细胞外液构成人体内环境,是沟通组织细胞之间和机体与外界之间的媒介。机体内环境相对稳定是指细胞具有相对稳定的理化性质,包括体液的容量、分布、电解质浓度和渗透压等,是维持正常生命活动所必需的基本条件。

5. 什么是稳态？

稳态也称自稳态，是指内环境的理化性质，如温度、pH、渗透压和各种液体成分等的相对恒定状态。内环境理化性质的相对恒定并非固定不变，而是可在一定范围内变动但又保持相对稳定的动态平衡的状态。稳态维持是机体自我调节的结果。

6. 什么是渗透压？

渗透压是溶液中电解质及非电解质类溶质颗粒对水的吸引力（或产生的张力），取决于溶质的颗粒数目和生物半透膜。任何溶质的基本颗粒，无论是离子、分子或分子聚合体所产生的渗透压都是相同的，这是因为溶液中微粒的平均动能基本相似，与其体积大小无关。1 mg 分子的任何溶质均含有 6.023×10^{20} 个颗粒，溶于 1 L 水中所产生的渗透压，称为 1 毫渗量或毫渗透克分子。溶液中所含溶质浓度越高，其渗透压越大。

7. 什么决定细胞内液渗透压？

细胞膜在调节细胞内容积和成分方面起到关键作用。细胞膜上的腺苷三磷酸依赖泵以 3∶2 Na^+/K^+ 交换，使 3 个 Na^+ 移出胞外，同时 2 个 K^+ 移入胞内。由于细胞膜对 Na^+ 通透性很低，对 K^+ 通透性更低，所以 K^+ 在细胞内聚集，Na^+ 在细胞外聚集。因此，K^+ 是细胞内渗透压的主要决定因素，Na^+ 是细胞外渗透压的主要决定因素。

8. 什么决定细胞外液渗透压？

血浆渗透压是晶体渗透压和胶体渗透压之和。晶体物质虽然质量很小，但数目比蛋白质多得多，故血浆渗透压主要取决于电解质离子浓度。血浆和组织间液的渗透压几乎相等，其渗透压 90%～95% 来源于 Na^+、Cl^- 和 HCO_3^-，其余 5%～10% 由其他离子、葡萄糖、氨基酸等构成。血浆蛋白质所产生的胶体渗透压仅占血浆总渗压的 0.5%，但由于血浆蛋白不能自由通过毛细血管壁，对维持血管内外液体交换和血容量具有十分重要的作用。

9. 血浆渗透压正常值是什么？

血浆渗透压的正常范围是 280～310 mOsm/L（mmol/L），在此范围内称为等渗状态，低于 280 mOsm/L 为低渗，高于 310 mOsm/L 为高渗。由于血 Na^+ 产生的渗透压占血浆总渗透压45%～50%，故临床上常用血Na^+浓度来估计血浆渗透压的变化。血浆渗透压(mOsm/L)＝[血钠浓度(mmol/L)＋10]×2。

10. 什么是水电解质平衡？

正常时细胞内液与细胞外液之间的渗透压是相等的。当出现压差时，主要靠水的移动来维持细胞的渗透压平衡。水总是由渗透压低处移向渗透压高处，直至细胞内、外液渗透压相等。通常把体液的容量、电解质浓度、渗透压维持在一定的范围内，称为水、电解质平衡。它是细胞正常代谢所必需的条件，也是内环境稳定的主要组成部分。机体主要通过神经—内分泌系统的调节，来实现水、电解质平衡。

11. 血浆渗透压如何被调节？

细胞内液和细胞外液的渗透压通过精密调节维持组织的正常水含量。血浆渗透压受到下丘脑的精细调节，其控制抗利尿激素的分泌和口渴机制。通过控制水分的摄取和排出，血浆渗透压被控制在一个相对较窄的范围内。

12. 抗利尿激素的分泌及作用机制是怎样的？

下丘脑视上核和室旁核特定的神经元对细胞外液渗透压的改变十分敏感。当细胞外液渗透压增加时，神经元细胞皱缩，垂体后叶释放抗利尿激素，其显著增加肾集合管对水的重吸收，从而使血浆渗透压降至正常水平。与此相反，细胞外液渗透压降低可导致渗透压感受器水肿，从而抑制抗利尿激素释放，其分泌减少可产生利尿作用，使渗透压升至正常。

13. 抗利尿激素的非渗透压性释放是怎样的？

颈动脉压力感受器以及心房、腔静脉和肺动脉中的低压容量感受器也会影响抗利尿激素的释放。腔室壁张力下降导致垂体后叶抗利尿激素分泌的反射性增加。这些受体的牵张不仅抑制抗利尿激素的分泌，而且增多的心房容量感受器牵拉还会增加心房钠尿肽分泌，促进水钠的肾排泄。与疼痛、情绪压力和缺氧等相关的交感神经活动增加也会促进抗利尿激素释放。

14. 口渴时为何想主动饮水？

细胞外液渗透压增加可激活下丘脑神经元视前区外侧的渗透压感受器，进而产生口渴感觉并刺激饮水行为。与此相反,低渗透压可以抑制口渴反应。口渴是对抗高渗透压和高钠血症的主要防御机制,因为这是增加水摄入的唯一机制。

15. 麻醉对机体水、电解质平衡有什么影响?

麻醉药通过影响内分泌系统,对水、电解质平衡产生间接效应,导致体液容量与分布的变化。椎管内麻醉因阻滞交感神经,使得血管床容积增加导致有效循环血容量不足,为预防麻醉引起的血压下降,常需输入大量液体,但在麻醉恢复时,由于血管张力恢复可导致液体超负荷。麻醉中呼吸管理也能引起体液的变化,如高碳酸血症时细胞外液容量增加,低碳酸血症时细胞外液容量可减少。间歇正压通气时血浆容量可减少,尤其持续正压通气时更明显。

16. 手术创伤对机体水、电解质平衡直接影响有哪些?

手术创伤对机体水、电解质平衡有显著影响。开腹、开胸手术时,浆膜面蒸发丢失水分;疼痛、体温升高等引起出汗可导致体液大量丢失;手术中失血也是体液丢失的重要因素。另外,创伤恢复期细胞外液增加,并随创伤程度的加重或伴有感染而更明显。创伤常引起细胞膜通透性增加,导致细胞膜离子交换的特性发生改变,创伤后肌肉中 Na^+、Cl^- 水平可进行性增高,而 K^+、Mg^{2+} 水平却进行性下降。创伤时输入较多的液体和 Na^+,也是导致细胞外液增加的原因。

17. 手术创伤对水、电解质平衡的间接影响有哪些?

除手术创伤直接作用外,创伤所致的神经内分泌改变也明显影响术中体液平衡。疼痛、血压下降等刺激通过下丘脑自主神经中枢,导致抗利尿激素、醛固酮、皮质醇等分泌增加,使机体水钠潴留。这些因素也能促进胰岛素的分泌,在胰岛素的作用下,K^+ 可进入细胞内。当刺激持续时间更长时,机体蛋白质合成尤其血浆蛋白的合成受抑制,使血浆容量减少,组织间液增加,可出现组织水肿。

18. 围术期液体治疗常用液体有哪些?

围术期液体治疗所用的溶液有晶体溶液和胶体溶液。晶体溶液是含有小分子量物质和离子(盐),可包含葡萄糖或不包含葡萄糖,其溶质小于 1 nm,分子排列有序,光束通过时不出现折射现象。胶体则是含有大分子量物质,如蛋白、羟乙基淀粉等,其溶质为 1~100 nm,光束通过时可出现折射现象。胶体溶液维持血浆胶体渗透压,可较长时间保留在血管内。

19. 什么是维持性晶体液输注？

维持性液体输注主要供应机体不显性失水，如呼吸、出汗及尿、便失水，其中基本不含或仅含少量 Na^+ 离子。补充的液体多为晶体液，例如低盐溶液或不含 Na^+ 的葡萄糖液（如 5％葡萄糖液、0.45％氯化钠溶液）。5％葡萄糖溶液（D5W）适用补充纯水分丢失或限制补盐患者的液体维持。某些溶液中葡萄糖可在初阶段维持一定张力，也可以提供一定能量。

20. 什么是补充性晶体液输注？

补充性液体输注主要用于补充机体丢失或从细胞外液转移至第三间隙成为非功能性细胞外液的体液，如胃肠减压、瘘管引流、胸水和腹水等。患者同时丢失水分和电解质，临床上常用等渗性晶体溶液，其电解质成分近似于细胞外液（如平衡液、生理盐水等）。生理盐水适用于低氯性代谢性碱中毒和稀释浓缩红细胞，临床上若大量使用可能导致高氯血症；乳酸钠林格液渗透压略偏低，在肝脏代谢转化为碳酸氢根，提供 Na^+ 为 130 mmol/L。

21. 什么是治疗性晶体液输注？

治疗性液体输注主要用于各种治疗与急救，如治疗水中毒（5％氯化钠液），纠正低钾血症（10％氯化钾溶液），治疗严重酸中毒和抗休克（4.2％碳酸氢钠溶液），以及纠正代谢性合并呼吸性酸中毒状态（3.6％三羟甲氨甲烷- THAM）等。3％～7.5％盐溶液主要用于治疗严重低钠血症患者或低血容量休克患者，输注速度应缓慢，快速输入会导致溶血。晶体溶液在血管内半衰期为 20～30 分钟，扩容效果不如胶体溶液。

22. 何时选择输注胶体溶液？

胶体溶液是大分子量物质，产生的渗透压使溶液主要保留在血管内。胶体溶液在血管内的半衰期为 3～6 小时。目前，胶体溶液适用于：① 患者血容量严重不足（如失血性休克）的补充治疗；② 麻醉期间增加血容量的液体治疗；③ 严重低蛋白血症或大量蛋白质丢失的（如烧伤）补充治疗。许多胶体溶液将胶体物质溶解于生理盐水，也有导致高氯血症的可能。常用的人工合成胶体是羟乙基淀粉与明胶类。前者属改良后天然多糖类，主要通过肾脏排泄。

23. 如何分析判断围术期体液补充量?

欲对围术期患者的体液补充量做出正确判断或估计,首先应对患者术前和术中的体液平衡情况进行分析并做出正确判断。围术期体液量的评估包括术前、术中和术后3个阶段。其中术中体液治疗较术前、术后具有特殊性。麻醉手术期间患者体液的改变,主要包括5个方面:① 麻醉与手术前禁食或非正常体液丢失后的液体缺失量;② 围术期患者的生理需要量;③ 麻醉所致血管扩张造成的相对容量不足;④ 围术期体液在体内再分布;⑤ 手术或手术后失血。

24. 什么是4-2-1法则?

麻醉与手术前禁食或非正常体液丢失后的液体缺失量和围术期患者的生理需要量,此缺失量可根据禁饮食的时间来估算,直至手术结束时为止。宜以晶体溶液补充,一般在第1小时补充总量的50%,随后2小时各补充25%。人体术前禁食后液体缺失量可按每天生理需要量的4-2-1法则进行估计(表1-1),这部分液体宜以平衡液或等渗的晶体液补充。

表1-1　生理需要量计算

体　　重	液体量(mL/h)	输入速度[mL/(kg·h)]
≤10 kg	40	4
10~20 kg	20	增加2
≥20 kg	7	再增加1

25. 麻醉对机体容量有什么影响以及如何应对?

麻醉所致血管扩张造成的相对容量不足,麻醉方法和(或)麻醉药物可引起血管扩张和(或)轻度心肌抑制,如硬膜外麻醉后因阻滞交感神经而导致血管扩张,可导致有效血量相对不足。因此,在麻醉实施前或麻醉作用开始时,增加或加快输液以代偿血管扩张,避免或减少前负荷的降低,防止血压下降。一般建议这部分液体宜以胶体如羟乙基淀粉等来补充,为5~7 mL/kg。

26. 不同手术围术期体液丢失有什么差异?

围术期液体丢失量因手术种类与时间使创面液体蒸发以及血管内液体转移不

同而有所增减(表1-2)。蒸发导致体液丢失,胸膜或腹膜浆膜面暴露可使大量体液蒸发,尤其在室温高、相对湿度低及手术显露面积大时。成人腹腔脏器表面积可超过2 m^2,其蒸发量可超过正常皮肤隐性失水量,相当于0.8~1.2 mL/(kg·h)。这部分液体可考虑选择晶体溶液,并根据监测结果调节 Na^+、K^+、Mg^{2+}、Ca^{2+}、HCO_3^- 的输入量。

表1-2 术中再分布和蒸发液体量

组织创伤程度	额外体液需要量[mL/(kg·h)]
小手术创伤(如疝修补术)	0~2
中手术创伤(胆囊切除术)	2~4
大手术创伤(胆道切除术)	4~8

27. 怎样估计术中或术后出血量?

手术或手术后失血是围术期患者体液变化的重要原因之一。评估术中失血量最常用的方法是测量吸引瓶内的失血量以及术中纱布和纱垫的吸血量。一块完全浸湿的纱布(4 cm×4 cm)含血量是10 mL,而一块完全浸湿的纱垫含血量100~150 mL。失血的补充主要考虑3个方面:① 红细胞丢失及其处理;② 凝血因子和血小板丢失及其处理;③ 血容量减少及其处理。

28. 术后所需要的体液量如何计算?

(1)生理需要量:手术后不能进食的患者,需根据4-2-1法则补充生理需要量。

(2)术后额外丢失量:患者手术后可因呕吐、胃肠减压、引流、瘘管、伤口及引流管等继续丢失体液。细胞外液转移到创伤或感染的部位时,可造成功能性细胞外液的减少,均应予以补充。当患者发热时,体温每增加1℃需水量增加约2 mL/kg。正常情况下隐性失水24小时内约为10 mL/kg,微汗可使失水增至11~17 mL/kg,大汗则>35 mL/kg。当室温在29℃以上时,患者每天需水量应增加500 mL。

29. 对于有效循环血容量基本充足患者如何实施围术期体液治疗?

有效循环血容量基本充足的患者若不能进食,则需补充其基础需要量和额外丢失量,应结合其电解质平衡情况选择适当的晶体液或补充适当的电解质。

30. 对于有效循环血容量不足患者如何实施围术期体液治疗?

当体液总容量无明显不足、但有效循环血容量不足时,这属于体液分布异常,对这类患者主要应补充血容量,且以胶体液为主。在选择胶体液时,根据血红蛋白(Hb)和血细胞比容(Hct)决定是否输血,当出血量超过血容量的 1/3 或 Hct 低于 20% 时应该输血。当体液总容量不足,有效循环血容量也明显不足时,首先要纠正有效循环血容量的不足,此时首先应决定其要否输血,然后决定输液。在补充血容量的同时,还需补充欠缺的细胞外液和细胞内液。

31. 什么是高钠血症?

血清钠>145 mmol/L 即为高钠血症,其临床特征有皮肤黏膜干燥、口渴、少尿及发热等,严重时可出现低血压。口渴是突出的早期症状,是细胞内脱水的重要标志。高钠血症可分为三类:① 细胞外液容量减少的高钠血症,又称高渗性脱水,如发热、气道水分丢失等所致的高钠血症。② 细胞外液容量正常的高钠血症,即所谓"纯水"丢失型,如尿崩症等。③ 细胞外液增多的高钠血症,如术中过多输注碳酸氢钠等引起高钠血症。临床上以第一种最为常见。

32. 什么是中枢性尿崩症?

下丘脑和垂体柄内或附近损伤时,可以引起抗利尿激素分泌减少,进而肾浓缩功能障碍,发生中枢性尿崩症。其常发生于脑死亡患者。一过性尿崩症也常见于脑外科术后和颅脑创伤。诊断依据是病史中具有烦渴、多尿(常>6 L/d),但不伴有高血糖症。在围术期,无意识的患者缺少口渴反应,可发生大量失水并迅速导致低血容量。中枢性尿崩症的诊断根据是给予外源性抗利尿激素后尿渗透压增高。水化精氨酸加压素可治疗急性中枢性尿崩症。

33. 什么是肾源性尿崩症?

肾源性尿崩症可为先天性,但更常见继发于其他疾病,包括慢性肾疾病、低血钾、高血钙、镰刀细胞病、高蛋白血症,或继发于其他药物的不良反应(两性霉素 B、锂、甘露醇)。患者的抗利尿激素分泌正常,但肾的浓缩功能受到影响。如果在给予外源性抗利尿激素后无法生成高渗性尿液,则可支持本诊断。噻嗪类利尿剂降低总体液量,可通过减少集合管的原尿量而减少尿液生成。限制钠和蛋白质摄入也同样能够减少尿液生成。

34. 如何治疗高钠血症？

对高钠伴有细胞外液量不足的患者，开始治疗时可输入等渗生理盐水、血浆或其他容量扩张剂，待循环衰竭纠正、组织灌注充足后，再给予低张盐水。高钠血症无明显细胞外液容量不足者，可用 0.45％氯化钠溶液或 5％葡萄糖纠正其高渗状态。随着血清钠下降，当尿比重降低时可适当补充电解质。对高钠伴有细胞外液量增多的患者，可用呋塞米等利尿，治疗目的是排出过多的钠和水分，但应注意血钠下降不宜过快，必要时可进行血液透析。

35. 什么是低钠血症？

低钠血症是指血清钠浓度低于 135 mmol/L。根据其血浆渗透浓度的改变和细胞外液容量的多少将低钠血症作如下分类：低渗性低钠血症、等渗性低钠血症和高渗性低钠血症；低渗性低钠血症又可分为：细胞外液容量减少性低钠血症、细胞外液容量正常性低钠血症和细胞外液容量增多性低钠血症。

36. 什么是低渗性脱水，有什么临床症状和体征？

伴有细胞外液容量减少的低钠血症称为缺钠性低钠血症，又称低渗性脱水，其特征是失钠大于失水，血浆渗透压降低。常见病因有呕吐、腹泻、多汗、瘘、烧伤以及过度利尿等。这类患者常因低血容量而易发生休克。患者往往有静脉塌陷、动脉血压降低、脉搏细速、四肢厥冷、尿量减少及氮质血症等表现，而细胞间液减少则表现为皮肤弹性丧失，眼窝和婴儿囟门内陷。

37. 什么是稀释性低钠血症？

稀释性低钠血症是伴有细胞外液容量增多的低钠血症，病因除心力衰竭、肝硬化、肾病综合征外，麻醉手术中还见于经尿道前列腺电切术引起的 TURP 综合征[经尿道前列腺电切术(trans urethral resection prostate，TURP)]及术中、术后用大量 5％葡萄糖液补充血容量等，这种低钠血症又称为稀释性低钠血症。由于水潴留于组织间并转移至细胞内，严重时可出现颅内压增高及中枢系统的症状及体征，并有组织水肿。

38. 如何治疗低钠血症？

与高钠血症一样,低钠血症的治疗既要纠正血钠水平,也要考虑到潜在疾病的治疗。低钠血症伴总体钠含量降低的患者,通常首选等渗盐溶液治疗。一旦细胞外缺水得到纠正,自发性利尿可使血钠水平恢复正常。与此相反,低钠血症伴总体钠含量正常或升高的患者,其主要治疗措施是限制水摄入。其他的特异性治疗方法包括肾上腺和甲状腺功能低下患者的激素替代治疗、心力衰竭患者提高心输出量等。

39. 什么是低钾血症？

血清钾<3.5 mmol/L 称低钾血症。大多数患者在血钾<3.0 mmol/L 前无症状。临床表现以心血管系统最为明显,心电图主要表现为心室复极延迟,U 波增高、S-T 段下移、Q-T 间期延长,T 波低平、双相或倒置。由于心肌兴奋性增高,可出现各种类型心律失常,严重时可出现室颤或心脏停搏于收缩期。低钾患者可有肌无力、腹胀、肠麻痹、反射迟钝或消失,甚至出现松弛性瘫痪等症状。

40. 如何静脉补钾？

补钾浓度不应超过 40~60 mmol/L,速度不宜超过 10~20 mmol/h,缓慢和持续地进行。一般估计成人每输入 40 mmol 钾可提高血钾 1 mmol/L。补钾时应注意：① 补钾过程中应每 2~4 小时监测血钾。② 对有任何心脏阻滞或任何程度肾功能减退,给钾速度应减慢。③ 注意处理同时存在的代谢性碱中毒以及镁、钙等其他电解质紊乱。④ 应尽早将静脉补给改为口服补给。⑤ 补钾时应减少钠摄入。

41. 什么是高钾血症？

血清钾>5.5 mmol/L 即为高钾血症,症状主要表现在心脏和神经肌肉系统,心电图可见 T 波高尖、Q-T 间期延长、QRS 综合波增宽、P 波低平或消失;神经肌肉系统症状主要是乏力、反应迟钝甚至软瘫;消化道症状主要有恶心、呕吐与腹痛等。常见病因有：① 钾再分布导致高钾血症,如严重挤压伤和烧伤患者等均极易使细胞内钾离子逸出;② 总体钾过多,因摄入过多和(或)排钾减少,如慢性肾衰竭,使用保钾利尿药等。

42. 如何治疗高钾血症？

高血钾患者的治疗以祛除病因为主,并停止钾的摄入。当血钾>6 mmol/L

时,需采用紧急治疗措施:① 拮抗钾的生理作用:静脉注射用5%氯化钙或10%葡萄糖酸钙10~20 mL,必要时可重复;钙剂在数分钟内可发挥作用,但持续时间仅为30分钟。② 促进钾向细胞内转移:常用25%~50%葡萄糖溶液50~100 mL加胰岛素10 U静滴,30分钟输完,可迅速降低血钾。静脉滴注5%碳酸氢钠100~200 mL,30分钟开始起效,作用持续数小时。③ 排钾利尿药可促进钾排出,肾衰竭患者可用血液净化疗法。

43. 什么是低镁血症?

血清镁浓度<0.75 mmol/L时即可诊断为低镁血症。但低镁血症并不等于镁缺乏症。当24小时镁排泄量低于1.5 mmol/L,则诊断为镁缺乏症。低镁血症患者可有神经肌肉兴奋性增强。低镁血症患者发生心房颤动的概率增加,心电图表现为P-R间期和Q-T间期的延长,并可诱发心力衰竭或加重洋地黄中毒,因此单纯的低镁血症必须在择期手术前纠正。

44. 如何治疗低镁血症?

无症状的低镁血症可通过口服或肌内注射镁剂治疗。症状严重的患者如发生惊厥,可静脉注射硫酸镁1~2 g,在10~60分钟内缓慢给予。镁剂注射过快可引起血压迅速下降、肌肉麻痹、呼吸衰竭甚至心搏骤停,一旦发生这种情况可用钙剂拮抗。肾功能损害时补镁应慎重,补镁量要小,并及时监测血镁浓度,以防发生镁中毒。

45. 什么是高镁血症?

血清镁浓度>1.25 mmol/L时为高镁血症。主要病因是摄入过多或排出减少,如急、慢性肾衰竭,甲状腺功能减退及醛固酮分泌减少等。围术期较常见的高镁血症是治疗妊娠高血压综合征时硫酸镁用量过多所致,此类患者在剖宫产时应注意监测血镁。由于镁离子对神经肌肉和心血管系统的影响,患者可发生肌无力甚至弛缓性麻痹,腱反射减弱或消失;部分患者出现嗜睡或昏迷;高浓度镁能引起传导阻滞和心动过缓,心电图上可见P-R间期延长和QRS综合波增宽。

46. 如何治疗高镁血症?

一旦确定诊断,应立即停止镁制剂的摄入并治疗其原发病因。对肾功能正常者可给予利尿药,以促进尿镁的排泄。对血清镁>2.5 mmol/L伴有症状的患者和>4 mmol/L 的所有患者,应积极进行治疗。以 10％葡萄糖酸钙 10～20 mL 或 10％氯化钙 5～10 mL 缓慢静脉注射,30 s 左右可见症状有暂时性改善,但作用时间短暂。注射后 2 min 仍未见效者可重复应用,对治疗效果不佳的严重高镁血症,需用腹膜透析或血液透析。

47. 体液治疗中常用无创循环监测指标有哪些?

无创循环监测指标包括心率、无创血压、尿量、颈静脉充盈度、四肢皮肤色泽和温度、体重、收缩压波形随呼吸的变化、脉搏氧饱和度波形随呼吸的变化、超声心动图和阻抗法监测循环血容量等。

48. 体液治疗中常用有创循环监测指标有哪些?

有创循环监测指标包括:中心静脉压、有创动脉血压、肺动脉楔压、心室舒张末期容量及每搏量变异度等。中心静脉压是术中判断与心血管功能相匹配有效循环血容量的常用监测指标,在反映全身血容量和心功能方面早于动脉压。其正常值为 6～12 mmHg,<6 mmHg 提示血容量不足或者心房充盈欠佳,>12 mmHg 提示右心功能不良或者容量超负荷。

49. 麻醉手术期间患者心率突然或逐渐加快有何意义?

麻醉手术期间患者心率突然或逐渐加快,可能是低血容量的早期表现,但需与手术刺激、麻醉偏浅、血管活性药物作用和心脏功能异常等其他原因进行鉴别;感染性休克患者治疗后,尽管血压还未完全恢复正常,但若心率已下降至接近正常且肢体温暖者,表示患者有效循环血容量满意,休克已趋向于好转。

50. 什么是休克指数?

如患者动脉血压降幅超过基础血压 1/3 以上,脉压<20 mmHg,且有组织灌注不足的表现,即可诊断为休克;血压回升、脉压增大则是循环血容量满意、休克好转的征象。常用脉率比收缩压(mmHg)计算休克指数,指数<0.5 多表示无休克,>1.0 时提示有效循环血容量明显减少,存在休克。

51. 围术期尿量应维持在怎样水平?

尿量是反映肾脏灌注和微循环灌注状况的有效指标,术中尿量应维持在 1.0 mL/(kg·h)以上,但是麻醉手术期间抗利尿激素分泌增加而影响尿量,故尿量并不能及时反映血容量的变化。当肾脏功能、内分泌功能异常,脱水时常出现少尿[成人 1.0 mL/(kg·h)以下]。多尿可出现于渗透性利尿(如糖尿病)、垂体性尿崩症等患者。

52. 动脉血气监测对体液治疗有何意义?

pH 对于维持细胞生存的内环境稳定具有重要意义,二氧化碳分压是反映呼吸性酸碱平衡的重要指标,标准碳酸氢盐和实际碳酸氢盐是反映代谢性酸碱平衡的指标,两者的差值可反映呼吸对[HCO₃⁻]的影响程度。碱缺失测定可估计休克的深度,它也是一种间接测定乳酸性酸中毒的方法。电解质、血糖和肾功能指标的变化也需进行及时的监测。血乳酸监测是评估全身以及内脏组织灌注的有效指标,对患者的液体治疗具有指导作用。血红蛋白可反映术中出血量。

53. 什么是酸碱平衡?

几乎体内所有的生化反应均依赖于氢离子浓度的稳定,氢离子浓度的改变超过正常范围可引起广泛的器官功能障碍,这种调节称为酸碱平衡。酸碱平衡在危重疾病中至关重要。麻醉期间通气和灌注的改变、含电解质溶液的输注均可迅速改变酸碱平衡。现在我们认为强离子差、二氧化碳分压和总弱酸浓度对于生理状态下酸碱平衡的理解非常重要。

54. 机体内常见的缓冲对有哪些?

细胞外液缓冲对由两类五对组成:(1)开放性缓冲对:碳酸-碳酸氢钠缓冲对。(2)非开放性缓冲对:① 磷酸二氢钠-磷酸氢二钠缓冲对;② 血浆蛋白酸-血浆蛋白根缓冲对;③ 还原血红蛋白酸-还原血红蛋白根缓冲对;④ 氧合血红蛋白酸-氧合血红蛋白根缓冲对。其中以碳酸-碳酸氢钠缓冲对作用最大,H⁺ 与 HCO₃⁻ 结合成 H₂CO₃,易分解成 CO₂ 与 H₂O,CO₂ 经呼吸排出体外。代谢性酸中毒时,通气量增加使 CO₂ 排出增多,PaCO₂ 降低以保持[HCO₃⁻]/PaCO₂ 的比值稳定于 20∶1。

55. 什么是机体常见的代偿机制?

代偿系指[HCO₃⁻]/PaCO₂ 中一个分量发生改变时,由另一个分量继发性变化而使两者比值接近 20∶1。代偿分为代谢分量代偿呼吸分量(简称肾代偿肺)和呼吸分量代偿代谢分量(简称肺代偿肾)。是有规律可肺代偿性调节是通过增加或

减少 CO_2 排出实现,肾代偿性调节是通过排出 H^+ 和回收 HCO_3^- 或保留 H^+ 和排出 HCO_3^- 来实现的。代偿有以下特点:① "肺快肾慢";② 代偿作用有限;③ 代偿是机体的一种生理性反应;④ 代偿以重要脏器功能为基础,代偿是有规律可循、可预测的。

56. 什么是机体常见的纠正机制?

纠正机制系指 $[HCO_3^-]/PaCO_2$ 中一个分量改变由其对应器官进行调节。纠正作用对 $[HCO_3^-]/PaCO_2$ 比值接近 20：1 十分重要。纠正包括通过肺调节 $PaCO_2$ 和通过肾脏调节 $[HCO_3^-]$。若机体产生 CO_2 增多,其对延髓呼吸中枢化学感受器作用,呼吸运动加快、增强,通气量增加,使其排出增加;反之亦然。这就是肺对 $PaCO_2$ 的纠正作用。肾脏对 H^+ 排出及对 HCO_3^- 保留,或对 HCO_3^- 排出而对 H^+ 保留,是肾脏对酸碱平衡纠正作用的基本形式。

57. 酸碱失衡如何分类?

见表 1-3

表 1-3　常见酸碱失衡分类

分 类		名　称	代谢性参数	呼吸性参数	pH
单纯性		代谢性酸中毒	下降	下降（代偿）	下降、正常、偏酸
		代谢性碱中毒	上升	上升（代偿）	上升、正常、偏碱
		呼吸性酸中毒	上升（代偿）	上升	上升、正常、偏碱
		呼吸性碱中毒	下降（代偿）	下降	下降、正常、偏酸
二重酸碱失衡	相加性	代谢性酸中毒＋呼吸性酸中毒	下降	上升	下降
		代谢性碱中毒＋呼吸性碱中毒	上升	下降	上升
		代谢性酸中毒＋代谢性酸中毒	下降,AG 增加	下降	下降

续　表

分类		名　称	代谢性参数	呼吸性参数	pH
二重酸碱失衡	对消性	代谢性酸中毒＋呼吸性碱中毒	下降	下降	下降、上升或正常
		代谢性碱中毒＋呼吸性酸中毒	上升	上升	下降、上升或正常
		代谢性酸中毒＋代谢性碱中毒	上升或下降、AG 增加	下降、上升或正常	下降、上升或正常

58. 常用酸碱失衡诊断标准是什么？

酸血症 pH$<$7.35,碱血症 pH$>$7.45;

代谢性酸中毒 BE$<-$3 mmol/L,AG$>$15 mmol/L;

代谢性碱中毒 BE$>$3 mmol/L;

呼吸性酸中毒 $PaCO_2>$45 mmHg;

呼吸性碱中毒 $PaCO_2<$35 mmHg。

59. 代谢性酸中毒有什么特点？

代谢性酸中毒是临床上最常见的酸碱失衡。酸性物质 H^+ 的积聚或生成过多,碱性物质 HCO_3^- 产生减少或丢失过多,均可引起代谢性酸中毒。临床上分为 AG 增高型代谢性酸中毒和 AG 正常型代谢性酸中毒。AG 增高型代谢性酸中毒是指除了含氯以外的任何固定酸的血浆浓度增多的代谢性酸中毒,其特点是 AG 增多,血氯正常。AG 正常型代谢性酸中毒是指 HCO_3^- 浓度降低,而同时伴有氯离子浓度代偿性升高,又称为高氯性代谢性酸中毒,其特点是 AG 正常,血氯升高。

60. 代谢性酸中毒如何治疗？

（1）在血气分析结果出来前,保证充分的通气功能和稳定的循环功能。

（2）确定 H^+ 产生速率非常重要,终止 H^+ 产生的最有效措施是增加氧供。降低静脉血 $PaCO_2$ 以减少 H^+ 与蛋白质结合,保证一定程度的过度通气,增加重要脏器的血流量;增加内源性 HCO_3^-;某些类型的酸中毒与低钾血症有关,用 $NaHCO_3$ 前或使用期间须补充 K^+ 以避免严重心律失常。

（3）轻度代谢性酸中毒常可随脱水的纠正而好转,一般给予适量平衡液。如病情较重,则需用 5% $NaHCO_3$。

61. 什么是乳酸性酸中毒?

乳酸性酸中毒是指血液乳酸浓度升高(>5 mmol/L),同时伴有酸血症(pH<7.35)。而血液乳酸浓度>2 mmol/L 时,称为高乳酸血症。乳酸性酸中毒并非一种病,而是机体一系列代谢紊乱的结果。重症患者一旦发生乳酸性酸中毒则病死率较高。血液乳酸水平可以作为一个指标评估休克严重程度,对血乳酸水平的监测可以早期及时发现休克,而连续监测血乳酸水平可以指导休克的治疗并评估预后。

62. 什么是代谢性碱中毒?

代谢性碱中毒可发生于 H^+ 丢失过多时,如呕吐。H^+ 丢失,其效应相当于等当量 OH^- 增加,因此 HCO_3^- 及碱剩余均增加。代谢性碱中毒亦可见于 HCO_3^- 增多时,如口服碳酸氢钠过多、大量输入库存血液后等,体内缓冲碱增多(HCO_3^- 及碱剩余均增加)。作为代偿,$PaCO_2$ 理应升高,但因肺此代偿作用弱,故发生代谢性碱中毒时 pH 常随 HCO_3^- 增加而升高。患者 AB、SB 增加,AB 略大于 SB。

63. 如何治疗代谢性碱中毒?

原发疾病的治疗是首要任务。在代谢性碱中毒的治疗中,电解质的纠正尤其重要。对于细胞外液容量减少的患者需补充 Na^+ 和 Cl^-。但是补充 NaCl 仅仅是对患者的部分治疗,因为单纯补充 NaCl 并不能逆转同时出现的细胞内酸中毒和钾缺乏。若代谢性碱中毒是因有效循环血容量减少伴有细胞外液容量扩张(如有充血性心力衰竭患者正在使用利尿药),患者需要用 KCl 治疗,不应再补充 Na^+,应同时纠正 HCO_3^- 增多并注意肾功能。

64. 什么是呼吸性酸中毒? 对机体有什么影响?

呼吸性酸中毒的主要是肺泡有效通气量不足,体内 CO_2 蓄积,$PaCO_2$ 升高。呼吸性酸中毒产生广泛的影响主要包括:① 急性呼吸性酸中毒时 pH 一般均随 $PaCO_2$ 升高而下降。② $PaCO_2$ 急性增高可致脑血管显著扩张。③ $PaCO_2$ 升高可刺激肾上腺素能神经释放去甲肾上腺素,肾上腺髓质释放儿茶酚胺,垂体-肾上腺系统兴奋,血中皮质类固醇增加。④ 在心血管方面表现为血 CO_2 轻度升高心率增快,心肌收缩力增强,心排血量增加。⑤ 通过中枢化学感受器兴奋呼吸中枢。

65. 如何治疗呼吸性酸中毒？

在呼吸性酸中毒的治疗中改善通气占主要地位，液体治疗仅是一种辅助。保持气道通畅，根据病情需要行经口或经鼻气管内插管或气管造口，进行人工通气。对呼吸性酸中毒患者盲目补充碱性药物将增加治疗复杂性，严重时甚至可危及生命。慢性呼吸性酸中毒患者在进行通气治疗时，要警惕由呼吸性酸中毒肾代偿后遗的代谢性碱中毒及因此而造成的碱血症和低钾血症。通气调节应使血液 pH 不超过 7.45～7.50。

66. 什么是呼吸性碱中毒？

呼吸性碱中毒起因于过度通气，此时体内 CO_2 排出增多，$PaCO_2$ 下降，体内 HCO_3^- 减少。现已证实，呼吸性碱中毒可在短期内使脑血管收缩，脑血流减少，颅内压相应下降；当 $PaCO_2$ 快速下降到 20 mmHg 时，脑血流降至正常的 60%；当 $PaCO_2$ 低于 15～20 mmHg 时，脑血流减少可引起脑组织缺氧。$PaCO_2$ 下降可影响氧从血红蛋白向组织释放；可使心排血量减少，心脏、脑和皮肤血管收缩，肌肉血管则扩张；可对中枢和外周化学感受器刺激减弱而致呼吸抑制。

67. 如何治疗呼吸性碱中毒？

以纠正病因为主，如适当降低人工呼吸器通气量，或加大无效腔以使患者重复吸入无效腔空气，或吸入 O_2 及 CO_2 混合气体，亦可应用镇静药以减少通气量，停用呼吸兴奋剂，纠正细胞外液容量不足，减轻疼痛，治疗感染与发热。若碱血症程度严重，pH>7.55，可使用肌肉松弛药，并应用人工通气调节 $PaCO_2$，使 pH 下降。当病情延续至数日，则应注意补充 K^+，对严重碱中毒者尚可考虑补充 NaCl 和其他氯化物，因血 Cl^- 升高可促进肾脏排出 HCO_3^-，以利于纠正碱中毒。

（褚海辰　王春花）

参考文献

［1］　石增立,张建龙.病理生理学：案例版[M].北京：科学出版社,2010.
［2］　朱大年,王庭槐.生理学[M].北京：人民卫生出版社,2013.

［3］ John F. Butterworth，David C. Mackey. 摩根临床麻醉学［M］. 北京：北京大学医学出版
       社，2020.
［4］ 邓小明，李文志. 危重病医学［M］. 北京：人民卫生出版社，2016.
［5］ Michael A. Gropper. 米勒麻醉学［M］. 北京：北京大学医学出版社有限公司，2021.

第二章

呼 吸 支 持

1. 什么是氧疗？其原理是什么？

氧疗主要是指氧气治疗,是各种原因引起的低氧血症患者的常规和必不可少的治疗方法,在纠正缺氧、缓解呼吸困难、保护重要生命器官功能、利于疾病痊愈的方面发挥了重要作用。氧疗的原理在于提高吸入气的氧浓度,促进氧在肺的弥散,提高血氧含量,纠正和缓解缺氧状态。

2. 氧疗的适应证是什么？

一般而言,氧疗的适应证如下:

(1)动脉血氧分压低:成人、儿童及出生超过 28 天的婴儿 $PaO_2 < 60$ mmHg 或 $SaO_2 < 90\%$。新生儿 $PaO_2 < 50$ mmHg、$SaO_2 < 88\%$ 或毛细血管氧分压 < 40 mmHg。

(2)在急性情况下,强烈怀疑缺氧。

(3)严重外伤。

(4)急性心肌梗死。

(5)短期治疗,如麻醉恢复期。

3. 何谓控制性氧疗,其意义是什么？

控制性氧疗是指严格控制吸入氧浓度,适用于慢性阻塞性肺疾患患者。这些患者低氧血症伴 CO_2 潴留,其呼吸中枢对 CO_2 潴留已不敏感,呼吸驱动主要来自低氧对外周化学感受器的刺激。这类患者吸氧后易加重 CO_2 潴留,所以氧疗时必须控制吸入氧浓度,采取持续低浓度吸氧。

4. 氧疗的监测方法有哪些？

氧疗的监测方法有：① 动脉血气监测。② 指脉氧监测仪。③ 经皮氧分压测定（$TcPO_2$）。④ 其他观察指标：氧疗期间，还应观察患者的神志与精神状态、发绀、呼吸、心率和血压等，以便随时调整氧疗方案及处理。

5. 如何评价氧疗的效果？

（1）临床监测：观察患者的神志、精神、呼吸、心率、血压、发绀等临床表现，若氧疗后，呼吸困难及发绀有所改善，神志好转，血压稳定，呼吸幅度加大、频率减慢，心率减慢 10 次/分，提示氧疗有一定疗效。

（2）血气分析：定期或不定期行动脉血气分析，观察各项氧合指标、酸碱状态，有助于直接而较全面地评价氧疗的效果。

（3）此外，脉搏氧饱和度监测及各种组织缺氧的监测方法均有助于评价氧疗的效果。

6. 什么是低、中浓度氧疗？

低浓度氧疗是指吸入氧浓度在 $24\%\sim35\%$，适用于轻度低氧血症患者，以缓解缺氧症状。全麻或大手术术后的患者，常给予低浓度氧吸入，可维持动脉血氧分压处于较高水平。中等浓度氧疗是指吸入氧浓度在 $35\%\sim50\%$，适用于有明显通气血流比失调或显著弥散障碍且无 CO_2 潴留的患者。

7. 什么是经鼻高流量吸氧？

经鼻高流量吸氧（high-flow nasal cannula oxygen therapy，HFNC）是指一种通过高流量鼻塞持续为患者提供可以调控并相对恒定吸氧浓度（$21\%\sim100\%$）、温度（$31\sim37℃$）和湿度的高流量（$8\sim80$ L/min）吸入气体的治疗方式。相对于普通面罩而言，HFNC 因气体吸入管道与排除管道相互独立，故面罩内的氧气浓度要高很多。

8. 经鼻高流量吸氧的作用机制是什么？

HFNC 的作用机制：① 减少鼻咽部生理无效腔。② 降低上呼吸道阻力和呼吸功。③ 降低代谢消耗。④ 鼻咽腔正压和肺泡复张效果。⑤ 保持气道纤毛黏液系统的功能完整。

9. 经鼻高流量吸氧的临床适应证是什么？

经鼻高流量吸氧的临床适应证：① 高碳酸性呼吸衰竭。② 低氧性呼吸衰竭。③ 气管插管前及拔管后的应用。④ 急性心力衰竭。⑤ 阻塞性呼吸睡眠暂停综合征。⑥ 支气管镜检查。⑦ 在急诊中的应用，例如呼吸困难和低氧血症等。

10. 长期氧疗的吸氧时间是多久？

2015 年英国胸科协会(BTS)指南将长期氧疗吸氧时间界定为每日至少 15 小时，对于一些严重患者(如合并肺动脉高压、血细胞比容增多的患者)，建议吸氧时间更长。澳大利亚-新英格兰指南建议每日至少吸氧 18 小时。

11. 长期氧疗的吸氧流量是多少？

吸氧流量建议以 1 L/min 开始，20 分钟为周期评估血氧饱和度，每次递增 1 L/min，直到 $SpO_2>90\%$，同时应行血气分析以证实静息时 $PaO_2≥60$ mmHg 以上；另外，由于患者睡眠时中枢对通气反应能力下降及分钟通气量下降，氧合较清醒时略低些。有关研究中常规将夜间流量增加 1 L/min，并不增加恶性事件发生率，建议患者入睡后可常规将吸氧流量增加 1 L/min，在患者外出时，建议随身携带指脉氧监测仪，明确运动时氧合是否达标。

12. 停止氧疗的指征和方法是什么？

停止氧疗的指征包括：患者病情稳定；缺氧和 CO_2 潴留得到改善；血流动力学稳定；呼吸平稳，呼吸空气 30 分钟后，$PaO_2>60$ mmHg，$PaCO_2<50$ mmHg。停止氧疗的方法：应逐步撤除，如减少吸氧量后病情仍平稳，再逐步减量直至完全撤除。

13. 什么是高压氧疗？

高压氧疗是临床上应用高压氧治疗疾病的方法。美国水下与高气压医学会(UHMS)定义高压氧为"患者在高于海平面压力(1.0 个大气压或 101.32 kPa)的治疗舱内间断呼吸 100% 氧气的干预方法"。2013 年，UHMS 提出高压氧用于临床治疗时应该加压≥1.4 个大气压，同时呼吸接近 100% 氧气。目前，我国高压氧医学领域大多数学者认可的高压氧定义是机体在高于 1 个绝对大气压环境中吸入纯氧或高浓度氧气。

14. 高压氧疗的机制是什么?

高压氧疗的机制是:① 高压氧提高血氧分压;② 高压氧缩小体内气泡;③ 高压氧增加氧的弥散距离;④ 高压氧的抗菌作用;⑤ 高压氧促进损伤组织和神经再生;⑥ 高压氧抑制损伤后炎症反应和双向调节免疫功能;⑦ 高压氧抗血小板聚集的作用;⑧ 高压氧对放疗和化疗的增敏作用。

15. 高压氧疗的适应证是什么?

2004 年中华医学会高压氧医学会公布的高压氧治疗适应证:① 急性一氧化碳中毒及其他有害气体中毒;② 气性坏疽、破伤风及其他厌氧菌感染;③ 减压病;④ 气栓症;⑤ 各种原因引起的心肺复苏后急性脑功能障碍;⑥ 休克的辅助治疗;⑦ 脑水肿;⑧ 肺水肿(除外心源性);⑨ 挤压综合征;⑩ 断肢(指、趾)及皮肤移植后血运障碍;⑪ 药物及化学性中毒;⑫ 急性缺血缺氧性脑病。

16. 高压氧疗的绝对禁忌证是什么?

2004 年中华医学会高压氧医学分会公布的高压氧治疗绝对禁忌证:① 未经处理的气胸和纵隔气肿;② 肺大疱;③ 活动性内出血及出血性疾病;④ 结核性空洞形成并咯血。相对禁忌证:① 重症上呼吸道感染;② 重症肺气肿;③ 支气管扩张症;④ 重症鼻窦炎;⑤ 心脏 Ⅱ 度以上房室传导阻滞;⑥ 血压过高者(160/100 mmHg);⑦ 心动过缓<50 次/分;⑧ 未作处理的恶性肿瘤;⑨ 视网膜脱离;⑩ 早期妊娠。

17. 高压氧疗对呼吸系统的影响是什么?

高压氧疗对呼吸系统的影响:① 减慢呼吸频率;② 增大肺活量;③ 增加呼吸中的弹性阻力;④ 增加呼吸时的能量消耗;⑤ 升高肺泡-动脉梯度。

18. 高压氧疗对中枢神经系统的影响是什么?

机体在高压氧下,存在两个连续时相。第一时相为活动增强期,在 30～45 min 后,逐渐进入第二时相即皮质功能抑制相。高压氧疗降低脑血流,降低颅内压,高压氧疗保护血-脑脊液屏障,增加椎基底动脉血流量。

19. 高压氧疗的流程和方案是什么?

目前高压氧疗方案在国内外没有统一标准。国内大多数地区采用常规治疗方案,即高压氧治疗压力在 2.0~2.5 个大气压,每日 1 次,每个疗程 10~14 天,间歇期 1~2 周,治疗前由高压氧专科医生对患者进行评估,制定方案。

20. 什么是胸膜腔内压?

胸膜腔内压又称胸腔内压,是指胸膜腔内的压强与大气压之差。其大小等于肺内压与肺回缩力之差,一般为负压,正常功能残气位时的胸膜腔内压大约为 $-5\,cmH_2O$,但当用力呼气或正压通气时可为正压。

21. 什么是内源性呼气末正压(PEEPi)

呼吸频率过快导致呼气时间过短、呼气阻力增高、高通气量等多种原因可导致呼气末肺泡内残留的气体过多,呼气末肺容积高于功能残气位,即存在动态肺过度充气,在非得弹性回缩下导致呼气末肺泡内压为正值,称为 PEEPi。

22. 影响气道阻力的因素有哪些?

气道阻力可分为吸气相阻力和呼气相阻力,健康人差别不大,一般前者略小于后者。影响气道阻力的因素包括:① 气流的形式与流量;② 气道的管径;③ 肺容积;④ 气体的密度和黏滞性。

23. 呼吸系统 P‑V 曲线是什么?

P‑V 曲线是描述肺容积与跨呼吸系统压力之间相互关系的曲线,反应呼吸系统顺应性在不同肺容量位的变化。图形的横坐标是跨呼吸系统压力,纵坐标是肺容积。正常情况下吸气相是一条 S 曲线,呼吸相与吸气相并不完全重合,两者构成一环形,也成 P‑V 环。

24. 流量-容量曲线是什么?

流量-容量曲线是指以功能残气量为零点,流量(F)变化为横坐标,潮气量(Vi)变化为纵坐标的关系曲线成为流量-容积曲线(F‑V 曲线)。F‑V 曲线反应气道阻力和胸肺弹性阻力的综合变化。

25. 机械控制通气和机械辅助通气的区别是什么?

机械控制通气是指患者的自主呼吸完全由呼吸机取代,呼吸肌收缩力因镇静和呼吸机麻痹而消失,由呼吸机提供呼吸所需的吸气流量、潮气量和(或)压力。机械辅助通气是指当患者自主呼吸时,呼吸机给予一个预设的吸气流量、潮气量和(或)压力,患者自己决定呼吸频率,在某些情况下也可以决定吸气时间和呼气时间,以及吸气时间占呼吸周期时间的比例。

26. 什么是压力调节容量控制通气?

压力调节容量控制通气(pressure regulated volume control,PRVC)是设预置潮气量,先给第一次控制呼吸(吸气压为 5 cmH$_2$O),后根据呼吸机自动连续测定胸肺顺应性和容量/压力关系,调节第二次呼吸的潮气量和通气压力(为上述计算值的 75%),依次类推。直至第四次呼吸后,通气压力峰值达到 100%,使实际潮气量与预置潮气量相同。吸气峰压在预置下 5 cmH$_2$O 时,可自动调节,两个相邻吸气峰压超过预置压力 50% 时,可自动转换为呼气,以防发生气压伤。

27. 什么是辅助/控制机械通气?

辅助/控制机械通气(A/C)是一种压力或流量触发、压力或容量限定、时间切换的通气方式。辅助/控制机械通气可自动转换,当患者的自主呼吸通过气道压或吸气流量触发呼吸机时,进行辅助/压力控制机械通气或辅助/容量控制机械通气。当患者无自主呼吸或自主呼吸负压较小,不能触发呼吸机时,呼吸机自动转换到控制通气。

28. 机械通气时何时由吸气转为呼气?

吸气与呼气的切换有 4 种方式:① 容量切换,呼吸机将预设吸入气容量送入肺内后即转为呼气;② 压力切换,呼吸机向气道内送气达到预设压力时,则吸气转为呼气;③ 流速切换,当吸气流速小于预设值时,呼吸机停止送气,转为呼气;④ 时间转换,呼吸机送气到预设的吸气时间时,即停止送气,转为呼气。

29. 呼吸机如何知道患者需要吸气?

可通过设置压力触发或流速触发。当吸气用力所产生的气道压力下降值或吸气流速达到预设的压力触发灵敏度或流速触发灵敏度时,呼吸机认为患者有吸气动作而给予送气。压力或流量触发灵敏度设置不恰当会影响通气的效果。如送气触发灵敏度设置过低,可引发误触发,导致过度通气;设置过高,则增加患者吸气做功,会导致通气不足甚至窒息。

30. 什么是同步间歇指令通气?

同步间歇指令通气(synchronized intermittent mandatory vetilation,SIMV)实际上自主呼吸和控制呼吸的结合,在自主呼吸的基础上,给患者有规律地和间歇地触发指令潮气量,并将气体强制送入肺内,提供患者所需要的那部分潮气量,以保证血气分析值在正常范围。与控制性通气(controlled mechanical ventilation,CMV)类似,潮气量由呼吸机自动产生,患者容易从机械通气过渡到自主呼吸,而最后撤离呼吸机。

31. 什么是分钟指令通气?

当患者自主呼吸不稳定,使潮气量和分钟通气量下降,而 IMV/SIMV 不能自动弥补其不足,从而可能发生缺氧和(或)二氧化碳潴留,分钟指令通气(mandatory minute ventilation,MMV)则可根据患者需要,自动根据预设通气量来控制和调节指令通气的频率,自动根据预设潮气量来控制和调节指令通气的频率,当分钟通气量达到预先设定的潮气量时仍然靠患者的自主呼吸;但当自主呼吸所产生的分钟通气量低于预定值时,机器可自动提高指令通气的频率予以补足分钟通气量。

32. 什么是容量支持通气?

容量支持通气(volume support ventilation,VSV)的工作原理与压力调节容量控制基本相同,不同的是 VSV 仅用于自主呼吸的患者,需调节吸气负压灵敏度才能启动。呼吸频率和吸/呼比率也由患者自主呼吸控制,当吸气减慢至流速 50% 吸气时间超过预置呼吸周期 80% 时,吸气停止,转换为呼气。吸气压力支持也可随自主呼吸增强而自动降低,而且当呼吸暂停时间成人超过 20 s,儿童超过 15 s,新生儿超过 10 s 时呼吸机可自动将 VSV 转换为 PRVC。

33. 什么是压力支持通气?

压力支持通气(pressure support ventilation,PSV)是流量切换压力控制模式,它的特点是患者自行调节吸气时间、呼吸频率、由呼吸机产生预定的正压;若自主呼吸的流速及幅度不变,潮气量则取决于吸气用力、预置压力水平及呼吸回路的阻力和顺应性,压力支持从吸气开始,直至患者吸气流速降低到峰值的 25% 停止。

34. 什么是双气道正压通气?

BiPAP 可看作是一种压力控制型通气,该系统允许在通气周期的任何时间进行不受限制的自主呼吸。也可将它看作是一种对 CPAP 采用时间切换的连续 CPAP 系统。如同在压力控制、时间切换方式中一样，每一相的持续时间，以及相应的压力均可分别进行调整。

35. 机械通气对通气/血流比值的影响是什么？

机械通气时，如各项呼吸参数调节适当，则通气量增加，无效腔量减少，尤其是使用 PEEP 的患者，功能残气量增多，可改善通气/血流比值，使氧分压升高，肺内分流减少。但如潮气量太大或跨肺压太高，则肺泡扩张，通气过度，反可压迫肺毛细血管，使血流减少，通气/血流比失调，肺内分流反可增高。

36. 临床应用 PEEP 和 CPAP 的适应证是什么？

PEEP 和 CPAP 的适应证：① 急性呼吸窘迫综合征（ARDS）。② 新生儿透明膜病。③ 术后呼吸支持。④ 预防性应用 PEEP/CPAP。⑤ 左心功能衰竭和肺水肿。⑥ 其他疾病的治疗：肺炎、呼吸道烧伤、哮喘、支气管炎、胎粪误吸综合征、早产儿呼吸暂停、膈肌麻痹、连枷胸和其他胸部严重损伤、阻塞性睡眠呼吸停止等。

37. 什么是最佳 PEEP/CPAP？

最佳 PEEP 和 CPAP 是指肺顺应性最好，已萎陷的肺泡重新膨胀，氧分压达最好，肺内分流降至最低和氧输送最多，而对心排血量影响最小时的 PEEP/CPAP 水平。目前有关最佳 PEEP 的测定方法有多种，包括肺静态压力-容量曲线（P－V 环）法、氧合法、最大顺应性法、CT 法、肺牵张指数法等，临床较常用的简便方法为肺静态压力-容量曲线（P－V 环）法。

38. 肺保护性通气策略的内容是什么？

近年来提出了"肺保护性通气策略"的概念，其内容包括：① 限制潮气量和气道压，即用小潮气量进行机械通气；② 在吸气时加用足够的压力使萎陷的肺泡复张，呼气时用适当的 PEEP 保持肺泡开放，即"肺开放"策略。

39. 机械通气对每搏量（stroke volume，SV）的影响是什么？

机械通气过程中，随着呼吸机送气/停止送气所导致胸腔内压力周期性的变化，静脉回流量也将发生周期性变化，从而导致左心室 SV 也将发生周期性变化，而个体的心功能曲线是相对固定的，SV 的变化幅度由设定潮气量和患者前负荷状态共同决定。因此,功能性血流动力学参数每搏心排血量变异率(stroke volume variation,SVV)、脉搏压变异度(pulse pressure variation,PPV)等已被临床广泛用于预测和量化容量反应性的指标,但有其局限性。

40. 呼吸机相关性肺损伤发生的机制是什么?

呼吸机相关性肺损伤发生的机制主要与肺组织的过度牵拉、萎陷肺泡的反复开合及继发炎症介质的大量释放有关,包括气压伤、容积伤、萎陷伤与生物伤。近年来研究发现,不同肺区病变的不均一性、应力与应变、肺毛细血管应力的变化也与呼吸机相关性肺损伤密切相关。

41. 呼吸机相关性肺损伤的处理对策是什么?

呼吸机相关性肺损伤的处理对策:① 小潮气量:小潮气量可以通过较低的驱动压而避免萎陷伤,使得萎陷肺泡的开放压维持在较安全的水平;② 适宜的 PEEP 和肺复张手法;③ 俯卧位通气;④ 高频振荡通气;⑤ 体外生命保障系统;⑥ 神经肌肉阻滞剂;⑦ 其他方法,如分侧肺通气、液体通气、氦氧混合通气等或药物。

42. 什么是呼吸机相关性肺炎?

呼吸机相关性肺炎(ventilator associated pneumonia,VAP)是指气管插管或气管切开患者在接受机械通气 48 小时后肺实质感染。撤机、拔管 48 小时内出现的肺炎,仍属于呼吸机相关性肺炎。根据发生时间不同,分为早发性 VAP 和晚发性 VAP。

43. 什么是机械通气诱导膈肌功能不全?

机械通气诱导膈肌功能不全(ventilator-induceddiaphragmatic dysfunction,VIDD)由使用机械通气所导致的膈肌功能降低,但应排除休克、脓毒症、药物、重度营养不良、电解质紊乱和获得性神经肌肉障碍等因素引起。在临床实践中,如果患者在机械通气一段时间后存在脱机困难或失败,且初步排除上述致膈肌无力的因素后,则应考虑 VIDD。

44. 有创机械通气的适应证是什么?

有创正压通气的适应证:① 心跳、呼吸停止;② 胸、肺部疾病;③ 神经-肌肉疾病;④ 循环系统疾病;⑤ 中毒造成的呼吸衰竭;⑥ 腹部外伤、腹腔感染或腹部大手术术后。此外,掌握应用有创呼吸机的指征宜早不宜晚,尤其是对大部分急性呼吸衰竭的患者,应密切评估病情,以免增加病死率。

45. 长期机械通气的并发症有哪些?

长期机械通气的并发症有:① 通气不足;② 通气过度;③ 低血压;④ 肺气压伤;⑤ 呼吸道感染;⑥ 缺氧或氧中毒;⑦ 胃肠道并发症;⑧ 少尿;⑨ 其他:发生肺水肿、肺栓塞及精神情绪改变等。

46. 什么是高频正压通气?

高频正压通气是一种非常规正压通气方式,主要特点是高频率、低潮气量。其通气频率至少为常规通气频率的 4 倍,潮气量接近或低于解剖无效腔。根据频率的不同主要包括高频振荡通气(high frequency oscillation ventilation,HFOV)、高频喷射通气(high-frequency jet ventilation,HFJV)、和高频正压通气(high frequency positive pressure ventilation,HFPPV)等模式。HFPPV 的频率为(60~110 次/分),HFJV 的频率为(110~400 次/分),HFOV 的频率为(400~2 400 次/分)。

47. 高频喷射通气的适应证和禁忌证是什么?

适应证:HFJV 模式适用于耳鼻喉头颈外科、胸外科、严重气道阻塞性疾病和限制性通气功能障碍患者外科手术麻醉的呼吸支持。HFJV 主要用于提供成人呼吸道手术或放置仪器时的短期通气支持。禁忌证:患者无自主呼吸。

48. 有创机械通气撤机的标准是什么?

撤机标准:

(1)主观评价:导致呼吸衰竭的病因已解决或改善;咳嗽有力;未使用肌肉松弛药;气道分泌物不多;不需持续镇静或镇静时仍足够清醒。

(2)客观指标:血流动力学稳定;血压稳定;无或小剂量缩血管药或正性肌力药;无活动性心肌缺血;Hb≥8~10 g/dL;无发热;氧合充分($PaO_2/FiO_2 \geqslant 150 \sim 200$;$PEEP \leqslant 5 \sim 8$ cmH_2O;氧浓度≤0.4~0.5)。

49. 临床中导致脱机困难常见原因是什么?

脱机困难的原因包括:① 患者因素:严重肺部疾病,呼吸肌疲劳及胸壁功能紊乱,循环功能不全,营养不良及全身情况衰弱等;② 呼吸机调节不当:通气不足和缺氧,呼吸做功增加;③ 气道因素:气管导管口径较细,分泌物阻塞和导管过深等。

50. COPD 患者有创正压通气撤机应注意哪些问题?

① 撤机前的 $PaCO_2$ 不宜纠正到正常范围,达到或接近本次发病前的水平即可;② 撤机过程中要注意水电解质情况;③ 营养不良会使呼吸肌力量减弱从而导致撤机失败,这类患者要注意加强营养支持,改善营养状况,同时制定科学的康复训练计划;④ 在拔管前应确认患者的咳嗽反射正常,方可考虑拔管;⑤ 若拔管后出现气道阻塞、呼吸窘迫、血气指标的严重恶化等情况需要及时重新气管插管。

51. ARDS 患者行有创正压通气应注意哪些问题?

ARDS 患者有创正压通气关键在于:复张萎陷的肺泡并使其维持开放状态,以增加肺容积和改善氧合,同时避免肺泡过度扩张和反复开闭所造成的损伤。目前,ARDS 的有创通气推荐采用肺保护性通气策略,主要措施包括合适水平的PEEP 和小潮气量。

52. 腹腔高压患者的正压通气策略是什么?

腹腔高压患者的患者正压通气策略,目前尚无统一的标准。根据腹腔高压的病理生理改变以及腹腔内压和正压通气的交互作用,此类患者行正压通气治疗时应充分考虑到正压通气对患者血流动力学和机体内稳态的影响。大多数学者认为,应采用小潮气量联合合理的 PEEP 为基本策略。

53. 术后预防性应用呼吸机辅助通气的指征是什么?

术后使用机械通气的指征:为呼吸频率过快(>40 次/分)或过慢(<5 次/分);动脉血 $PaCO_2$>50 mmHg 或吸入 40%氧后,仍低于 PaO_2>60 mmHg;术后发生进行性呼吸困难,血氧下降较快而对氧疗反应不佳,应高度怀疑 ARDS 发生,应及时辅以机械通气及 PPEP 治疗,不必等典型肺水肿症状和 X 线片上的弥漫性浸润影出现,以免延误抢救时机。

54. 重度哮喘患者气管插管行有创机械通气的指征是什么?

在常规治疗无效的情况下,气管插管机械通气治疗时挽救重度哮喘的必然和必要的措施,出现以下情况之一者应考虑及早行气管插管进行机械通气:① 心脏骤停;② 呼吸减慢或停止;③ 意识障碍;④ 沉默肺;⑤ 纯氧面罩给氧情况下 $PaO_2 < 60$ mmHg 或 pH < 7.2,或 $PaCO_2 > 55$ mmHg 或以 5 mmHg 速度上升;⑥ 呼吸过快,$\geqslant 40$ 次/分;⑦ 并发气胸或难以纠正的乳酸酸中毒;⑧ 无创正压通气治疗无效。

55. **正压机械通气对肺水肿的患者有什么治疗作用?**

(1)改善呼吸功能:正压通气可以克服气道阻力,改善通气,减少呼吸肌做功,降低氧耗;PEEP 可以扩张气道和肺泡,使萎陷的肺泡复张,改善通气血流比,纠正低氧血症。

(2)减轻肺水肿:肺泡内正压对肺间质的直接挤压作用可减少肺毛细血管内液体的漏出,有利于肺间质水肿的消退。

(3)改善心功能:对于左心功能不全患者,正压通气可增加心排血量及改善心肌氧供和血供。

（阎文军　刘志龙）

参考文献

［1］　Albert Heuer,Medical gas therapy. InEgan's fundamental of respiratory care 11th Ed. St. Louis:Elsevier Mosby, 2017:905 - 936.

［2］　王辰,陈荣昌,詹庆元,等.呼吸支持技术［M］.北京:人民卫生出版社,2018.

［3］　邓小明,姚尚龙,黄宇光,等.现代麻醉学(第五版)［M］.北京:人民卫生出版社,2020.

［4］　朱蕾.机械通气［M］.上海:上海科学技术出版社,2018.

［5］　Michael A. Gropper.米勒麻醉学［M］.北京:北京大学医学出版社有限公司,2021.

第三章

循 环 支 持

1. 高血压的定义及分级是什么?

　　高血压是指非同一日内,在未使用降压药物的情况下测得的 3 次血压值均高于正常(收缩压 90～140 mmHg,舒张压 60～90 mmHg),即收缩压≥140 mmHg 或舒张压≥90 mmHg。高血压分为三级:高血压Ⅰ级是收缩压为 140～159 mmHg,舒张压为 90～99 mmHg;高血压Ⅱ级是收缩压为 160～179 mmHg,舒张压为 100～109 mmHg;高血压Ⅲ级是收缩压≥180 mmHg,舒张压≥110 mmHg。

2. 高血压的病因有哪些?

　　① 原发性高血压:与遗传、环境有关;② 肾性高血压:急性和慢性肾小球肾炎、慢性肾盂肾炎等所致;③ 内分泌性高血压:Cushing 综合征、原发性醛固酮增多症、嗜铬细胞瘤、肢端肥大症、甲状腺功能低下、甲状腺功能亢进、口服避孕药等;④ 神经源性:心理因素、颅内压增高、脊髓病变、铅中毒、睡眠呼吸暂停综合征等;⑤ 混合型:动脉缩窄、妊娠高血压、急性卟啉症、高钙血症、酒精和毒品滥用、急性应激(如手术)等。

3. 高血压的临床类型有哪些?

　　高血压的临床类型包括:①"血管收缩性"高血压:常见于慢性肾血管性高血压的患者,其特征为舒张期高血压,而体循环阻力正常,或者甚至伴有心排血量和心率的降低;②"高动力性"高血压:常发生在外科术后的患者,其特征为急性收缩期高血压、脉压增宽并伴有心排血量、心率和全身血管阻力的增加。

4. 高血压患者围术期诱发心脏疾病的风险高吗?

　　高血压患者发生冠心病、无症状性心肌缺血、充血性心力衰竭和脑卒中的风险性较高,尤其是未经系统治疗、血压控制不佳或不稳定的高血压患者,术中发生血压波动、心律失常、心肌缺血和暂时性神经系统并发症的风险较大,但轻度到中度的高血压患者术中发生较严重心血管事件的风险较低。

5. 高血压患者需要使用药物降压的指征有哪些?

　　60 岁及以上成年患者收缩压≥150 mmHg 或舒张压≥90 mmHg 时应开始使用药物降压。患有慢性肾病或糖尿病的 18 岁及以上的成年患者收缩压≥140 mmHg 或舒张压≥90 mmHg 时应开始使用药物降压。

6. 长期使用抗高血压药物的患者术前是否需要停药?

　　目前认为大部分降压药物应继续服用至手术当天,尤其是 β 受体阻滞剂,急性停药可能会出现反弹性高血压,甚至诱发心肌缺血事件;但使用单胺氧化酶抑制剂的患者手术前应更换其他降压药。此外,该类患者手术麻醉期间应避免使用儿茶酚胺、拟交感类药物;服用利舍平降压的患者术前应停药 1 周,利舍平可通过交感神经递质耗竭作用来降低患者血压,一旦发生术中低血压则很难用药物纠正。

7. 术中对于高血压患者如何进行液体治疗?

　　原发性高血压患者通常由于血管收缩和利尿剂的使用而导致血容量减少。在麻醉诱导之前须进行液体补充,以防其血压骤降引发心血管意外事件的发生,但同时也要避免过度补液。手术结束后,随着麻醉药所致的血管扩张作用消失,可能会出现因血容量过多而致高血压。因此,应慎重评估液体的进与出,其中尿量和中心静脉压是反映患者液体量的常用监测指标。

8. 临床上进行气管导管置入时血压为什么会升高?

　　在行经口或经鼻气管导管插管时刺激喉部和气管的受体,导致拟交感神经类递质释放增加,交感神经刺激引起心动过速和血压升高,血压升高数值一般为20～25 mmHg;在有高血压病史的患者中血压升高更明显。对于服用 β 受体阻滞剂的高血压患者,这种血压升高主要是由于 α 受体被激活导致血管收缩引起的。

9. 如何纠正术中高血压?

　　术中出现高血压的常见原因多为麻醉过浅、手术刺激或其他应激导致的交感肾上腺素通路的激活,少数高血压也可能是由液体超负荷引起。处理措施如下:

① 适当加深麻醉;② 应用血管扩张药。如尼卡地平,剂量:0.5 μg/(kg·min)静脉滴注;硝酸甘油对静脉的舒张作用大于动脉,主要通过静脉扩张使血压降低,可使前负荷降低而减少心排血量;③ 停止手术刺激或其他应激;④ 应用利尿药减少液体负荷等。

10. 低血压的定义是什么?

低血压是指非同一日内,成人在未使用降压药物的情况下测得的三次血压值均低于正常(收缩压 90～140 mmHg,舒张压 60～90 mmHg),即收缩压低于 90 mmHg 或舒张压低于 60 mmHg 即为低血压。

11. 如何处理术中低血压?

术中应根据不同原因进行相应处理:① 中心静脉压低、经食管超声检查显示心室容积减少时,增加输液;② 减浅麻醉或使用缩血管药物:去氧肾上腺素 0.1 mg 静脉注射,能有效改善麻醉药物导致的血管扩张。外周血管阻力过低时给予去甲肾上腺素或血管加压素;③ 对于心动过缓,可使用变时性药物包括异丙肾上腺素、麻黄碱、多巴酚丁胺、肾上腺素、多巴胺;④ 应用正性肌力药物:肾上腺素、多巴胺或多巴酚丁胺、米力农等。

12. 心肌缺血对心脏收缩和舒张功能的影响有哪些?

心肌缺血影响心肌收缩和舒张功能。缺血对心肌功能的即时影响表现为心室顺应性改变。心肌氧供减少,早期心肌顺应性代偿性增加,随后心肌氧耗增加出现心室顺应性降低,因此心室充盈需要更高的充盈压(舒张末期压力)以维持原来的每搏量,并出现室壁活动异常、节律紊乱或传导异常。当冠状动脉血流减少 80% 时室壁运动消失,减少 95% 时心脏则出现反向运动。如果缺血严重,左室舒张末压升高可引起肺水肿。

13. 如何尽快识别心肌缺血?

二维超声心动图检查发现局部室壁运动异常是尽快识别心肌缺血的有效监测手段。冠状动脉血流减少 25% 可出现局部室壁运动异常,而减少 50% 心电图才出现心肌缺血表现,如 S-T 段压低。运动试验时,冠状动脉病变患者在 30 秒后就出现局部室壁运动异常,而 90 秒后才出现心电图异常。局部室壁运动异常时心肌缺血比心电图 S-T 段改变发生要早。

14. 心肌缺血的诊断标准是什么？

临床上监测心肌缺血最常用的方法是心电图的 S-T 段改变。心肌缺血的诊断标准为：S-T 段水平或下斜性压低至少 0.1 mV，S-T 段下移点在 J 点之后 60 ms；S-T 段上斜性压低至少 0.2 mV，下移点在 J 点之后 80 ms；S-T 段抬高至少 0.15 mV(1 mV＝10 mm)。心肌缺血的心电图表现还包括 T 波倒置，新发心律不齐或传导异常。

15. 体外循环期间血压应维持在什么水平？

体外循环期间血压通常维持在 50～100 mmHg 以确保组织灌注。血压依赖于心排血量和总外周阻力。低温停搏期间，要避免外周血压过高(平均血压＞70 mmHg)。血压过高可使非冠状动脉侧支血管血流经心外膜及肺静脉回流入心脏，导致心内血量增加，回流的血液温度往往较高，当与温度较低的心脏停搏液混合时，可影响低温对缺血心肌的保护作用。当平均动脉压(mean arterial pressure，MAP)<50 mmHg，脑循环表现为血压依赖性改变，可能会导致脏器受损。

16. 心脏手术中低体温容易诱发哪些心脏并发症？

心脏手术时采用体表降温，一般 23℃ 易发生心室颤动，20℃ 易发生心跳停搏。但也有报道在 21～28℃ 期间就发生心跳停搏和心室颤动，当温度突然骤降时，呼吸停止通常是在心跳停止后发生。

17. 体外循环期间如何判断患者脏器灌注良好？

如果灌注压维持在 50～100 mmHg，并且根据低温及血液稀释程度维持充足的泵流量，应维持患者尿量＞1 mL/(kg·h)，无代谢性酸中毒，混合静脉血分压正常(40～45 mmHg)。对于老年患者或高危患者的脑组织灌注，脑血管自主调节范围应高于正常人。

18. 为什么体外循环后有些患者尿液呈红色？

粉红色尿液可能是体外循环转机时大量溶血的表现。溶血主要是由体外循环过程中血细胞剧烈震荡、血流加速以及负压吸引的剪切力造成，也有一部分原因是氧合器血气交界面或由泵的挤压作用引起的。

19. 体外循环期间血糖升高的原因是什么？

体外循环手术患者常伴有血糖升高。低温体外循环时，100%的患者血糖升高超过 200 mg/dL。原因如下：第一，患者禁饮食导致饥饿，表现为肌肉组织和脂肪组织对胰岛素的抵抗，而使血糖升高，利于脑组织吸收葡萄糖；第二，手术应激激活交感肾上腺素能神经，容易使血糖升高；第三，转机导致的机体体温下降可以引起胰岛素产生减少、外周胰岛素抵抗以及肾小管损伤。此外，使用含右旋糖酐的停搏液也是导致术中高糖血症的重要因素。

20. 患者行体外循环心脏手术时，复温和降温过程中应注意什么？

通常在 5～10 分钟内将患者体温从 37℃降低至 25℃，在 20～40 分钟内将患者体温从 28℃复温至 35℃。血流的热交换速度取决于静脉血与热水之间的温差、泵血流速度和热交换器的水流速度。降温时初始的静脉血温度为 37℃，热交换器的水温为 0～4℃，其温差为 34～37℃。复温期间，水温限于 42℃或更低，以避免血液蛋白变性或破坏，温差限于 10℃或更低，以避免温度上升过快时气体溶解度下降所导致的气体栓塞。

21. 心肺转流术后如何进行肝素拮抗？

应用 ACT（activated clotting time，ACT）剂量-反应曲线或鱼精蛋白滴定实验计算残余肝素量，每 100 U 的肝素用 1 mg 鱼精蛋白进行拮抗。只计算初始剂量的肝素。因肝素存在代谢和消除，为维持 ACT 在 480 秒的水平需追加肝素。给予鱼精蛋白 10 分钟后复查一次 ACT，通常恢复至基础水平。如果 ACT 仍延长，则根据 ACT 剂量-反应曲线再追加鱼精蛋白，但是 ACT 受到血液稀释和低温的影响，因此低温时获得的数据会产生一定误差。

22. 低分子肝素的作用机制是什么？

低分子肝素是由普通肝素经过限控酶或化学解聚过程产生的分子量为 6 000～7 000 Da 的片段。低分子肝素包括 8～16 个糖基并且主要抑制 Ⅹa 因子。抑制作用是通过与抗凝血酶Ⅲ结合，然后抗凝血酶Ⅲ与 Ⅹa 因子相互作用实现的。低分子肝素可抑制 Ⅹa 因子，普通肝素可等效抑制凝血酶（Ⅱa）和 Ⅹa 因子。另外，低分子肝素和普通肝素均可使血管内皮细胞释放组织因子抑制物，后者可与 Ⅹa 因子结合成复合物并抑制其活性，而且该复合物还可抑制Ⅻa 因子的活性。

23. 什么是"肝素反跳"?

活化凝血酶时间被用于检验鱼精蛋白对肝素的中和程度。肝素反跳是指鱼精蛋白中和肝素数小时之后血液循环中的肝素含量增加,通常在心脏外科手术后诱发临床出血。鱼精蛋白中和肝素后的反跳可能是因为肝素聚集在灌注少的组织(如脂肪)中,这些组织的内皮细胞后期释放肝素,而且鱼精蛋白清除率又快于肝素,每 100 单位的肝素如用 1 mg 鱼精蛋白中和可不发生肝素反跳。

24. 鱼精蛋白的作用机制是什么?

肝素是一种强的有机酸(聚阴离子),而鱼精蛋白是一种强的有机碱(聚阳离子),两者反应形成稳定的盐后抗凝血作用消失。鱼精蛋白有两个活性部位,一个用于中和肝素,另一个有轻度的不依赖肝素的抗凝血活性。

25. 鱼精蛋白过量的并发症是什么?

鱼精蛋白本身是一种抗凝剂。在无肝素的情况下,静脉给予鱼精蛋白可与血小板和多种凝血因子相互作用。鱼精蛋白可能引起暂时的血小板减少症。鱼精蛋白-肝素复合物影响血小板聚集,但鱼精蛋白本身对血小板聚集并无影响。鱼精蛋白可与凝血酶原结合,抑制凝血酶原将纤维蛋白酶原转化为纤维蛋白。

26. 什么是主动脉内球囊反搏?

主动脉内球囊反搏主要用于改善心脏功能。主动脉内球囊反搏是一个 8.5～9.5 F 的双腔导管,顶端带有一个容量为 40～60 mL 充满氦气的球囊。主动脉内球囊反搏提供反搏压力,即放气时降低心脏射血的后负荷,充气时增加冠状动脉及近端主动脉的灌注压。

27. 主动脉内球囊反搏的原理是什么?

主动脉内球囊反搏用于增加舒张期心肌氧供,降低收缩期心肌氧耗。压力曲线出现重搏切迹时主动脉瓣关闭,随即气囊充气膨胀,以增加主动脉舒张压,增加冠状动脉血流。在下次收缩前,气囊放气以降低主动脉内压力和后负荷,减少心肌氧耗。因为冠状动脉灌注压升高(舒张期充气增加),阻力降低(收缩期放气减压)从而使心排血量增加。

28. 主动脉内球囊反搏充气及放气的时机有哪些?

球囊与一床旁控制器相连,可以控制主动脉内球囊反搏顶端的球囊充气及放气。球囊于舒张期时充气,于收缩期时放气。球囊充气的触发时机是:① 心电图(electrocardiogram,ECG)的 T 波顶部;② 通过主动脉内球囊反搏顶端记录的动脉波形出现重搏切迹之时;③ 预设触发比例。球囊放气的时机在心电图 Q 波之前或动脉波形骤然上升之前。

29. 主动脉内球囊反搏如何改善患者血流动力学?

球囊在舒张期充气提高舒张压,导致冠状动脉、大血管、内脏器官血流增加。球囊在收缩期(主动脉瓣将要开放之前)放气,在主动脉内产生一个"潜在的"空隙从而使左心室后负荷降低,心室射血分数增加,每搏量增加。后负荷降低可以使左心室室壁张力降低,心肌氧需减少,进而改善冠脉血流。操作者可以调整主动脉球囊反搏比例为 1∶1~1∶3(分别为每 1 次心搏反搏 1 次,每 3 次心搏反搏 1 次)。

30. 使用主动脉内球囊反搏的禁忌证有哪些?

最常见的禁忌证是重度主动脉瓣关闭不全和严重的主动脉病变、动脉瘤样变、动脉瘤以及夹层。

31. 什么是电复律?

心脏电复律也称心脏电除颤,指在严重快速型心律失常时,预先设定的短暂高压强电流通过心脏,使全部或大部分心肌细胞在瞬间同时除极,造成心脏短暂的电活动停止,然后由最高自律性的起搏点(通常为窦房结)重新主导心脏节律,这一治疗过程为电复律。

32. 电复律的适应证有哪些?

电复律的适应证包括房颤、心搏骤停、药物治疗无效的房扑患者、室上性心动过速、室性心动过速。

33. 房颤行电复律治疗的原则有哪些?

房颤行电复律治疗的原则:① 有血流动力学障碍或症状严重,但药物治疗未能有效时需尽快电复律;② 无明显血流动力学障碍不需紧急电复律,但电复律后可能会出现窦性心律,改善心功能,缓解症状。

34. 电复律的禁忌证有哪些？

电复律的禁忌证包括：① 因洋地黄类药物所致的心律失常；② 心脏明显扩大，持续性房颤超过 5 年的患者；③ 近 3 个月内有栓塞史或心房内血栓治疗无效的患者；④ 病态窦房结综合征；⑤ 不能以抗心律失常药物恢复窦性心律的患者；⑥ 房扑时心率缓慢或伴有高度或三度房室传导阻滞的患者；⑦ 复律后难以维持窦律者不宜选用电复律；⑧ 完全性房室传导阻滞的心房颤动。

35. 电复律的分类有哪几种？

电复律的分类包括：① 根据所使用电流的性质不同可以分为直流电复律与交流电复律；② 根据治疗过程中是否采用同步触发可以将电复律分为同步与非同步电复律；③ 根据复律电极板所放位置不同可以分为体内电复律与体外电复律；④ 根据除颤波形的不同分为单向波电复律和双向波电复律；⑤ 经食管内低能量电复律；⑥ 经静脉电极导管心脏内电复律；⑦ 植入式心脏复律除颤器；⑧ 自动体外除颤仪（external defibrillator，AED）。

36. 什么是同步电复律？

患者为意识清醒状态，即同步触发装置能利用患者心电图中 R 波来触发放电，使电流仅在心动周期的绝对不应期中发放，避免诱发心室颤动，可用于转复心室颤动以外的各类异位性快速心律失常，称为同步电复律。术前复查心电图并利用心电图示波器检测电复律器的同步性。缓慢静脉注射地西泮 0.3～0.5 mg/kg 进行麻醉，直至患者睫毛反射开始消失，痛觉消失后开始电复律。临床上用于除室颤以外的其他快速型心律失常的转复。

37. 什么是非同步电复律？

一般患者情况危急，神志丧失，需及时快速抢救。不用同步触发装置可在任何时间内放电，用于转复室颤或心室扑动，称为非同步电复律，分为胸外电复律和胸内电复律，临床上通常仅用于室颤或心室扑动的复律治疗；还有就是无法识别 R 波的快速室性心动过速，由于无法同步直流电复律，只能非同步电击（除颤）。

38. 电复律与电除颤的区别是什么？

电复律与电除颤的区别在于：① 治疗的适应证不同：电复律主要用于治疗快速性心律失常，而电除颤仅用于心室颤动和心室扑动或不能分辨 R 波的心动过速治疗;② 放电方式不同：电复律通过患者心电图 R 波来同步触发放电,仅在心动周期的绝对不应期电击,以避免诱发心室颤动,而电除颤则是随机的非同步放电方式;③ 所需电击能量不同：电复律的能量需求一般比电除颤所需的能量要小。

39. 什么是机械循环支持？

机械循环支持是一个广义的定义,包括使用能够提供支持("辅助")或替代衰竭心、肺或两者的装置。心脏支持系统(即心室辅助装置)可以作为短期"过渡"使用直至心脏功能恢复,或对于晚期心肌病作为永久心脏功能替代("姑息"治疗)。机械循环支持装置包括主动脉球囊反搏、心室辅助装置(单心室或双心室)、体外氧合以及全人工心脏。

40. 什么是心室辅助装置(ventricular assist device，VAD)？

VAD 是一个为单心室或多心室功能衰竭的心脏提供支持的机械泵,提供搏动式或持续式流量。早期 VAD 主要采用搏动式流量以模仿生理循环方式,但容易出现机械故障和感染。新一代 VAD 采用持续性、非搏动式流量,使得该装置更简便、小巧、活动部分更少。

41. 心室辅助装置的作用是什么？

心室辅助装置主要用于慢性心力衰竭的管理,可以作为心脏移植前的过渡或者不适合做心脏移植患者的姑息治疗。心室辅助装置的短期使用主要为难治性心力衰竭术后的即刻处理。新的心室辅助装置机器采用更细的管路和更小、更有效的泵。磁悬浮的离心泵对红细胞损伤更小,更少出现泵衰竭。心室辅助装置可以用于右心、左心、全心支持,使可逆性心肌损伤导致术后休克患者的死亡率明显降低。

42. 心室辅助装置如何工作？

心室辅助装置可以完全植入体内,仅有电机及输出部件埋在皮下或位于体外,通过插管将血液直接从患者体内转移到外部装置。用于支持左心功能时,将血液从左心房或左心室顶点抽出,输送至心室辅助装置,再通过升主动脉插管回到体循环。用于支持右心功能时,血液从右心房或右心室引出输送至心室辅助装置、再通过肺动脉插管回到肺循环。

第三章

43. 除心脏按压以外的循环支持方法有哪些？

　　除心脏按压以外的循环支持方法包括：① 体外膜肺氧合（exta-corporeal menbrane oxy-gonation，ECMO）是将静脉血引出到氧合器（人工肺），进行气体交换后再通过动力泵（人工心脏）输送到人体各器官组织；② 插入性腹部加压复苏是指在胸外心脏按压期间，在按压松开相由另外一名急救者按压患者腹部。按压部位为腹中线、剑突与脐中点，按压的力量应保持腹主动脉和腔静脉压力在100 mmHg 左右，使之产生与正常心跳时相似的主动脉搏动；③ 机械（活塞）心肺复苏可作为一种心肺复苏机械装置替代人工胸外心脏按压。

44. 什么是体外膜肺氧合（extracorporeal membrane oxygenation，ECMO）？

　　体外膜肺氧合是指通过一个心肺旁路机器为心、肺提供机械支持，是体外生命支持的一种方式，通过将体内血液引出经过体外生物膜肺和血泵再输送到体内，对急性呼吸或循环衰竭的患者进行全部或部分的有效支持。一个完整的体外膜肺氧合通路包括：① 引出和回输血液的插管和管路；② 氧合器/热交换器；③ 动力泵。

45. 临床上对 ECMO 的不同配置如何进行选择？

　　针对特定的器官衰竭和病情严重程度（例如呼吸衰竭、心源性休克、与呼吸衰竭相关的心源性休克、与有心室衰竭相关的呼吸衰竭），可以使用不同的 ECMO 配置，如静脉-静脉（venovenous，VV）、静脉-动脉（venoarterial，VA）、静脉-肺动脉（venous to pulmonary artery，V－PA），紧急启动 ECMO 的最快方法（不包括接受心脏手术的患者）是外周静脉-动脉（VA）置管。

46. 临床使用 ECMO 后的患者存活率如何？

　　现阶段 ECMO 只作为"过渡"疗法使用，即在一定时间内使用人工膜肺和人工泵让心和肺得到充分的休息。由于细菌或病毒感染，急性呼吸窘迫综合征的成年人应用 VV ECMO 的总体存活率为 60%，而在患有严重心力衰竭的成年人中应用 VA ECMO 的存活率为 40%，在紧急启动 ECMO 进行体外心肺复苏的成年人中其生存率为 29%。

47. 什么是心脏压塞？

　　心脏压塞是由于心包腔血液、血凝块（心脏切开术后、主动脉夹层动脉瘤、创伤和抗凝治疗)、渗出性物质(恶病质、感染性心包炎、特发性心包炎)、非渗出性物质(尿毒症、系统性红斑狼疮、风湿性关节炎)和空气的聚集而引起心脏显著受压。不论心包内实际容量如何,局部或整体心包腔压力增高到一定程度都可以发生心脏压塞。当心包腔压力接近心房内压和心室内压时,每搏量将进行性下降从而导致系统性低血压和心源性休克。

48. 什么是急性心脏压塞?

心脏手术的急性心脏压塞通常在术后几分钟、几小时或几天内发生。急性心脏压塞的发生率为 0.5%~5.8%。典型的患者(大量血液聚集在心脏周围)术后短期胸腔引流量大于 200 mL/h,伴或不伴低心排血量的血流动力学变化;或者发生血凝块堵塞纵隔负压吸引管时,临床上也很快会出现心脏压塞的表现。

49. 什么是延迟性心脏压塞?

慢性心脏压塞发生在心脏手术后 5~7 天,发病率为 0.3%~2.6%。由于临床症状和体征与充血性心力衰竭、肺栓塞、系统衰竭(即心脏手术后未能恢复)相似,因此常常被误诊。慢性心脏压塞最常见的原因是心脏手术后用华法林(香豆素)、肝素和血小板抑制药来进行抗凝治疗时的心包积液所导致。

50. 什么是心肌顿抑?

心肌损伤(如缺血和梗死)后,心肌可出现节段性室壁功能异常或心脏整体功能下降。例如,经过短暂缺血、缺氧后再恢复血流,受累的心肌功能有可能恢复正常、降低或缺失。心肌顿抑指的是心肌功能与灌注的不匹配状态,即心肌的血流灌注恢复正常,但心脏功能减弱或缺失。心脏手术后的心肌顿抑,通常发生在体外循环后最初的 6~8 小时,并可引起心功能不全。在此期间使用正性肌力药物效果良好。

51. 什么是心肌冬眠?

心肌冬眠是发生在数周或数月后的心肌改变,其心肌功能和灌注同时降低(功能变化与灌注相匹配)。这可能是一种适应性改变,心肌通过降低收缩力和氧耗而适应缺氧的状况。① 存在节段性心肌功能障碍;② 心肌血运重建(血管成形术或支架置入术)后可使心肌血流量恢复;③ 心肌血运重建后局部功能得以改善。

52. 什么是奇脉？

　　正常自主吸气时，胸内外压差增大，右心充盈要比左心充盈稍多。吸气后期肺内压降低会使肺血容量增加和充盈压降低，因此会造成吸气时动脉压下降＜10 mmHg 以及中心静脉压（central venous pressure，CVP）降低。奇脉与正常脉搏有两点不同：① 吸气时动脉压下降＞10 mmHg；② 吸气时静脉压没有降低，而是保持正常或轻度升高。

53. 新鲜冰冻血浆（fresh frozen plasma，FFP）和冷沉淀分别含有哪些成分？

　　FFP 含有不稳定因子 V 和 Ⅷ、稳定的凝血因子（Ⅱ、Ⅶ、Ⅸ、Ⅹ 和 Ⅺ）以及其他血浆蛋白和血浆中的脂质。冷沉淀是 FFP 在 4℃（39.2℉）融化状态下的提取物，含有因子 Ⅷ、ⅩⅢ、血友病因子和纤维蛋白原。

54. 心脏移植后常见的心律失常有哪些？

　　移植受体可以出现多种心律失常。心脏移植恢复早期，缓慢性心律失常很常见，且常常为自限性。其他的心律失常还包括复杂的室性早搏、房室传导阻滞和室上性心动过速。据报道，有 5%～24% 的心脏移植患者会发生心房颤动。

55. 对于心搏骤停的成人复苏"生存链"是什么？

　　尽管引起心搏骤停的原因很多，但复苏的基本策略大致相同。对于成人，复苏"生存链"（chain of survival）包括：① 早期识别心搏骤停；② 尽早进行心肺复苏（cardiopulmonary resuscitation，CPR），强调立即进行胸外心脏按压；③ 尽早进行电除颤；④ 进行有效的高级生命支持；⑤ 实施全面的复苏后治疗。如果以上"生存链"能有效实行，对于院前因室颤引起的心搏骤停的救治存活率可达 50%。

56. 什么是基础生命支持？

　　基础生命支持是心搏骤停后挽救患者生命的基本急救措施。胸外心脏按压和人工呼吸（包括呼吸道的管理）是基础生命支持的主要措施，主要包括：立即识别心搏骤停和启动紧急医疗服务系统（emergency medical service system，EMSs）；尽早实施高质量的心肺复苏；早期进行电除颤。通过基础生命支持可维持患者的基本生存需要，以便专业复苏队伍进行高质量的复苏，或可使病情恢复到可维持的程度，以便尽早得到高级生命支持和全面的复苏后治疗。

57. 什么是高级生命支持？

高级生命支持是基本生命支持的继续，是专业人员以高质量的复苏技术，复苏器械、设备和药物对患者进行治疗，以争取最佳疗效和预后的复苏阶段，是生命链中重要环节。高级生命支持主要包括：继续基础生命支持以恢复自主心跳，防止再发生心搏骤停，采取干预措施改善自主心跳恢复后患者的预后。

58. 什么是心搏骤停复苏后治疗？

系统有效的心搏骤停复苏后治疗不仅可以降低因复苏后循环不稳定引起的早期死亡率及因多器官功能衰竭和脑损伤引起的晚期死亡率，而且可改善存活者的生存质量。因此，发生心搏骤停者自主循环一旦恢复，应立即转运到有条件的医疗单位，最好是重症监护室，进行复苏后治疗。

59. 心搏骤停复苏后的治疗主要包括哪些？

心搏骤停复苏后的治疗主要包括：维持血流动力学稳定和氧合以改善器官的组织灌注和供氧；实施控制性低温保护脑细胞，预防和治疗多器官功能障碍或衰竭；注重病因治疗，尤其是对急性冠状动脉综合征的介入治疗更应明确病因。

60. 心搏骤停复苏后脑损伤的程度如何评估？

一般将脑缺血缺氧的时间分为几个时间段：① 心搏骤停前缺氧时间：指心搏停止前严重低血压、低氧血症或严重贫血时间；② 心搏骤停时间：指心搏骤停到开始 胸外心脏按压的间隔时间；③ CPR 时间：指开始 CPR 到心脏自主心跳恢复的间隔时间，亦称为"CPR 低灌注期"；④ 后续缺氧期：指自主心跳恢复后仍发生严重低血压、低氧血症或严重贫血的持续时间。将以上 4 个时间相加，即为脑损伤的总时间。脑缺血缺氧的总时间越长，脑损伤越严重。

61. 心肺复苏期间的监测指标主要有哪些？

心肺复苏时，在不影响胸外按压的前提下，应立即建立必要的监测和输液途径，以便于对病情的判断和进行药物治疗。主要监测指标包括心电图、呼气末二氧化碳（end-tidal carbon dioxide，$ETCO_2$）、冠状动脉灌注压（coronary Perfusion Pressure，CPP）、动脉压、CVP、血氧饱和度（saturation of pulse oxygen，SpO_2）和中心静脉血氧饱和度（central venous oxygen saturation，$ScvO_2$），尤其是 $ETCO_2$、CPP 和 $ScvO_2$ 3 种指标对于病情的判断以及评估患者对救治措施的反应都具有重要价值,在 CPR 期间这些参数都与心排血量和心肌血液灌注相关。

(王月兰　谷长平)

参考文献

［1］ 王天龙,李民,冯艺,等. 姚式麻醉学[M].北京：北京大学医学出版社,2018.

［2］ Mário Santos, Amil M Shah. Alterations in cardiac structure and function in hypertension. Curr Hypertens Rep, 2014, 16(5)：428－438.

［3］ Hannah Durand, Peter Hayes, Eimear C Morrissey, et al. Medication adherence among patients with apparent treatment-resistant hypertension: systematic review and meta-analysis. J Hypertens, 2017, 35(12)：2346－2357.

［4］ Jindřich Špinar, Jiří Vítovec, Lenka Špinarová, et al. Combination treatment of hypertension in 2015. Vnitr Lek, 2015, 61(5)：458－465.

［5］ 邓小明,姚尚龙,于布为,等. 现代麻醉学[M].北京：人民卫生出版社,2014.

［6］ Michael A. Gropper. 米勒麻醉学[M].北京：北京大学医学出版社有限公司,2021.

［7］ 赵继宗. 麻醉学[M].北京：人民卫生出版社,2019.

第四章

危重患者的营养支持

1. 什么样的患者是危重患者？

  危重患者顾名思义为病情危重，通常情况下需要进入重症监护病房（intensive care unit，ICU）进行治疗的患者，具有以下几个特点：① 生命体征已经或潜在不稳定；② 一个或多个器官功能受累，已经或者潜在危及生命；③ 一个或多个系统功能受累，已经或潜在危及生命。

2. 危重患者的营养代谢有什么变化？

  危重症患者处于急性应激状态，机体的许多功能会发生改变以减轻和遏制应激反应的威胁。这些改变是神经内分泌和免疫反应共同作用的结果，是由神经内分泌激素、细胞因子及脂质介质所介导的。应激后机体会出现代谢率增高，能量和蛋白质消耗与需求会增加。

3. 什么是营养支持治疗？

  营养支持治疗（nutrition support therapy）是指在患者自主饮食不能获取或摄入不足的情况下，经肠内及肠外途径提供适宜营养素的方法。营养支持治疗可使患者获得营养素，保证新陈代谢正常进行，抵抗或修复疾病侵袭，进而改善患者的临床结局。合理有效的营养支持，不仅提供细胞代谢所需要的能量和营养底物，维持肠黏膜屏障与组织器官的结构和功能，还能够调控严重的应激状态下过度的炎症反应、影响免疫系统功能和内分泌状态。

4. 如何对患者进行营养支持治疗？

  完整的营养支持治疗分为 3 个步骤：营养筛查（nutritional screening）、营养评估（nutritional assessment）及营养干预治疗（nutritional intervention）。首先通过

营养筛查筛选出需要营养支持的患者，依据患者的临床情况评估目前的营养状态，随后为患者制定营养支持的方案，进行营养干预治疗。

5. 营养支持治疗的方式有哪些？

根据营养供给方式将营养支持治疗分为经胃肠道提供营养的肠内营养支持（enteral nutrition，EN）和经静脉途径提供营养的肠外营养支持（parenteral nutrition，PN）。肠内营养是经胃肠道提供代谢需要的营养物质及其他各种营养素的营养支持方式。肠内营养的途径有口服和经导管输入两种，其中经导管输入包括经鼻胃管、鼻十二指肠管、鼻空肠管和胃空肠造瘘管等。肠外营养是从静脉内供给营养素的方式，一般作为手术前后及危重患者的营养支持，全部营养从肠外供给称为全胃肠外营养（total parenteral nutrition，TPN）。

6. 哪些危重患者需要进行营养支持治疗？

可通过筛查量表进行营养筛查，不过目前认为所有危重患者均可从营养支持治疗中获益，所有 ICU 住院时间超过 48 h 的患者营养评估均被认为存在营养不良的风险，所以 ICU 住院时间超过 48 h 的危重患者均应考虑营养支持治疗。

7. 如何计算危重患者的热量支持和供给？

热量与营养底物的供给要考虑到应激时体内代谢紊乱和器官功能状态，合理的热量供给是实现重症患者有效营养物质保障，避免营养不足及过度喂养。早期热量供应目标为 20～25 kcal/(kg·d)（1 kcal≈4.18 kJ），是多数重症患者能够接受的营养供给目标。肥胖患者（体重指数 BMI＞30）可采用允许性低热量原则，给予 11～14 kcal/(kg·d)。

8. 营养支持治疗主要包括哪些物质？

营养支持应供给每日所需的热量和营养底物，主要包括糖类（碳水化合物）、脂肪、蛋白质/氨基酸、水与电解质、维生素及微量元素。

9. 糖类在营养支持治疗中有什么作用？

营养支持中的糖类包括淀粉、低聚糖和葡萄糖，是营养支持治疗最主要的热量来源。体内的碳水化合物主要是葡萄糖，其对脑、红细胞、皮肤及肾髓质至关重要，因为这些组织或者器官的热量必须由葡萄糖供给。

10. 营养支持治疗的糖类总量如何确定?

在标准的营养支持治疗中,糖类供能占非蛋白热量的 50%～60%,每日需要量>100 g,以保证以葡萄糖氧化供能的细胞所需。但是应激后的炎症和内分泌变化使内稳态发生改变,出现糖利用率下降、内源性糖异生增加及胰岛素抵抗等,过多的糖类供应可使患者血糖升高,甚至白细胞免疫功能障碍,所以应适量供给糖类。

11. 营养支持治疗的脂肪总量如何确定?

脂肪是非蛋白质热量的另一主要来源,提供必须脂肪酸(亚油酸、亚麻酸、花生四烯酸),参与细胞膜磷脂的构成和作为携带脂溶性维生素的载体,单位重量供给最高,可达 9.1 kcal/g。应激反应下,糖脂双能源供给可以减轻葡萄糖代谢负担,降低血糖升高的程度。一般情况下补充量在 0.8～1.5 g/(kg·d)。可检测血脂水平及肝肾功能,对高三酰甘油血症患者不推荐使用脂肪乳剂,合并脂质代谢异常如重症胰腺炎早期及老年患者需适当降低脂肪补充量。

12. 营养支持治疗的蛋白质/氨基酸总量如何确定?

给予重症患者蛋白质/氨基酸的目的是通过为糖异生和蛋白质合成提供外源性的氨基酸,减少内源性蛋白质的降解。蛋白质/氨基酸在正常机体的每日需求量为 0.8～1 g/kg,危重症患者存在高代谢,蛋白质的每日供应量应提高至 1.2～1.5 g/kg。更大的摄入量并不能进一步促进氮保留,而是代谢为尿素,使得血液中尿素氮升高。对于一些存在大量蛋白质丢失的患者,如大面积烧伤及大脓肿引流患者,可增加蛋白质/氨基酸的摄入,但是必须同时保证非蛋白质热量的摄入。

13. 营养支持如何调整水及电解质的补充?

重症患者应每日检测电解质变化,每日常规补充钾、钠、氯、钙、镁、磷等,每日统计出入量,检查患者是否有脱水、水肿等临床症状,根据患者的情况,调整营养支持的电解质数量及液体的总量。

14. 什么是维生素?

维生素(Vitamin)是人体内不能合成,或者合成量甚少,不能满足机体的需要,必须由食物供给,以维持正常生命活动的一类低分子量有机化合物,是人体的重要营养素之一。按照维生素溶解特性的不同,可分为脂溶性维生素和水溶性维生素两大类。脂溶性维生素包括维生素 A、维生素 D、维生素 E 和维生素 K，水溶性维生素包括 B 族维生素和维生素 C。

15. 危重患者为什么要补充维生素？

人体需要从日常饮食中获得 13 种必需维生素，这些维生素虽然不是机体组织的组成成分，也不是供能物质，但是在调节人体物质代谢，生长发育和维持正常的生理功能等方面却发挥着极其重要的作用。重症患者处于应激状态，是以高代谢为特征的强制性分解代谢状态，维生素参与其中，消耗增多，易出现耗竭。维生素在危重症的治疗中可起到非常重要的作用，比如维生素 B_1 缺乏可能导致严重的脑组织细胞产能障碍，从而出现韦尼克脑病表现。

16. 如何补充每日所需维生素？

水溶性维生素可加入葡萄糖/氨基酸混合液补充，脂溶性维生素可加入脂肪乳剂中补充。一瓶常规的复合维生素制剂可提供机体常规每日所需的大部分维生素。危重患者常常处于维生素缺乏状态，应依据患者的病史、营养状况及临床表现及早发现维生素缺乏，对不同的患者予以针对性的补充。

17. 危重患者营养支持治疗如何补充维生素 B_1？

维生素 B_1（Vitamin B_1）主要存在于豆类和种子外皮、胚芽及瘦肉中，成人需求量为每日 $1\sim1.2$ mg。维生素 B_1 缺乏主要常见于饮食中缺乏。另外吸收障碍和需求量增加也是缺乏的原因。维生素 B_1 参与糖代谢中间产物丙酮酸的代谢，缺乏时血中的丙酮酸和乳酸堆积，以糖为主要能源的神经组织供能不足，可出现韦尼克脑病。危重症患者常常存在摄入不足及消耗增多，因此在营养支持治疗中应加强检测和补充。

18. 危重患者是否常规补充维生素 D_3？

维生素 D_3（Vitamin D_3，$VitD_3$）主要存在于鱼油、蛋黄和肝，除食物来源，人体皮肤储存的 7-脱氢胆固醇在紫外线的作用下可转变为维生素 D_3。维生素 D_3 活性产物参与调节钙磷代谢及影响细胞分化。危重患者无法通过皮肤转化获得维生素 D_3，因此应注意预防维生素 D_3 缺乏症。对于化验提示维生素 D_3 缺乏（25 - OH - $VitD_3$ 血清含量<12.5 ng/mL）的危重症患者，可通过营养支持治疗补充维生素 D_3，可考虑在入 ICU 1 周内补充大剂量维生素 D_3（单次应用 50 万 U）。

19. 如何补充每日所需微量元素？

　　微量元素在机体内存在量低于人体体重的 0.01%，每日需要量在 100 mg 以下，机体必需的微量元素有 7 种，包括铬、铜、碘、铁、锰、硒及锌。微量元素一般在体内结合成化合物或者络合物，广泛分布于各组织中，参与构成酶活性中心或者辅酶、激素和维生素等在体内发挥重要作用。微量元素的补充可通过加入复合制剂或依据检验结果针对性的补充。

20. 危重患者营养支持治疗如何补充硒元素？

　　人体含硒为 14～21 mg，成人每日需要量在 30～50 μg。硒元素在体内以硒代半胱氨酸的形式存在，参与近 30 种蛋白质的构成。在危重患者，硒的利用率增加，每日需求量增加。有研究提示，脓毒症患者血浆硒水平普遍降低，增加该类患者血浆硒水平可降低死亡率。对于危重患者的营养支持治疗，应根据危重患者血浆硒水平并予以补充，维持血浆硒浓度为 89～113 μg/L。

21. 危重患者营养支持治疗启动时机是什么？

　　对于可经口进食的患者，鼓励患者尽早开始经口进食；如患者无法经口进食，建议患者在 48 小时内开始早期肠内营养；如患者无法经口进食且存在肠内营养的禁忌，需要在 3～7 天内启动肠外营养，相对积极的开始肠外营养对于患者更有帮助。

22. 危重患者如何选择合适的营养支持治疗途径？

　　对于可进食的危重症患者，经口进食优于肠内或肠外营养。若患者不能经口进食，则给予肠内营养。对于存在经口进食或肠内营养禁忌证的患者，需要采用肠外营养。

23. 危重患者禁食期间肠道会发生什么变化？

　　胃肠道内有大量的细菌，这些细菌与人体共生，在肠道功能正常时可参与食物的消化，甚至可合成部分人体需要的物质如维生素 K 等。正常肠道受到机体固有的特异性和非特异性防御机制的保护。危重患者应激状态下肠黏膜受损，此外，肠道作为高代谢器官，在危重症状态下，肠道黏膜上皮细胞营养物质迅速消耗，导致肠黏膜进一步萎缩，从而出现肠道细菌与毒素易位，引发肠源性感染及远隔器官的损伤。

24. 危重患者肠内营养的优势有哪些?

肠内营养的首要任务是满足机体的能量及营养需求。肠内营养采用营养摄入的天然途径,可以使肠道黏膜得到充足的营养,维持肠黏膜的结构完整,避免肠道细菌及毒素的易位,有效地降低相关感染并发症。另外,相对于肠外营养,肠内营养可以避免血管内通路相关风险及伴随的感染和脓毒症风险,肠内营养制剂可选择性更加广泛且价格低廉。

25. 危重患者肠内营养途径有哪些?

肠内营养最常采用的为鼻胃管途径,如存在胃排空障碍,可考虑经鼻空肠营养管途径。对于预期早期不能进食,需要经鼻胃管或鼻肠管进行长时间(>4周)肠内营养的患者,可采用手术或内镜辅助下经皮胃造瘘或者空肠造瘘。

26. 哪些情况下需要早期使用肠内营养?

下列情况时需早期使用肠内营养支持:① 接受体外膜肺氧合(extracorporeal membrane oxygenation,ECMO)治疗的患者;② 创伤性脑损伤的患者;③ 卒中(缺血性或出血性)患者;④ 脊髓损伤患者;⑤ 重症急性胰腺炎患者;⑥ 胃肠道术后患者;⑦ 腹主动脉术后患者;⑧ 无胃肠道损伤的腹部创伤患者;⑨ 接受神经-肌肉阻滞剂治疗的患者;⑩ 俯卧位患者;⑪ 腹腔开放的患者;⑫ 无论是否存在肠鸣音的腹泻患者,除非怀疑其存在肠道缺血或梗阻。

27. 危重患者肠内营养禁忌证有哪些?

禁忌证:① 休克未得到有效控制,血流动力学及组织灌注未达到目标;② 存在危及生命的低氧血症、高碳酸血症或酸中毒;③ 存在活动性上消化道出血;④ 存在明显肠道缺血;⑤ 肠瘘引流量大,且无法建立达到瘘口远端的营养途径;⑥ 存在腹腔间隔室综合征;⑦ 胃内抽吸量>500 mL/6 h。

28. 哪些情况下需要低剂量肠内营养?

下列情况时需应用低剂量肠内营养支持治疗:① 接受低温治疗的患者,在复温后可逐渐加量;② 存在腹腔高压但无腹腔间隔室综合征的患者,若肠内营养过程中出现腹内压持续增高,需暂时减量或停止肠内营养;③ 合并急性肝功能衰竭的患者,在急性的危及生命的代谢紊乱得到控制后(经/未经肝脏支持治疗),需使用低剂量肠内营养(与肝性脑病程度无关)。

29. 肠内营养制剂的类型有哪些？

① 整蛋白配方,营养完全,可口廉价,适用于胃肠功能正常的患者;② 预消化配方,短肽配方,简单消化即可吸收,适用于胃肠道有部分消化功能的患者;③ 氨基酸单体配方,以氨基酸为蛋白来源的要素营养,直接吸收,适用于短肠及消化功能障碍的患者;④ 疾病特殊配方,如针对糖尿病、肾功能障碍、呼吸功能障碍及肝功能不全的患者。

30. 如何启动肠内营养支持方案？

排除禁忌后应尽早开始肠内营养,肠内营养推荐使用持续肠内营养,避免单次大量输注。肠内营养的启动通常以低输注速度开始($10\sim20$ mL/h),然后在接下来的 $6\sim8$ 小时逐渐增大到目标输注速度,$2\sim3$ 天达到目标喂养量。

31. 肠内营养支持的相关并发症有哪些？

并发症主要有：① 肠内营养管堵塞,可采用间断注水冲洗的方法预防堵塞,如堵塞后疏通不成功,尽早重新放置;② 反流及误吸,可通过调整头高位、定时检测胃残余及使用促胃肠动力药物预防,对于反复出现反流误吸患者,应及时改为经幽门后营养或肠外营养;③ 腹泻,可通过调整输入肠内营养的渗透压来治疗肠内营养导致的腹泻。

32. 何为喂养不耐受？

喂养不耐受(feeding intolerance,FI)：主要表现为呕吐、腹胀、腹泻,目前尚无指南使用单独明确的症状或指标来定义重症患者的喂养不耐受。肠内营养若经过72 小时无法达到 20 kcal/(kg·d)的热量供给目标,或因任何临床原因停止肠内营养者,则需考虑喂养不耐受。

33. 如何提高重症患者的喂养耐受性和预防喂养不耐受？

推荐采纳下列综合临床措施来维持或重建胃肠道功能：① 制定循证喂养方案;② 抬高床头 $45°$;③ 使用喂养泵持续泵注营养制剂;④ 避免高血糖;⑤ 监测胃残余;⑥ 限制使用损害肠动力药物;⑦ 应用促动力药物和(或)通便药物;⑧ 建立空肠喂养通道;⑨ 控制腹腔内压力;⑩ 尝试滋养性喂养;⑪ 确实不能耐受肠道喂养者给予补充肠外营养。

34. 如何选择鼻胃管营养及幽门后营养？

鼻胃管应作为初始肠内营养支持治疗的标准途径,对于不能耐受经鼻胃管喂养,且应用促胃肠动力药无效的患者,建议行幽门后喂养,对于存在高误吸风险的患者,可行幽门后喂养(多采用空肠置管)。

35. 促胃肠动力方案是什么？

对于不能耐受经鼻胃管喂养的成人危重症患者,可将静脉应用红霉素作为促胃肠动力治疗的首选方案;单独静脉应用甲氧氯普胺或与红霉素联合应用,可作为促胃肠动力治疗的替代方案。

36. 何时考虑采用肠外营养？

危重患者存在肠内营养的禁忌证或者肠内营养不能提供足够热量时,应采用肠外营养补充热量及营养底物。总之,肠外营养的使用原则是条件许可的情况下,积极采用肠内营养支持,任何原因导致肠内营养不能使用或者应用不足,应考虑肠外营养或联合使用肠外营养。

37. 肠外营养的给予途径有哪些？

肠外营养可通过外周静脉或中心静脉导管给予。外周静脉不能耐受超过750 mOsm/L(相当于12.5%葡萄糖溶液)的渗透压,因此经外周静脉营养制剂热量密度低,限制了热量的摄入,主要用于补充营养或者短期的营养支持。中心静脉导管是肠外营养的主要途径。肠外营养首选为锁骨下静脉入路,其部位稳定,患者接受度好,且感染率低于颈内静脉及股静脉入路。

38. 肠外营养制剂主要包括哪些营养素？

肠外营养制剂应可满足机体全部的营养需求,其应包括葡萄糖、脂肪、氨基酸、电解质、维生素及微量元素。

39. 如何合理配比肠外营养糖类及脂肪的剂量？

肠内营养的主要热量来源为葡萄糖和脂肪。肠外营养葡萄糖的补充量不应超过5 mg/(kg·min),肠外营养应常规包含静脉脂肪乳制剂,静脉脂质补充量(包含非营养性脂质成分)不应超过1.5 g/(kg·d),并且需根据患者的个体耐受情况调节。

40. 肠外营养导管相关并发症有哪些?

肠外营养导管相关并发症包括留置导管的并发症及导管相关性感染的并发症。留置深静脉导管可能出现气胸、血胸、臂丛神经损伤以及导管误入奇静脉、右心室或逆行进入颈内静脉等。导管相关性感染一般发生在穿刺 72 小时之后,最常见的致病菌为表皮葡萄球菌、金黄色葡萄球菌或假丝酵母菌(念珠菌),近年来革兰阴性杆菌有增加趋势。

41. 肠外营养糖类有关并发症有哪些?

① 高血糖,因肠外营养含有较多葡萄糖,加之危重患者应激反应所致的升血糖效应,患者易出现高血糖,可采用胰岛素控制,控制的目标为 7.8~10 mmol/L; ② 低钾血症,因葡萄糖转运至细胞内同时伴随钾内流至细胞内,使血清钾降低; ③ 低磷血症,磷酸盐转运至细胞内参与葡萄糖的代谢,如果磷酸盐水平较低,这种转运会导致低磷血症;④ 高碳酸血症,葡萄糖代谢产生较多二氧化碳,对于呼吸功能较差的患者,易出现高碳酸血症。

42. 肠外营养肝胆相关并发症有哪些?

① 肝脏脂肪变性,长期输注糖类及脂肪会导致脂肪在肝脏中堆积,引起肝酶升高;② 胆汁淤积,由于长期肠外营养,小肠近端缺乏脂肪刺激,胆囊收缩乏力,导致胆汁淤积。

43. 谷氨酰胺在危重患者治疗中有什么作用?

谷氨酰胺是条件必需氨基酸,游离存在于血液和骨骼肌中。谷氨酰胺是肠上皮细胞、免疫细胞等快速分裂的主要燃料,也是嘌呤、嘧啶、核苷酸的前体,在严重应激时,血浆谷氨酰胺浓度下降。相关研究表明,在手术创伤患者肠外补充谷氨酰胺可减少术后感染的发生率并缩短住院时间,但是对于多器官功能衰竭患者,其可增加患者 60 天死亡率,可能和谷氨酰胺帮助免疫细胞分裂加重全身炎症反应有关。

44. 危重患者是否应额外补充谷氨酰胺?

目前认为对于烧伤>20% 体表面积的患者,经肠道补充 0.3~0.5 g/(kg·d),连续使用 10~15 天有助于改善患者预后。对于重症创伤患者,肠内营养支持治疗的前 5 天可经肠道补充谷氨酰胺 0.2~0.3 g/(kg·d),在复杂伤口愈合期间,使用时间可延长至 10～15 天。除烧伤和创伤患者外,其他危重症患者无需额外补充谷氨酰胺。对于病情复杂且不稳定的危重症患者,特别是出现肝衰竭和肾衰竭时,严禁静脉应用谷氨酰胺。

45. 危重患者营养支持治疗的过程中,如何监测血糖?

危重患者处于急性应激状态,糖代谢紊乱。对于入住 ICU 或接受营养支持治疗的患者需进行血糖监测,初始 2 天需至少每 4 小时测 1 次。低血糖对患者的危害更大,危重患者血糖水平可维持在 7.8～10 mmol/L,当血糖水平超过 10 mmol/L,需使用胰岛素控制血糖。

46. 危重患者营养支持治疗的过程中,如何监测电解质?

危重患者分解代谢增强,急性期蛋白质及炎症介质合成增多,往往出现水电解质紊乱,营养支持治疗后,碳水化合物的供应会使得电解质如钾、磷等出现较大波动。在营养支持治疗第 1 周内,需至少每天监测 1 次电解质(血钾、血镁、血磷)水平,若患者存在再喂养性低磷血症(血磷<0.65 mmol/L,或下降>0.16 mmol/L),应每天监测 2～3 次血磷水平,必要时予以补充。若出现再喂养低磷血症,需严格限制能量摄入 48 h,再逐渐增加营养支持力度。

47. 重症胰腺炎疾病特点是什么?

由于胰腺病变导致腹腔及腹膜后炎性渗出及感染,重症胰腺炎患者常合并腹间隔室综合征、高腹压及腹腔内渗出,这些病变会对胃肠道功能产生很大的伤害。重症胰腺炎早期出现以高分解代谢为主的代谢紊乱,能耗明显增加。如不能早期予以营养支持治疗,会迅速导致营养不良及肠功能损害。

48. 重症胰腺炎如何进行营养支持治疗?

重症胰腺炎患者的临床特点决定了应早期进行营养支持治疗。目前肠内营养仍是首先考虑的营养供给方式,排除禁忌,首选鼻空肠肠内营养。与肠外营养相比,尽早开展肠内营养可减少感染发病率,减少器官衰竭发生,降低患者死亡率。并且肠内营养患者较少出现高血糖症,胰岛素的需求较少。只有当患者不能耐受肠内营养时,才应用肠外营养。

49. 急性呼吸衰竭的代谢特点是什么？

急性呼吸衰竭会导致严重的应激反应，早期代谢改变特点为严重的高分解代谢，热量消耗增多，静息热量消耗明显增多，迅速出现营养不良，患者预后变差。所以及时有效的营养支持治疗非常重要，并可缩短机械通气患者的机械通气时间。

50. 呼吸衰竭患者如何进行营养支持治疗？

排除禁忌，呼吸衰竭患者首选肠内营养途径。呼吸衰竭患者较少出现肠内营养的禁忌证，不过由于呼吸衰竭患者存在缺氧等因素，易导致胃肠道缺氧，功能下降，出现胃潴留甚至出现反流误吸等并发症，因此应采用措施避免反流误吸的发生，必要时可使用促胃肠动力药物。

51. 肾衰竭的代谢特点是什么？

由于肾功能的衰竭，导致机体容量、电解质、酸碱平衡及营养代谢均发生改变。肾衰竭患者处于急性应激状态，存在胰岛素抵抗、分解代谢增强及高代谢，并且尿毒症可加重胰岛素抵抗，代谢性酸中毒和循环蛋白水解酶活化，使得患者分解代谢情况恶化。这些都会严重影响营养物质的代谢，从而迅速出现营养不良。

52. 血液透析治疗对危重患者有什么影响？

血液透析治疗可排除多余的水分和尿素，改善患者的一般状况，为患者补充能量和蛋白质提供条件。但是透析的过程，血液中的氨基酸会随着透析液丢失（10～15 g/d）并且损失量和氨基酸摄入无关，与血浆氨基酸浓度、透析液流出量和滤过效率有关。进行肾替代治疗的患者，补充 2.5 g/(kg·d)的蛋白质/氨基酸才能达到正氮平衡。目前建议给予蛋白质 1.5～1.8 g/(kg·d)。此外透析也会导致水溶性维生素丢失，需注意补充。

53. 肾衰竭患者如何进行营养支持治疗？

肾衰竭患者胃肠道水肿会对消化吸收产生影响，但是除非有肠内营养的禁忌证，首选经口/肠内途径进行营养支持治疗。肾衰竭患者处于高代谢状态且多合并营养不良，热量供给目标为 30～35 kcal/d。推荐给予蛋白质 1.5～1.8 g/(kg·d)，建议联合给予必需氨基酸和非必需氨基酸复合物。逐渐增加营养支持力度，避免出现再喂养综合征，肠内营养难以达到能量供给目标时，可联合肠外营养。

54. 肝功能障碍的代谢特点是什么？

由于肝功能障碍患者通常处于食欲差、腹水丢失大量蛋白质以及高代谢状态，这些患者往往体重减轻、肌肉减少，处于营养不良的状态。单纯地予以营养支持难以改变肝衰竭患者的预后，但是如果需要进行肝移植手术，术前改善患者的营养状况可以使患者获益。

55. 肝功能障碍患者如何进行营养支持治疗？

肝功能障碍患者通常需要较高的蛋白质/氨基酸供给[1.2～1.5 g/(kg·d)]以补充腹水造成的蛋白质损失，需要较高的热量供给目标(25～40 kcal/d)以补偿代谢亢进。如无禁忌，首选经口/肠内营养，可合并使用乳果糖和(或)新霉素减少血氨。

56. 肝性脑病患者如何进行营养支持治疗？

氨来自蛋白质降解，主要经肝脏转化为尿素排出体外，肝衰竭时处理氨的能力下降导致血氨不断升高，最终出现肝性脑病。肝性脑病不是肠内营养的禁忌证，肠内营养仍是肝性脑病患者营养支持的首选，无法达到目标热量时可联合使用肠外营养。高分解代谢下，限制蛋白质摄入并不能减少氨负担，所以推荐肝性脑病患者继续使用1.2～1.5 g/(kg·d)的蛋白质，减少负氮平衡。同时积极减少肠道产氨及氨的吸收，一般可肠道内使用乳果糖及红霉素(或利福昔明)。

（王勇　吕保峰）

参考文献

［1］　刘大为.实用重症医学[M].第2版.北京：人民卫生出版社，2017.

［2］　Ronald D Miller. Miller's Anesthesia[M]. 8th ed. Salt Lake City：Elsevier Health Sciences，2015.

［3］　Singer P，Blaser A R，Berger M M，et al. ESPEN guideline on clinical nutrition in the intensive care unit[J]. Clinical Nutrition，2019，38(1)：48 - 79.

［4］　Paul L Marino. Marino's The ICU Book[M]. 4th ed. New York：Lippincott Williams & Wilkins，2014.

［5］　周春燕.生物化学与分子生物学[M].第9版.北京：人民卫生出版社，2018.

［6］ Ronald D Miller. Modern nutrition in health and disease［M］. 10th ed. Philadelphia: Lippincott，Williams&Wilkins，2006.

［7］ Booth C M，Heyland D K，Paterson W G，et al. Gastrointestinal promotility drugs in the critical care setting: A systematic review of the evidence［J］. Crit Care Med，2002，30: 1429 – 1435.

［8］ Alhazzani W，Jacobi J，Sindi A，et al. The effect of selenium therapy on mortality in patients with sepsis syndrome［J］. Crit Care Med，2013，41: 1555 – 1564.

［9］ Heyland D，Muscedere J，Wischmeyer P E，et al. A randomized trial of glutamine and antioxidants in critically ill patients［J］. N Engl j Med，2013，368: 1489 – 1497.

第五章

危重患者的镇静镇痛

1. 什么是疼痛?

疼痛是一种与组织损伤或潜在的损伤相关的不愉快的主观感和情感的体验,是大多数疾病具有的共同症状,为人类共有而个体差异很大的一种不愉快的感觉,它提供躯体受到威胁的警报信号,且是不可缺少的一种生命保护功能。

2. 疼痛会带来哪些危害?

疼痛导致机体应激,睡眠不足和代谢改变,进而出现疲劳和定向力障碍,导致心动过速、组织耗氧增加、凝血功能异常、免疫抑制和分解代谢增加等。疼痛还可刺激疼痛区周围肌肉的保护性反应,全身肌肉僵硬或痉挛等限制胸壁和膈肌运动进而造成呼吸功能障碍。疼痛抑制自然杀伤细胞的活性,同时减少细胞毒性 T 细胞的数量以及降低中性粒细胞的噬菌活性。

3. 为什么危重患者需要使用镇静/镇痛药物?

清醒患者施行机械通气常感不适和焦虑,有时患者自主呼吸与呼吸机发生对抗,应用镇静药和镇痛药可使患者安静,促进睡眠,患者呼吸易与呼吸机同步。另外,危重患者因撤离呼吸机时需患者合作,所以常选用作用时间较短的镇静药。人机对抗十分严重者,病变短期不能好转,为保证适当通气,可考虑应用肌肉松弛药。

4. 如何尽可能祛除导致疼痛、躁动和焦虑的诱因?

焦虑和躁动的诱因,在镇静镇痛治疗中应首先尽量设法祛除,研究表明,非药物治疗措施能降低患者疼痛评分及其所需要的镇痛和镇静药物剂量。可以通过改善患者环境、降低噪声、集中进行护理及医疗干预、减少夜间声光刺激等策略,促进睡眠,保证患者睡眠周期。

5. 实施镇静镇痛前是否应常规评估患者器官功能？

镇静镇痛是一把双刃剑,在降低应激,保护器官功能的同时,也可能抑制某些器官的重要生理功能或加重器官的代谢而导致器官功能的失衡。所以需对患者的器官功能进行评估,制定好个体化的镇静和镇痛治疗方案,达到最小的不良反应和最佳的疗效。如对于血流动力学不稳定、肝肾功能不全的患者,需要积极评估循环、肝肾功能,选择对循环影响小、较少经肝肾代谢的药物。

6. 危重患者镇静主观、客观评价方法主要有哪些？

常规多使用临床主观镇静评分监测镇静水平,如观察者评估清醒/镇静评分(OAA/S)、改良 Ramsay 镇静评分(RSS)、躁动镇静评分(richmond agitation-sedation scale,RASS)、镇静-躁动评分(sedation-agitation scale,SAS)、肌肉活动评分法(motor activity assessment scale,MAAS)和其他视觉模拟评分;客观评价方法:脑电双频指数(bispectral index,BIS)等。

7. 危重患者的镇静、镇痛治疗措施有哪些？

危重患者的镇静和镇痛治疗措施包括:非药物治疗和药物治疗。非药物治疗包括心理治疗、物理治疗和诱因去除,其中心理治疗可采用音乐放松疗法等。药物治疗包括通过不同给药方式给予镇静、镇痛,甚至肌肉松弛药物。临床麻醉中许多镇静、镇痛相关药物及肌肉松弛药均可根据病情用于 ICU 患者。

8. 理想的镇静药物具备哪些特点？

理想的镇静药物应具备以下特征:治疗简单、价格低廉;对呼吸、循环、消化等系统影响轻微;不影响其他药物的生物降解;消除方式不依赖肝肾和肺功能;消除半衰期短,且代谢产物无生物活性;无药物蓄积作用,具有特异的拮抗剂;作用迅速且持续时间可预测;有遗忘作用,兼有镇静、抗焦虑作用。

9. 危重患者常用的镇静和镇痛药物有哪些？

危重患者常用的镇静药物主要有:苯二氮䓬类药物:地西泮、咪达唑仑;非苯二氮䓬类药物:丙泊酚,α_2 受体激动剂右美托咪定。常用的镇痛药物包括:阿片类镇痛药物:吗啡、芬太尼、哌替啶、瑞芬太尼等;非阿片类中枢性镇痛药:曲马多;非甾体抗炎镇痛药:对乙酰氨基酚;局麻药物:利多卡因、丁哌卡因、罗哌卡因。

10. 镇静药物咪达唑仑的药物特点有哪些？

咪达唑仑为水溶性苯二氮䓬类衍生物,作用强度是地西泮的 2～3 倍。起效快,4 分钟达中枢峰效应,半衰期 1.5～3.5 小时,大剂量对呼吸血压抑制明显。其代谢产物 α 羟基咪达唑仑具有药理活性,特别在肾功能不全的患者中易蓄积,临床一般短期使用<72 h,否则难以预测清醒和拔管时间。常用负荷剂量为 0.01～0.05 mg/kg,维持剂量为 0.02～0.1 mg/(kg·h)。具有顺行性遗忘作用,能解除患者痛苦记忆,易于与其他药物联合应用。

11. 镇静药物丙泊酚的药理特点有哪些？

丙泊酚为 $GABA_A$ 受体激动剂,起效快,半衰期短,大剂量应用丙泊酚时对呼吸及心血管抑制作用明显,可减少脑血流、降低颅内压、降低脑氧耗代谢率。短期使用无明显蓄积作用,长期使用可致周围组织饱和,延长作用时间。常用负荷剂量为 1～3 mg/kg,维持剂量 0.5～4 mg/(kg·h)。

12. ICU 使用丙泊酚镇静的副作用有哪些？

长期或大量使用丙泊酚后需监测三酰甘油水平,并考虑其在营养支持中提供的能量。丙泊酚输注综合征(propofol infusion syndrome,PRIS)是最新被认识的与丙泊酚相关的严重不良反应,一般指长时间大剂量丙泊酚输注后引起的代谢性酸中毒、高脂血症和心力衰竭伴肝脏肿大并最终导致死亡的临床综合征。目前发现还有横纹肌溶解、高钾血症、肾衰竭、难治性心律失常、肝脏脂肪浸润、肝衰竭等。

13. 丙泊酚输注综合征怎样处理和预防？

PRIS 一旦发展,缺乏特异性治疗手段,其对液体治疗及血管活性药物不敏感。血液透析治疗可有效改善酸中毒和脂质代谢,综合其他支持治疗有望扭转 PRIS 的进展。目前认为控制丙泊酚的输注速度和剂量对预防 PRIS 的发生尤其重要,尽量避免连续 48 h 输注丙泊酚>4 mg/(kg·h),一旦怀疑可能发生 PRIS,应立即停用丙泊酚,改用其他镇静药物。

14. 右美托咪定的药理特点有哪些？

右美托咪定为高选择性 $α_2$ 受体激动剂,作用于中枢神经系统蓝斑部位,抑制去甲肾上腺素分泌从而发挥镇静和镇痛作用。因其兼具镇静与镇痛双重作用,对呼吸抑制作用弱,安全性较高,越来越多的医师选择其用于 ICU 患者的镇静。常用负荷剂量为 1 μg/kg,维持剂量为 0.2~0.7 μg/(kg·h)。

15. 右美托咪定在危重患者镇静的不良反应有哪些?

右美托咪定主要经肝脏代谢,故肝功不全患者其半衰期会延长。快速推注可出现低血压、高血压、心动过缓和窦性停搏。低血压和抗交感作用有关,高血压的发生和药物与外周 α 受体作用有关。对于存在房室传导阻滞、心动过缓的一些患者中是要慎用的。在应用右美托咪定镇静治疗的过程中要做到严密观察生命体征变化、心电图变化,必要时及时调整泵入的速度或者停用更换治疗方案等。

16. 右美托咪定和咪达唑仑相比,对危重患者镇静优势有哪些?

既可以达到镇静的目标,使患者安静或嗜睡,减少应激反应,而且还可以较快的唤醒,不良反应较少。尤其右美托咪定对呼吸没有显著的影响,也可用于非气管插管患者的镇静,可以避免不必要的气管插管。例如,老年术后认知障碍的患者,电解质紊乱导致轻度烦躁的患者,还有一些是疾病本身不需要气管插管但出现焦虑、烦躁的患者等。

17. 咪达唑仑和右美托咪定相比,对危重患者镇静优势有哪些?

咪达唑仑镇静的患者相比右美托咪定镇静的患者较难唤醒,易发生蓄积,进而导致住院时间延长。但咪达唑仑在器官功能不稳定的患者中,例如急性呼吸窘迫综合征、严重颅高压、癫痫持续状态,以及任何需要应用神经-肌肉阻滞剂治疗等需要深镇静的患者中有着重要的作用。

18. 危重患者治疗的最新镇静镇痛模式是什么?

2016 年,欧洲危重病医学会(European society of intensive care medicine, ESICM)前主席文森特(Vincent)等提出了最新的镇痛镇静概念——eCASH。该概念是在集束化基础上更加注重提前镇痛、最小化镇静,有研究认为 eCASH 是 PAD(pain, agitation and delirium),即疼痛、躁动和谵妄集束化的发展。

19. 什么是 eCASH?

eCASH(early comfort using analgesia, minimal sedatives and maximal humane care),即是一个整合性和适用性强的策略,"以患者为中心",强调早期镇痛促进舒适、最小剂量使用镇静药物并给予患者充分的人文关怀。

20. eCASH 具体包含哪些内容?

eCASH 具体包含的内容有:① 有效缓解疼痛是实施 eCASH 的首要任务,主张灵活的多模式镇痛,旨在尽量减少阿片类药物的使用。② 镇静是缓解疼痛的第二步,应尽可能使用最低剂量的镇静剂达到浅度镇静水平,并定期进行评估和调整,同时减少苯二氮草类药物的使用;浅度镇静强调将患者维持在平静、舒适和配合(calm、comfortable and cooperative,即 3C 原则)的状态下。③ 实施"以患者为中心"的舒适护理,包括沟通交流、确保良好的睡眠和家属参与等。

21. 镇痛治疗是否应该作为危重患者镇静治疗的基础?

大部分患者烦躁的首要原因是疼痛和不适感,故对于重症患者,应首先考虑镇痛治疗,镇痛应作为镇静的基础。研究表明,联合镇痛治疗的镇静方案能减少疼痛的发生率,降低患者镇痛评分,降低机械通气的使用率,减少气管插管时间及缩短住院时间。使用镇痛为先的镇静方法也要权衡镇痛药可干扰呼吸动力,降低胃动力及增加实施肠内营养的难度,同时还要考虑停药导致的疼痛复发。

22. 实施镇静后,需要对镇静深度进行密切监测吗?

建议实施镇静后,宜连续评估镇静深度,调整治疗,趋近目标。浅镇静时,镇静深度的目标值为 RASS $-2\sim+1$ 分,SAS $3\sim4$ 分;较深镇静时,镇静深度的目标值为 RASS $-3\sim-4$ 分,SAS 2 分;当合并应用神经-肌肉阻滞剂时,镇静深度的目标值应为 RASS -5 分,SAS 1 分。

23. 危重患者镇痛药物如何选择?

阿片类药物为强效中枢镇痛剂之一,具有镇痛效果强、起效快、可调性强、价格低廉等优点,是 ICU 患者疼痛管理中的基本药物。但不同阿片类药物作用的阿片类受体及药理特点不同,应根据患者具体情况选择合适的药物。由于阿片类药物的不良反应主要是引起呼吸抑制、血压下降和胃肠蠕动减弱,因此建议可使用阿片受体部分激动剂,或联合应用非阿片类镇痛药物以减少阿片类药物的用量及相关不良反应。

24. 镇痛药物吗啡的作用特点是什么?

治疗剂量的吗啡对血容量正常患者的心血管系统一般无明显影响,有一定的组胺释放。对低血容量患者则容易发生低血压,在肝、肾功能不全时,其活性代谢产物可造成延时镇静及不良反应加重。推荐负荷量为：2～4 mg,维持剂量为2～30 mg/h。

25. 镇痛药物芬太尼和舒芬太尼的作用特点是什么？

芬太尼具有强效镇痛效应,其镇痛效价是吗啡的100～180倍,静脉注射后起效快,作用时间短,对循环的抑制较吗啡轻。但重复用药后可导致明显的蓄积和延时效应。舒芬太尼的镇痛作用约为芬太尼的5～10倍,作用持续时间为芬太尼的2倍,能减少镇静药物剂量,但代谢半衰期长,长期可增加机械通气时间。芬太尼推荐负荷量为：0.35～0.5 μg/kg,维持剂量为0.7～10 μg/(kg·h)；舒芬太尼为0.2～0.5 μg/kg,维持剂量为0.2～0.3 μg/(kg·h)。

26. 镇痛药物瑞芬太尼的作用特点是什么？

瑞芬太尼是新的短效 μ 受体激动剂,在ICU可用于短时间镇痛的患者,多采用持续输注。瑞芬太尼代谢途径是被组织和血浆中非特异性酯酶迅速水解,代谢产物经肾排出,清除率不依赖于肝肾功能。瑞芬太尼推荐负荷量为：0.5～1.0 μg/kg,维持剂量为0.02～0.15 μg/(kg·min)。

27. 非阿片类中枢性镇痛药物曲马多的作用特点是什么？

曲马多是弱 μ 受体激动剂,通过中枢机制发挥镇痛作用,但它可能具有外周局部麻醉药的特性。其镇痛强度约为吗啡的1/10。治疗剂量不抑制呼吸,大剂量则可使呼吸频率减慢,但程度较吗啡轻,可用于老年人。优点还包括：无重要脏器毒性和胃肠蠕动抑制,滥用可能性低。

28. 非甾体抗炎镇痛药的作用特点是什么？

非甾体抗炎镇痛药如对乙酰氨基酚等是通过非选择性、竞争性抑制前列腺素合成过程中的关键酶环氧化酶达到镇痛效果。可用于治疗轻度至中度疼痛,可和阿片类联合使用协同减少阿片类药物的用量。警惕非甾体抗炎镇痛药可引起一些不良反应,包括止血功能下降、肾功能障碍、胃肠道出血、对骨骼愈合和骨生成的有害作用。

29. 局部麻醉药物用于镇痛的特点有哪些？

局部麻醉药物主要用于术后硬膜外镇痛,其优点是药物剂量小、镇痛时间长及镇痛效果好,目前常用的药物主要由丁哌卡因和罗哌卡因。丁哌卡因的镇痛时间比利多卡因长 2～3 倍,比丁卡因长 25%,高浓度会导致肌肉无力、延迟运动恢复。罗哌卡因的心脏和神经系统的安全性比丁哌卡因高,小剂量对痛觉神经纤维具有选择性,对痛觉神经纤维的阻滞优于运动神经纤维。

30. 危重患者的镇痛方法有哪些?

对于危重患者的镇痛治疗有多种方法选择,包括全身(即静脉、肌内、皮下)镇痛药的应用和区域(即硬膜外和外周)镇痛技术,临床医生对患者进行个体化评估,针对患者的基本情况,为个体患者选择最适合的术后镇痛方法。

31. 对哪些危重患者可采用硬膜外镇痛?

硬膜外穿刺几乎无部位限制,镇痛范围广,术后早期短时间镇痛效果好。2013年 PAD(pain, agitation and delirium)指南建议接受腹部主动脉手术的患者术后止痛用胸椎硬膜外麻醉/镇痛。不推荐接受腹主动脉瘤手术患者应用阿片类药物腰椎硬膜外术后镇痛,因为并未发现有特殊优势。创伤肋骨骨折的患者可考虑胸椎硬膜外麻醉/镇痛,可改善疼痛的控制管理,降低肺炎的发生率,但可增加低血压的风险。

32. 危重患者镇痛的最优化方法是什么?

危重患者在围术期的镇痛可以实施多模式策略,一般能将控制术后疼痛的优势最大化。围手术恢复期采用多模式策略来控制术后的病理生理反应和促进康复可以加速患者恢复并缩短住院时间。这种策略在保障安全的前提下可能减少围术期并发症、提高患者满意度,是"临床途径"或"快通道"的扩展。

33. 多模式镇痛策略的原则是什么?

多模式镇痛策略的原则包括:通过应用区域阻滞技术和镇痛药联合使用(即多模式镇痛)来控制术后疼痛,使患者早期活动、早期恢复肠道营养、接受宣教以及减轻围术期应激反应。

34. 什么是超前镇痛?

超前镇痛即预防性镇痛,是指一种阻止外周损伤冲动向中枢的传递及传导建立的一种镇痛治疗方法,即采取镇痛措施,在术前、术中和术后通过减少有害刺激传入所导致的外周和中枢敏感化,从而减少术后疼痛和镇痛药的用量,预防长期慢性疼痛。

35. 危重患者镇静深度如何选择?

镇静深度的选择应根据病情变化和患者器官储备功能程度而调节变化。对于器官功能相对稳定、恢复期的患者,建议给予浅镇静,以减少机械通气时间和住重症监护室的时间。但对于应激急性期、器官功能不稳定的患者,宜给予较深镇静,保护器官功能。

36. 危重患者镇静中应常规实施每日镇静中断吗?

应根据镇静状态的评估结果随时调整镇静深度,对于深度镇静患者宜实施每日镇静中断。可限制镇静药物的过量使用,通过对患者每日短时间镇静中断,可减少患者体内的镇静药物蓄积,进而缩短机械通气时间,改善临床结局。

37. 什么是每日镇静中断?

每日镇静中断(daily sedation interruption,DSI),指的是在连续性使用镇静药物的过程中,每日进行短时间的停用镇静药物,待患者恢复出现基本的遵嘱反应和神经肌肉动作后再重新给予镇静治疗。具体标准为满足以下4项中的3项:遵嘱睁眼,眼神追踪,遵嘱握拳,遵嘱动脚趾。

38. 疼痛评估的方法有哪些?

疼痛评估应包括疼痛的部位、特点、加重及减轻因素和强度,最可靠有效的评估指标是患者的自我描述。常用的评分方法有:数字评分表(numeric rating scale,NRS),面部表情评分表(faces pain scale,BPS)及重症监护疼痛观察量表(critical-care pain observation tool,CPOT)等。

39. 危重儿童疼痛评估的方法有哪些?

包括自我描述、生理学评估和行为学评估。后两者适用于无法提供疼痛自我描述的婴儿、幼儿或有生理缺陷的儿童。应根据患儿的年龄和生理状态选择最合适的评估量表。

40. 危重儿童疼痛评估的方法有哪些?

自我描述:① 数字疼痛分级评分法(NRS),适用于 8 岁以上能正常交流的学龄期患儿;② 视觉模拟评分法(VAS),适用于 8 岁以上能正常交流的学龄期患儿。行为和生理学评估:根据患儿的行为表现和生命体征进行客观评估,适用于无法交流的 3 岁以下儿童。

41. 针对患儿疼痛的行为和生理学评估方法有哪些?

主要包括 CRIES(crying, requires increased O_2 administration, increased vital signs, expression, sleepless)评分法,适用于新生儿和婴儿手术后疼痛评估;FLACC(face, legs, activity, cry, consolability)评分法,适用于 2 月龄至 7 岁患儿术后疼痛评估;脸谱疼痛评分法(faces pain scale, FPS),在标尺刻度旁标有不同程度的微笑、皱眉、哭泣等脸谱示意图,根据患儿面部表情与疼痛表情图谱比较后进行评估,该方法适用于婴幼儿;东安大略儿童医院评分法(CHEOPS)和客观疼痛评分法(OPS),CHEOPS 评分适用于 1～7 岁患儿;OPS 评分适用于 8 月龄至 13 岁患儿。

42. 如何实施 NRS、BPS 和 CPOT 评分?

NRS 是一个 0～10 的点状标尺,0 代表不痛,10 代表剧痛难忍,由患者从上面选一个数字描述疼痛,需患者清醒。BPS 即从面部表情、上肢活动及机械通气顺应性 3 个疼痛相关行为指标方面进行评估,每个条目 1～4 分,总分为 3～12 分,总分越高患者的疼痛程度越高。CPOT 量表为面部表情、动作、肌张力、发声/对机械通气的依从性等 4 个疼痛行为,每个条目 0～2 分,总分 0～8 分,0 代表不痛,8 代表最痛。

43. 实施镇痛后,还需要对镇痛效果进行密切评估吗?

镇痛的目的在于减轻甚至消除机体器官因为疼痛而导致过渡代偿做功,保护器官储备功能。因此,实施镇痛后,必须密切监测镇痛效果和循环呼吸等器官功能,根据镇痛的效果随时调整药物的剂量,以免镇痛不足或过量。镇痛不足达不到预期的镇痛效果,镇痛过量则可能引起呼吸抑制、延长机械通气时间、住院时间和增加病死率。

44. 危重患者的镇痛效果预期目标如何评估？

镇痛效果评估的方法及预期目标为：对于能自主表达的患者应用 NRS 评分，其目标值为<4 分；对于不能表达、运动功能良好、行为可以观察的患者应用 BPS 评分或 CPOT 评分，其目标值分别为 BPS<5 分和 CPOT<3 分。

45. 哪些患者需要给予深镇静？

以下危重患者宜给予较深镇静以保护器官功能：① 机械通气人机严重不协调者；② 严重急性呼吸窘迫综合征早期短疗程神经肌肉阻滞剂、俯卧位通气、肺复张等治疗时作为基础；③ 严重颅脑损伤有颅高压者；④ 癫痫持续状态；⑤ 外科需严格制动者；⑥ 任何需要应用神经肌肉阻滞剂治疗的情况。

46. 镇痛镇静对呼吸功能有什么影响及如何处理？

多种镇静镇痛药物都可产生呼吸抑制，主要包括苯二氮䓬类、丙泊酚、硬膜外镇痛、深度镇静。阿片类镇痛药引起的呼吸抑制由延髓 μ_2 受体介导产生，通常是呼吸频率减慢，潮气量不变。阿片类镇痛药的组胺释放作用可能使敏感患者发生支气管痉挛，故有支气管哮喘病史的患者宜避免应用阿片类镇痛药。

47. 镇痛镇静治疗期间如何对呼吸功能进行监测？

强调呼吸运动的监测，需密切观察患者的呼吸频率、幅度、节律、呼吸周期比和呼吸形式，常规监测脉搏氧饱和度、酌情监测呼气末二氧化碳，定时监测动脉血氧分压和二氧化碳分压，对机械通气患者定期监测自主呼吸潮气量、分钟通气量等。

48. 镇痛镇静治疗对循环功能会产生怎样的影响？

镇痛镇静治疗对循环功能的影响主要表现在血压变化。阿片类镇痛药在血流动力学不稳定、低血容量或交感神经张力升高的危重患者更易引发低血压。血容量正常患者则可能由于交感神经受到抑制、迷走神经介导的心动过缓和组胺释放的综合结果。苯二氮䓬类在给予负荷剂量时可发生。丙泊酚导致的低血压主要与全身血管阻力降低和轻度心肌抑制有关。α_2 受体激动剂主要是由于抗交感神经作用。硬膜外镇痛引起的低血压与交感神经阻滞有关。

49. 镇痛镇静治疗期间如何对循环功能进行监测？

严密监测血压（有创血压或无创血压）、中心静脉压、心率和心律，尤其给予负荷剂量时,应根据患者的血流动力学变化调整给药速度,并适当进行液体治疗,力求维持血流动力学平稳,必要时应给予血管活性药物,应结合临床综合评估,充分镇痛,适当镇静。

50. 镇痛镇静治疗对神经肌肉功能的影响如何?

镇痛镇静治疗可能导致获得性肌无力:炎症反应、长期深镇静、神经肌肉阻滞剂、制动、糖皮质激素等多种因素可以导致重症监护患者获得性肌无力,神经肌肉阻滞剂和深镇静是其中重要的诱导因素,主要通过抑制神经肌肉偶联而抑制肌肉的收缩活性,导致肌无力。

51. 镇痛镇静对消化功能的影响如何?

阿片类镇痛药、苯二氮䓬类药以及非甾体抗炎药等均对消化功能产生影响。如阿片类镇痛药可抑制肠道蠕动导致便秘和腹胀,配合应用促胃肠动力药物,联合应用非阿片类镇痛药物能减少上述不良反应。非甾体抗炎药可导致胃肠黏膜损伤,可预防性使用 H_2 受体拮抗剂和前列腺素 E 制剂。

52. 镇痛镇静对代谢功能会产生怎样的影响?

镇痛镇静对代谢功能会产生影响,比如大剂量吗啡可兴奋交感神经中枢,促进儿茶酚胺释放,增加肝糖原分解增加,使血糖升高;故应加强血糖的监测和调控。丙泊酚输注综合征患者可发生代谢性酸中毒、高钾血症、横纹肌溶解等,一旦发生应立即停药并进行血液净化治疗,同时加强对症支持。

53. 镇痛镇静对肾功能方面的影响如何?

肾功能方面,吗啡等阿片类镇痛药可引起尿潴留。非甾体抗炎药可引发肾功能损害,尤其低血容量或低灌注患者、高龄、既往有肾功能障碍的患者用药更应谨慎。

54. 镇痛镇静对免疫功能的影响如何?

研究发现,长期使用阿片样物质或阿片样物质依赖成瘾者中免疫功能普遍低下,疼痛作为应激本身对机体免疫功能有抑制作用。在进行疼痛治疗时,镇痛药物能够缓解疼痛所致的免疫抑制,同时镇痛药物本身可导致免疫抑制,如何调控,有待研究。

55. 镇痛镇静对凝血功能的影响如何？

　　镇痛镇静治疗时，对凝血功能方面的影响主要表现在非甾体抗炎药，可抑制血小板凝聚导致出血时间延长，大剂量可引起低凝血酶原血症。对此，可考虑补充维生素 K 以预防和治疗。

56. 镇痛镇静是否会产生其他方面的影响？

　　镇静镇痛患者自主活动减少，加之疼痛感觉变弱，会引起患者较长时间维持于某一体位，继而容易造成压疮、深静脉血栓等并发症，因此对于接受镇痛镇静治疗的重症患者应采取加强体疗、变换体位、早期活动等方式以减少上述并发症的发生。

57. 镇痛镇静危重患者需使用神经肌肉阻滞剂的注意事项有哪些？

　　首先，所有神经肌肉阻滞药物必须在充分镇痛镇静治疗的基础上加以应用。因为神经肌肉阻滞剂并无镇静作用，肌松药主要用以消除患者自发呼吸与机械通气对抗所引起的通气量降低，以及气道内压升高所致的气道气压伤，减少对循环功能扰乱，以及消除抽搐或全身痉挛性疾病对呼吸循环功能的严重影响，降低氧耗和颅内压。

58. 如何对使用神经肌肉阻滞剂患者的镇静程度进行评估？

　　这类危重患者失去神经肌肉运动反应，难以通过主观镇静评分对其进行镇静深度的评估。此时研究显示，可使用 BIS、麻醉趋势指数（narcotrend index，NI）、状态熵（state entropy，SE）、患者状态指数（patient state index，PSI）等在内的客观脑功能监测，可作为危重应用肌松药患者镇静评估的客观指标。

59. 镇静镇痛引起的戒断综合征如何治疗？

　　阿片类和苯二氮䓬类药物大剂量和长时间的使用都与戒断综合征的发生有关。多数镇痛和镇静药物的使用时间不宜超过 1 周，若因治疗需要，可尝试每日镇静中断、药物循环使用等，以避免单一药物的蓄积与依赖。尚无有效的评价系统对戒断综合征进行预防。

（王海英　王袁）

参考文献

［1］ 邓小明,黄宇光,李文志,等. 米勒麻醉学(第 9 版)［M］.北京：北京大学医学出版社,2021.

［2］ 邓小明,姚尚龙,于布为,等. 现代麻醉学(第 5 版)［M］.北京：人民卫生出版社,2020.

［3］ 中华医学会重症医学分会.中国成人 ICU 镇痛和镇静治疗指南［J］.中华重症医学电子杂志,2018,4(2)：90－113.

［4］ 许峰,钱素云.中国儿童重症监护病房镇痛和镇静治疗专家共识(2018 版)解读［J］.中华儿科杂志,2019,57(5)：324－330.

［5］ 于湘友,王毅.几种 ICU 镇静药物的应用比较［J］.临床外科杂志,2014,22(6)：392－393.

［6］ Kam PC, Cardone D. Propofol infusion syndrome［J］. Anaesthesia, 2007, 62(7)：690－701.

［7］ Wong JM. Propofol infusion syndrome［J］. Am J Ther, 2010, 17(5)：487－491.

［8］ 任丽君.右美托咪定在 ICU 镇静治疗的应用疗效［J］. World Latest Medicine Information (Electronic Version), 2020, 20(4)：8－9.

［9］ Kruessell MA, Udink FE, Kraus AJ, et al. Use of propofol in pediatric intensive care units：a national survey in Germany［J］. Pediatr Crit Care Med, 2012, 13(3)：e150－154.

［10］ VINCENT J L, SHEHABI Y, WALSH T S, et al. Comfort and patient-centred care without excessive esdation：the eCASH concept［J］. Inten Care Med, 2016, 42(6)：962－971.

［11］ 苗晓,马靓,徐萍 等.ICU 镇静镇痛新概念 eCASH 的研究进展［J］.解放军护理杂志,2018,35(23),47－50.

第六章

危重患者的感染

1. 什么是感染？感染分为几种类型？

感染（infection）是指细菌、病毒、非典型病原体和寄生虫等病原体侵入生物体后，引起明显或不明显的病理反应。感染根据有无明显临床症状可分为隐性感染、显性感染或者带血状态，或根据感染发生的地点分为社区获得性感染和院内感染。

2. 什么是院内感染？

院内感染（nosocomial infection）是指患者住院期间在医院内获得的感染，包括在住院期间以及在住院期间获得出院后发生的感染；其中，院内感染不包括入院前已开始或入院时已存在的感染；除此之外，医务人员在医院内获得的感染也称为院内感染。

3. 院内感染如何诊断？

院内感染在诊断时注意：① 对于有明确潜伏期的感染性疾病，自入院第一天算起，超过平均潜伏期后所发生的感染即为院内感染；② 对于无明确潜伏期的疾病，在发生在入院 48 小时后的感染即为院内感染；③ 若发生的感染直接与上次住院相关，即为院内感染；④ 在原有院内感染基础上，出现新的不同部位的感染或原有感染部位的已知病原体基础上培养出新的病原体，均为院内感染；⑤ 新生儿在经产道时发生的感染也为院内感染。

4. ICU 患者常见的感染渠道有哪些？

ICU 患者常需要各种器官功能支持设备如呼吸机、血液透析机器等，以及需要置入各种导管如气管插管、中心静脉导管、尿管等，为病原菌入侵人体提供了人为的渠道。此外，ICU 常常收治各种严重创伤以及腹部、胸部大手术术后的患者，此类患者存在伤口、术后切口、引流管等,再加上各种应激状态下患者存在高分解代谢、营养不良、免疫抑制等多种因素,导致伤口、术后切口难以愈合,为病原体的侵入提供了机会。

5. 什么是发热?

由多种不同原因致人体发热大于散热,使体温超出正常范围称为发热。临床上传统的观点按热度高低将发热分为低热(37.3~38℃)、中等度热(38.1~39℃)、高热(39.1~41℃)及超高热(41℃以上)。当体温超过 38.5℃,发热时间超过 2~3 周,经完整的病史询问、全面体格检查及常规实验室检查仍不能明确诊断者,称为发热原因待查。

6. 发热待查的常见病因有哪些?

① 感染性疾病,是最常见原因,最常见为细菌感染,其次为病毒、真菌、非典型病原体等;② 非感染性疾病,包括自身免疫相关的疾病如成人 Still 病、系统性红斑狼疮等;③ 肿瘤性疾病,如血液系统肿瘤、肾上腺样瘤、胃肠道肿瘤等也可以引起发热;④ 其他原因的发热,包括药物热、肉芽肿性疾病、栓塞性静脉炎、溶血发作、隐匿性血肿、周期热、伪装热,在不明原因的发热患者中占有 10% 比率。

7. 什么是社区获得性肺炎?

社区获得性肺炎(community-acquired pneumonia,CAP)指医院外罹患的感染性肺实质(含肺泡壁,即广义上的肺间质)炎症,包括具有明确潜伏期的病原体感染在入院后于潜伏期内发病的肺炎。CAP 是 ICU 内常见的收治患者类型之一,其发病率、死亡率及病情严重程度与患者的年龄、基础疾病直接相关。

8. 什么是重症肺炎?

重症 CAP 的诊断标准:符合下列 1 项主要标准或≥3 项次要标准者可诊断为重症肺炎。主要标准:① 需要气管插管行机械通气治疗;② 脓毒症休克经积极液体复苏后仍需要血管活性药物治疗。次要标准:① 呼吸频率≥30 次/分;② 氧合指数≤250 mmHg;③ 多肺叶浸润;④ 意识障碍和(或)定向障碍;⑤ 血尿素氮≥7.14 mmol/L;⑥ 收缩压<90 mmHg 需要积极的液体复苏。

9. 如何诊断 CAP?

① 社区发病;② 肺炎相关临床表现:咳嗽、咳痰或原有呼吸道疾病症状加重,伴或不伴脓痰、胸痛、呼吸困难及咯血;发热;肺实变体征和(或)闻及湿性啰音;外周血白细胞 $>10\times10^9/L$ 或 $<4\times10^9/L$,伴或不伴细胞核左移;③ 影像学显示新出现的斑片状浸润影、叶或段实变影、磨玻璃影或间质性改变,伴或不伴胸腔积液。并除外肺结核、肺部肿瘤、非感染性肺间质性疾病、肺水肿、肺不张、肺栓塞、肺嗜酸粒细胞浸润症及肺血管炎等。

10. 什么是吸入性肺炎?

吸入性肺炎是指食物、口咽分泌物、胃内容物等吸入到喉部和下呼吸道所引起的肺部感染性病变,不包括吸入无菌胃液所致的肺化学性炎症。吸入性肺炎多由隐性误吸引起,年老体弱、长期平卧、气道保护能力差、呛咳反射受损、意识障碍等患者为吸入性肺炎的高发患者。吸入性肺炎多为厌氧菌、革兰阴性菌及金黄色葡萄球菌感染,胸部影像学显示病灶以上叶后段、下叶背段或后基底段为主,呈坠积样特点。

11. 什么是院内获得性肺炎和呼吸机相关性肺炎?

院内获得性肺炎(hospital-acquired pneumonia,HAP)是指患者住院期间没有接受有创机械通气、未处于病原感染的潜伏期,而于入院 48 小时后新发生的肺炎。呼吸机相关性肺炎(Ventilator associated pneumonia,VAP)是指气管插管或气管切开患者接受机械通气 48 小时后发生的肺炎,机械通气撤机、拔管后 48 小时内出现的肺炎也属于 VAP 范畴。目前国内相关文献认为,VAP 是 HAP 的特殊类型,但两者在临床特征、经验性治疗和预防策略上存在较大的差异。

12. ICU 内发生 HAP 与 VAP 的危险因素有哪些?

目前研究表明,发生 HAP/VAP 的危险因素涉及各个方面,可分为宿主自身和医疗环境两大类因素,其中宿主的自身因素包括高龄,免疫功能受损,既往基础疾病如糖尿病、慢性肺疾病等,长期卧床,营养不良,肥胖,贫血或者低蛋白血症等因素。医疗环境导致 HAP 和 VAP 的发生包括 ICU 的滞留时间过长,长期机械通气,应用镇静剂、麻醉药物、质子泵抑制剂等药物,呼吸道的侵入性操作,平卧位,留置胃管等均可造成 HAP/VAP 的发生率增加。

13. HAP/VAP 的发病机制是什么?

病原微生物到达支气管远端和肺泡,突破宿主防御机制,在肺部繁殖引起侵入性的损害。主要通过几种途径入侵:① 误吸,含定植菌的口咽分泌物通过会厌或气管插管进入下呼吸道,为内源性致病微生物导致感染的主要途径;② 致病微生物以气溶胶或凝胶微粒等形式通过吸入进入下呼吸道,其致病微生物多为外源性,如结核分枝杆菌、病毒等;③ 其他感染途径,如感染病原体经血行播散至肺部、邻近组织直接播散或污染器械操作直接感染等。

14. ICU 内 HAP/VAP 常见的病原体有哪些?

免疫正常的 ICU 患者 HAP/VAP 常见的病原体主要为细菌感染,但其分布性及耐药性特点受到地区、医院等级、患者人群类别以及抗菌药物暴露情况的影响存在差异。国内 ICU 中 HAP/VAP 常见的病原菌包括鲍曼不动杆菌、铜绿假单胞菌、肺炎克雷伯菌、金黄色葡萄球菌及大肠埃希菌等。此外,对于部分免疫缺陷的患者,需警惕真菌、病毒、非典型病原体感染,如曲霉菌、耶氏肺孢子菌、巨细胞病毒感染等。

15. ICU 内 HAP/VAP 会造成什么后果?

HAP/VAP 导致的感染占院内感染构成中的首位,普遍认为发生 HAP/VAP 则会明显导致患者治疗费用增加、住院时间延长、抗感染治疗疗程延长,并会显著增加住院死亡率。此外,VAP 的病死率与高龄、合并糖尿病或慢性阻塞性肺疾病、脓毒性休克及高耐药病原菌感染等相关。此外,HAP/VAP 还可以从局部感染扩散至全身,导致全身炎症反应综合征、脓毒症、脓毒性休克等。

16. 气道分泌物培养的标本留取的方式和类型有哪些?

临床上获取气道分泌物标本培养的方式有多种,如未气管插管患者可以经口用力咳嗽留取口腔痰标本,但此种方法标本受口腔定植细菌污染严重,临床可靠性较差。经口/鼻插管或气管切开患者可考虑行气管内吸引(endotracheal aspiration,ETA)采集痰液标本培养。有条件情况下可使用纤维支气管镜进行支气管肺泡灌洗(bronchoalveolar lavage,BALF)或使用支气管保护毛刷(bronchial protection brush,PSB)采集远端气道分泌物进行培养。对于特殊类型感染如结核、曲霉菌等也可以行纤维支气管镜下活检进行病原菌诊断。

17. 如何临床诊断呼吸机相关性肺炎？

VAP 的诊断主要包括临床诊断及病原学诊断。其中出现包括发热（体温＞38℃）、脓性气道分泌物或外周血白细胞计数＞$10×10^9$/L 或＜$4×10^9$/L 中 2 种或以上的症状，再结合胸部 X 线或 CT 显示新出现或进展性的浸润影、实变影或磨玻璃影，可建立临床诊断。

18. 什么是侵袭性肺部真菌感染，如何诊断？

近年来，随着免疫缺陷如实体肿瘤、血液恶性肿瘤、器官移植术后的患者逐渐增多，肺部真菌感染的患者在 ICU 内也占据了一部分比例，其中多数为曲霉菌属的肺部感染，包含肺曲霉病、慢性肺曲霉病，过敏性曲霉病。目前 IDSA 的相关指南仍然推荐取肺组织和液体标本，以便同时进行组织病理学/细胞学检查。

19. 什么是经验性抗感染治疗？

经验性抗感染治疗，指针对临床高度怀疑存在细菌、真菌、病毒等感染的患者，在获得可靠的致病病原微生物鉴定结果之前，即开始给予的抗感染药物治疗。经验性抗感染治疗药物治疗的启动时机、药物的选择和给药方式将直接影响 ICU 内感染患者的预后。原则上来说，经验性抗感染治疗应遵循早期及时，并尽可能地涵盖可能的致病微生物，并随着病情进展及时调整。

20. 如何治疗 HAP/VAP？

静脉抗生素是治疗 HAP/VAP 的基石。常规的 HAP/VAP 治疗分为两步，即初始的经验性抗感染治疗，治疗的选择和启动的时机，需要临床医师详细评估患者的疾病严重程度和病原微生物耐药的风险而定，第二步是获得初步的病原学培养或活检结果后根据相关的药敏试验合理选择抗生素，避免抗生素的过度使用。抗生素的治疗时间正常情况下不应超过 7 天，对于免疫缺陷的患者可适当延长治疗时长。

21. 什么是血流感染？

血流感染是指通过血液途径传播的感染，常见的致病菌有葡萄球菌、肠球菌、肺炎链球菌、革兰阴性杆菌如大肠埃希菌、肺炎克雷伯杆菌等引起，少见的病原体包括假丝酵母菌、隐球菌等。ICU 内的血流感染可通过血管内导管，皮肤软组织脓肿播散，深部化脓性炎症如中耳炎、胆囊炎，外科术后切口，创伤伤口，内脏破裂或穿孔后细菌入血播散导致。除此以外,临床上部分患者发生血流感染时找不到感染部位。

22. 什么是导管相关的血流感染?

血管导管相关感染是指留置血管导管期间及拔除血管导管后 48 小时内发生的原发性且与其他部位感染无关的感染,包括血管导管相关局部感染和血流感染。患者局部感染时出现红、肿、热、痛、渗出等炎症表现,血流感染除局部表现外还会出现发热(>38℃)、寒战或低血压等全身感染表现。血流感染实验室微生物学检查结果:外周静脉血培养细菌或真菌阳性,或者从导管尖端和外周血培养出相同种类、相同药敏结果的致病菌。

23. 如何治疗血流感染?

首要原则是尽快消除感染灶和积极使用抗菌药物控制感染。对于新发血流感染,应仔细评估潜在的感染灶,在给予抗生素治疗前留取血培养、可疑部位的引流液等病原学标本;再者要快速控制感染源头,不少情况常需外科紧急处理清除。此外,可疑污染的血管内导管也需要尽快拔除。给予经验性的抗菌药物,积极的液体复苏和脏器功能支持。在获得可靠的病原学结果和药敏结果后尽量达到窄谱抗生素的治疗目标,以尽量减少耐药细菌的产生。

24. ICU 内常见的腹腔感染的病因有哪些?

腹腔感染(intra-abdominal infection,IAI)也是 ICU 内常见的感染疾病之一,尤其是在外科 ICU 内,IAI 可继发于各种消化道穿孔、坏死与坏疽,如胃十二指肠消化性溃疡穿孔、胃肠道肿瘤因梗阻和放化疗合并的穿孔、创伤导致的空腔脏器穿孔破裂等;化脓性阑尾炎与阑尾穿孔、肠梗阻与缺血性肠坏死如肠系膜动脉血栓等也会引起严重的 IAI。IAI 也是腹部外科术后患者的常见并发症,如胃肠道肿瘤手术后并发肠瘘等。

25. IAI 如何诊断?

中国腹腔感染诊治指南(2019 版)推荐腹腔感染的诊断主要包括病史采集、体格检查、实验室检查、影像学检查及诊断性腹腔穿刺。病史和体格检查需重点关注患者有无腹痛、反跳痛、肌紧张排便排气和发热等症状。实验室检查如血白细胞计数、降钙素原(procalcitonin,PCT)、C 反应蛋白等。对于高度可疑感染的患者应尽快完善 CT 检查,超声也可辅助诊断。对于诊断困难的患者,尝试诊断性腹腔穿刺或腹腔镜检查也可以作为备选手段。

26. 腹腔感染常见的病原体有哪些?

腹腔感染可分为社区获得性感染和院内感染,其中社区获得性感染常见病原菌为肠科杆菌属如大肠杆菌为主,其次是其他肠杆菌科(克雷伯菌属)、非发酵革兰阴性菌(铜绿假单胞菌)、链球菌。院内腹腔感染在病原菌分布与社区获得略有不同,大肠埃希菌的发病率有所降低,而其他肠杆菌科以及革兰阴性杆菌(铜绿假单胞菌、不动杆菌属)发病率在增加。葡萄球菌属、链球菌属、肠球菌属阳性率也较社区获得腹腔感染高,尤其是术后腹腔感染的患者。

27. 腹腔感染的简要治疗策略包括哪些?

关键在于感染源的控制,对于明确的感染性的腹腔积液有条件情况下应尽快引流,部分需外科手术的腹腔感染应尽快手术干预,严重腹腔感染的患者可考虑开放腹腔。由于腹腔感染进展快,部分患者可快速进展至多器官功能衰竭,因此需对症予以器官功能支持,维持患者有效的循环和呼吸功能。对于诊断明确的腹腔感染,应在 1 小时内尽早给予抗生素抗感染治疗。此外,对于腹腔感染术后的患者,围术期应继续给予抗生素治疗。

28. 如何定义与诊断导尿管相关的尿路感染?

尿管相关的尿路感染(catheter-associated urinary tract infection,CAUTI)定义为需要长期留置导尿管、膀胱造瘘导尿、间断导尿的患者有泌尿系感染的症状和体征,在排除其他感染部位情况下,若单独尿液标本或者在患者拔除导管、膀胱造瘘管后 48 小时内留取的中段尿标本中一种微生物的菌落计数>103 cfu,可诊断为CAUTI。其中泌尿感染的临床表现为排尿困难、尿急或尿频、尿痛、急性血尿或其他原因无法解释的新发的发热、精神状态改变或乏力,以及拔除导尿管后局部盆腔痛等。

29. 如何预防导尿管相关的尿路感染?

在置入导管前,需仔细评估,避免不必要的尿管或膀胱造瘘管的置入。对于治疗过程中不再需要的导尿管,应尽快拔除。置入过程中严格遵守无菌操作,使用无菌设备,使用的过程中保持尿管相对封闭,减少尿管的暴露,定期更换导管装置,避免抗生素过度使用导致耐药细菌的感染对减少尿路感染至关重要。此外,对于高度怀疑尿管相关尿路感染的患者,在启动抗生素治疗前应及时送检尿培养标本,根据培养结果降阶梯使用抗生素以减少抗生素过度暴露。

30. 常见的皮肤软组织感染如何分类?

皮肤软组织的感染(skin and soft-tissue infections,SSTIs)是 ICU 内常见的感染部位之一。经典的 SSTIs 可分为复杂 SSTIs 和非复杂 SSTIs。其中非复杂 SSTIs 包括表浅的感染,如蜂窝织炎、单纯性脓肿、脓疱和疖,需要抗生素或手术切口引流的脓肿。复杂的 SSTIs 包括深部组织的感染如坏死性感染、感染性溃疡、感染性烧伤和需要手术干预与引流和清创的大脓肿。再者,复杂的 SSTIs 又可以分为坏死性 SSTIs 和非坏死性 SSTIs。坏死性感染最常累及肌筋膜层,但也可累及真皮、皮下和肌肉层。

31. 复杂 SSTIs 的治疗原则是什么?

复杂的 SSTIs 如坏死性的 SSTIs,应尽快采取外科手术性清创引流控制感染灶,并在 24 小时内及时评估外科术后清创范围是否足够。对于免疫能力较强的患者,也可考虑无伤口填塞的切口和引流。由于复杂 SSTIs 中金黄色葡萄球菌感染的流行率较高,在初始的抗感染治疗应考虑耐甲氧西林金黄色葡萄球菌的经验覆盖,特别是化脓性感染,可考虑经验性抗感染药物如万古霉素、利奈唑胺、达托霉素等。

32. 什么是中枢神经系统感染?

中枢神经系统感染系指各种生物性病原体侵犯中枢神经系统的实质、被膜及血管等引起的急性或慢性炎症性(或非炎症性)疾病。根据感染的部位可分为:脑炎、脊髓炎或脑脊髓炎;脑膜炎、脊膜炎或脑脊膜炎、脑膜脑炎。根据发病情况及病程可分为急性、亚急性和慢性感染。根据特异性致病因子不同,有病毒性脑炎、细菌性脑膜炎、真菌性脑膜炎和脑寄生虫病之分。

33. 中枢神经系统感染常见的病原微生物有哪些?

中枢神经系统感染常见的致病原有细菌、真菌、病毒等。其中细菌累及中枢神经系统可引起化脓性脑膜炎,常见的病原菌为流感嗜血杆菌、肺炎链球菌,脑膜炎双球菌等。病毒性脑膜炎常见病毒有单纯性疱疹、流行性乙脑病毒、巨细胞病毒、肠道病毒等。真菌性脑膜炎常见致病原为新型隐球菌、环孢子菌、芽生菌、假丝酵母菌、曲霉菌及毛霉菌，其中新型隐球菌最为多见。此外，少部分患者存在结核性或寄生虫性脑膜炎。

34. 什么是微生物二代基因测序？

病原学的诊断是 ICU 内感染控制与治疗中至关重要的一环，传统的病原学诊断方法如采集患者体液培养只等确定单一类型的病原体，且周期较长、速度慢，不利于临床快速决策。而宏基因组学第二代测序（简称二代测序）技术检测能覆盖更广范围的病原体，结果快速、准确。该技术由宏基因组学发展而来，通过对样本中的全基因组进行测序，在获得海量的数据后，全面地分析微生物群落结构以及基因功能组成等。

35. 二代基因测序作用有哪些？

二代测序检测能覆盖较大范围的病原体，病毒、细菌、真菌、寄生虫都能被同时检测。相较于传统的手段可以提取到无法培养或监测到的病原体，对于复杂性感染或免疫缺陷的患者更有意义。二代测序阴性结果某种程度上可以用于"排除感染"，其他潜在的应用还可以监测院内感染，监测病原体的耐药基因。更重要的是，其快速的结果报告可以更好地指导临床医师尽早干预和改变治疗策略。

36. 什么是多重耐药细菌/广泛耐药细菌/泛耐药细菌？

多重耐药细菌（multi-drug resistant bacteria，MDR）指细菌对常用主要抗生素 3 种或 3 种以上耐药。广泛耐药细菌（extensively drug resistant bacteria，XDR）指的是细菌对抗生素几乎全耐药，革兰阴性杆菌仅对黏菌素和替加环素敏感，革兰阳性球菌仅对糖肽类和利奈唑胺敏感。泛耐药细菌（pandrug-resistant bacteria，PDR）指对所有常用的抗生素全部耐药，革兰阴性杆菌对包括黏菌素和替加环素在内的抗生素全部耐药，革兰阳性球菌对包括糖肽类和利奈唑胺在内的抗生素全部耐药。

37. ICU 常见的 MDR/XDR 有哪些？

ICU 常见的耐药细菌包括碳青霉烯类耐药的鲍曼不动杆菌属（carbapenem-resistant Acinetobacter baumannii，CRAB）、碳青霉烯类耐药的铜绿假单胞菌（carbapenem-resistant Pseudomonas aeruginosa，CRPA）、产超广谱 β 内酰胺酶

（extended-spectrump-lactamases，ESBLs）的肠杆菌科细菌、甲氧西林耐药的金黄色葡萄球菌（methicillinresistant Staphylococcusaureus，MRSA）及碳青霉烯类耐药的肠杆菌科细菌（carbapenem resistant enterobaeteriaceae，CRE）等。

38. ICU 内 MDR/XDR 感染发生的危险因素有哪些？

常见的 MDR/XDR 有其发生的特定高危因素。ESBLs 的肠杆菌科细菌高危因素为有产 ESBLs 阳性的肠杆菌科细菌感染或定植史，近 90 天内使用过三代头孢。MRSA 的高危因素为呼吸道内存在 MRSA 定植或所在的医疗单元既往MRSA 流行。CRPA 的高危因素为皮肤黏膜屏障结构破坏、免疫功能低下、慢性结构性肺病、重度肺功能减退等。CRAB 高危因素为严重的基础疾病和 CRAB 定植。CRE 的高危因素为 CRE 定植、近 90 天内使用过碳青霉烯类药物、高龄、危重患者、外科术后等。

39. 什么叫定植？

各种微生物（主要为细菌、真菌）经常从不同环境落到人体体内，在体内适宜的环境下，并能在一定部位定居和不断生长、繁殖后代，这种现象通常称为定植。定植的微生物必须依靠人体不断供给营养物质才能生长和繁殖，才能进入对人体产生影响。

40. 如何区分定植与感染？

机械通气患者的气道和（或）人工气道易有不动杆菌属、假单胞菌属或假丝酵母菌属定植，培养到这些微生物时需鉴别是定植或感染的可能。可从三方面来综合判定：① 宿主情况：免疫状态、基础疾病及目前临床表现等；② 细菌因素：气道分泌物涂片镜检是否存在白细胞吞噬现象及与培养结果是否一致，分离到的细菌菌落计数；③ 抗菌药物因素：近期抗菌药物的使用情况，针对该病原菌治疗后临床症状是否改善。

41. 抗生素常见的种类有哪些？

抗生素根据药代/药效动力学特点可分为时间依赖性抗生素和浓度依赖性抗生素。时间依赖性抗生素如青霉素类、头孢菌素类、单环 β 内酰胺类、碳青霉烯类，其杀菌能力在最小抑菌浓度（minimum inhibitory concentration，MIC）时即达到饱和，血药浓度超过 MIC 时间（T＞MIC）是决定时间依赖性抗生素疗效的重要因素。浓度依赖性抗菌药物(如氨基糖苷类、喹诺酮类)的杀菌效果与药物峰浓度直接相关,因此通常每日单次给药。

42. ICU 常用的抗真菌药物有哪些？

目前应用于临床的抗真菌药物,就其作用机制分类,大致可以分为 3 种:① 作用于真菌细胞膜中甾醇合成的抗真菌药物,包括三氟康唑、伊曲康唑、伏立康唑等三唑类药物,以及多烯类抗生素如两性霉素等;② 作用于真菌细胞壁合成的抗真菌药物,如棘白菌素类药物卡泊芬净,其抑制真菌细胞壁主要成分 $1,3-\beta-D-$ 葡聚糖的合成;③ 作用于核酸合成的抗真菌药物,如 5 -氟胞嘧啶等。

43. 什么是全身炎症反应综合征？

全身炎症反应(systemic inflammatory response,SIRS)是因感染或非感染病因作用于机体而引起的机体失控的自我持续放大和自我破坏的全身性炎症反应。它是机体修复和生存而出现过度应激反应的一种临床过程。确诊须具备以下 4 条中的至少 2 条:① 体温>38℃或<36℃;② 心率>90 次/分;③ 呼吸>20 次/分或过度通气,$PaCO_2$<32 mmHg;④ 血白细胞计数>12×10^9/L 或<4×10^9/L。

44. 什么是 SOFA 评分？

SOFA(Sequential organ failure)评分即序贯性器官衰竭评分或感染相关性器官功能评分,是 ICU 内常用的评估多器官功能状态的实用工具,用来描述多器官功能障碍(multiple organ dysfunction syndrome,MODS)的发生、发展和评价其发病率。其涵盖了呼吸、肝脏、血液、心血管、中枢神经、肾脏系统,每一个系统分值为 0～4 分,分值越高,MODS 越严重,预后越差。SOFA 评分采用的指标均为客观、连续变量,具有简单容易获得、可靠等特点,并且不受患者来源、人口统计学特征等干扰因素影响。

45. 什么是 qSOFA 评分？

快速序惯性器官衰竭评分(qSOFA)评分,是在 SOFA 评分的基础上加以简化,以使临床医师在更早期,更快速地识别患者存在潜在的、隐匿的感染症状导致的脓毒症。其评价内容为格拉斯哥昏迷评分<15,呼吸频率≥22 次/分,收缩压≤100 mmHg。当上述任何两个或以上的内容同时出现时,患者被认为是 qSOFA 评分阳性。最新版的脓毒症国际管理指出,不建议临床医师使用单独的 qSOFA 评

分作为脓毒症筛查工具,临床医师应综合评估 SIRS、NEWS 评分等进行脓毒症的筛查。

46. 什么是脓毒症?

脓毒症(sepsis)即是由宿主对感染反应失调引起的危及生命的器官功能障碍,作为 ICU 内常见的综合征,每年影响着全球数百万的生命安全。尽管近年来对 sepsis 从认识到治疗管理已经取得了巨大的进步,但其死亡率仍为 $1/6 \sim 1/3$。脓毒症诊断标准为临床医师高度怀疑或确定患者存在感染且 SOFA 评分>2 分,即可诊断为脓毒症。一旦患者确定为脓毒症,临床医师应高度警惕,并应尽快采取治疗措施。

47. 什么是感染性休克/脓毒性休克?

脓毒性休克(sepsis shock)即患者在高度怀疑或确诊脓毒症的基础上,充分容量复苏后仍存在持续性低血压,需缩血管药物维持平均动脉压(MAP)≥65 mmHg 且血清乳酸水平>2 mmol/L,即可定义为脓毒性休克。脓毒性休克作为脓毒症的一个亚型,其存在往往造成患者病情迅速恶化,易导致患者出现 MODS,死亡率仍居高不下,因此作为临床上的危急情况,需紧急处理与治疗。

48. 脓毒性休克早期治疗的措施有哪些?

脓毒症、脓毒性休克作为一个 ICU 内常见的急危重症,经过数十年的发展,已积累的较多的治疗经验,目前根据最新版的拯救脓毒症运动国际指南推荐,对于脓毒性休克的患者,应尽快给予液体复苏(30 mL/kg 体重的晶体液在 3 小时内输注)并应用动态的监测手段指导液体复苏,尽快使用血管活性药物维持平均动脉压力(MAP)≥65 mmHg,并尽量在诊断后 1 小时内经验性输注抗生素,在诊断脓毒症/脓毒性休克 6 小时内尽快转至 ICU 内继续治疗。

49. 什么是 EGDT?

早期目标导向治疗(Early Goal-Directed Therapy,EGDT)是 2001 年提出的为了降低严重脓毒症/脓毒性休克死亡率提出的早期治疗目标,其内容为针对脓毒性休克导致的组织低灌注进行初始复苏后 6 小时内的目标为:中心静脉压(CVP)维持在 8~12 mmHg;MAP≥65 mmHg;尿量>0.5 mL/(kg·h);混合静脉血氧饱和度(ScVO$_2$)>65%或 70%以上。尽管 EGDT 解答了脓毒性休克早期治疗应该达到的什么目标的困惑,但部分研究证实 EGDT 并不能改善脓毒性休克的预后,因此应对患者采取更个体化的积极有效的诊疗策略。

50. 脓毒性休克液体管理分哪几个阶段?

脓毒性休克的患者随着病情的进展阶段不同,液体的管理也存在明显的区分,目前普遍认为脓毒性休克液体管理存在 4 个阶段(R-O-S-E),即早期快速液体复苏阶段,最优化液体治疗阶段,稳定期液体平衡阶段,恢复期去液体阶段。在 4个阶段对应了脓毒性休克诊疗的 4 个象限,临床医师在脓毒性休克诊疗过程中应持续动态监测病情变化,及时调整液体治疗策略,避免过度的液体输注造成的负面影响。

51. ICU 内常用的监测细菌感染的生物标记物有哪些?

临床上有多种感染标记物,如外周血白细胞计数,中性粒细胞计数/比率对感染的趋势判断有一定的意义,但往往受应激、创伤、中枢神经系统病变等其他非感染因素干扰影响。其他相对特异性指标如降钙素原、C 反应蛋白等对细菌感染有一定的提示作用,目前普遍共识认为降钙素水平可用于抗生素治疗的停用指导参考,但降钙素原在部分严重的非无菌性炎症如急性重症胰腺炎等也会出现异常增高。

52. ICU 内常用的监测真菌感染的生物标记物有哪些?

真菌 1,3-β-D-葡聚糖(又称 G 试验)为真菌细胞壁的组成部分,通过监测体液中 G 试验的水平,虽然不能直接判断真菌的菌属,但可以明确是否有真菌的存在,进而推测是否合并真菌感染。此外,曲霉菌特有的细胞壁多糖成分是 β-1,5-呋喃半乳糖残基,菌丝生长时,半乳甘露聚糖(galactomannan,GM)从薄弱的菌丝顶端释放,是最早释放的抗原。GM 释放量与真菌量成正比,可以反映感染程度,且连续检测 GM 可作为治疗疗效的监测。

53. ICU 内抗生素合理应用的基本原则是什么?

应用抗生素之前严格评估使用指征及时机,在使用抗生素前采取适当的手段留取标本进行病原学检测,对最可能的感染部位若可采取外科手段去除,应尽快采取措施。在实施抗感染治疗前尽可能完成正确的诊断,使用抗生素前应熟悉药物的抗菌谱、药代动力学和不良反应。根据患者的病理生理状态合理用药,选择最佳的给药方案,包括给药途径、最适剂量和疗程,采取综合的措施如积极的营养治疗、纠正内环境等控制感染。

54. 如何减少 ICU 内呼吸机相关性肺炎的发生？

预防 HAP/VAP 的总体策略是尽可能减少和控制各种危险因素,严格的消毒和必要的隔离等是 ICU 内必不可少的基本措施。医护人员应严格执行无菌操作,提高手卫生的积极性。其他预防措施包括：预防误吸如采用半卧位和合理喂食,减少呼吸道细菌定植如使用葡萄糖氯己定进行口腔护理,定期更换呼吸机管路,早期肠内营养,尽可能减少镇静药物的使用,建立合理的撤机流程,尽量减少人工气道的使用等。

55. 如何减少 ICU 内导管相关性血流感染的发生？

置管前应严格评估置管指征,避免不必要的置管,并对患者的置管部位和全身情况综合评估,尽可能选择满足病情所需的管腔最小、通路最少的管道。严格的遵守无菌措施,置管后选择合适的敷料,定期的更换穿刺点的敷料,严格遵守手卫生和无菌输液原则。建立合理的流程每日评估导管感染的情况,每日评估有无留置导管的必要性,尽快拔除不需要的导管。若无感染的征象无须定期更换中心静脉导管、肺动脉导管、血液透析导管等。

56. 如何减少 ICU 内 MDR/XDR 感染的发生？

ICU 内应采取严格的手卫生制度,严格实施隔离措施,避免与患者直接接触的医疗用品未经消毒交叉使用,遵循严格的无菌操作原则,加强病房、床位单元的清洁与消毒工作等以避免交叉感染的发生。合理地使用抗生素是减少 MDR/XDR 的关键措施,临床医生应谨慎评估病情按需使用抗生素,避免抗生素的滥用,减少抗生素的暴露。再者,医疗机构应建立多重耐药细菌的监测机制,定期分析 MDR/XDR 的流行趋势,积极的筛查分析,以便提供及时、合理地检测报告。

（尚游　吴永然）

参考文献

[1]　中华人民共和国卫生部. 医院感染管理办法[J]. 中国护理管理,2006,07：5－7.

［2］　王力红,赵霞,张京利.《重症监护病房医院感染预防与控制规范》解读[J].中华医院感染学杂志,2017,27(15):3361-3665.

［3］　张文宏,李太生.发热待查诊治专家共识[J].中华传染病杂志,2017,35(11):641-655.

［4］　瞿介明,曹彬.中国成人社区获得性肺炎诊断和治疗指南(2016年版)[J].中华结核和呼吸杂志,2016,39(04):253-279.

［5］　Mandell LA, Niederman MS. Aspiration Pneumonia[J]. N Engl J Med, 2019, 380(7): 651-663.

［6］　施毅.中国成人医院获得性肺炎与呼吸机相关性肺炎诊断和治疗指南(2018年版)[J].中华结核和呼吸杂志,2018,41(04):255-280.

［7］　Patterson TF, Thompson GR, Denning DW, et al. Practice Guidelines for the Diagnosis and Management of Aspergillosis: 2016 Update by the Infectious Diseases Society of America[J]. Clin Infect Dis, 2016, 63(04): 1-60.

［8］　血管导管相关感染预防与控制指南(2021版)[J].中国感染控制杂志,2021,20(04):387-388.

［9］　Sartelli M, Coccolini F, Kluger Y, et al. WSES/GAIS/SIS-E/WSIS/AAST global clinical pathways for patients with intra-abdominal infections[J]. World J Emerg Surg, 2021,16(01): 49.

［10］　吴秀文,任建安.中国腹腔感染诊治指南(2019版)[J].中国实用外科杂志,2020,40(01):1-16.

［11］　Hooton TM, Bradley SF, Cardenas DD, et al. Diagnosis, prevention, and treatment of catheter-associated urinary tract infection in adults: 2009 International Clinical Practice Guidelines from the Infectious Diseases Society of America[J]. Clin Infect Dis, 2010, 50 (05): 625-663.

［12］　Duane TM, Huston JM, Collom M, et al. Surgical Infection Society 2020 Updated Guidelines on the Management of Complicated Skin and Soft Tissue Infections[J]. Surg Infect (Larchmt), 2021, 22(04): 383-399.

［13］　张文宏.中国宏基因组学第二代测序技术检测感染病原体的临床应用专家共识[J].中华传染病杂志,2020,38(11):681-689.

［14］　中华人民共和国卫生部.多重耐药菌医院感染预防与控制技术指南(试行)[J].中国危重病急救医学,2011,23(02):65.

［15］　Nett JE, Andes DR. Antifungal Agents: Spectrum of Activity, Pharmacology, and Clinical Indications[J]. Infect Dis Clin North Am, 2016, 30(01): 51-83.

［16］　Dellinger RP, Levy MM, Rhodes A, et al. Surviving sepsis campaign: international guidelines for management of severe sepsis and septic shock: 2012[J]. Crit Care Med, 2013, 41(02): 580-637.

［17］　Rhodes A, Evans LE, Alhazzani W, et al. Surviving Sepsis Campaign: International Guidelines for Management of Sepsis and Septic Shock: 2016[J]. Intensive Care Med, 2017, 43(03): 304-377.

［18］　Evans L, Rhodes A, Alhazzani W, et al. Surviving sepsis campaign: international guidelines for management of sepsis and septic shock 2021[J]. Intensive Care Med, 2021,

47(11)：1181 - 1247.

［19］　De Backer D，Cecconi M，Lipman J，et al. Challenges in the management of septic shock：
a narrative review［J］. Intensive Care Med，2019，45(04)：420 - 433.

［20］　中国医药教育协会感染疾病专业委员会.降钙素原指导抗菌药物临床合理应用专家共识
［J］.中华医学杂志,2020,100(38)：2813 - 2821.

第七章

危重患者的液体治疗

1. 液体治疗的目的是什么？

　　液体治疗的目的是维持机体有效循环血量，保证组织和器官的有效灌注和氧供，维持体内电解质和酸碱平衡。

2. 液体治疗中常用液体制剂有哪些？

　　目前临床液体治疗中可选择的液体制剂包括晶体液和胶体液。晶体液是含水和电解质的液体，包括生理盐水、乳酸林格液、醋酸林格液、高张氯化钠溶液等。胶体液分为人工胶体液和天然胶体液，前者包括羟乙基淀粉（hydroxyethyl starch，HES）、明胶、右旋糖酐等，后者主要有白蛋白、新鲜冰冻血浆等。

3. 晶体液和胶体液各有哪些优缺点？

　　晶体液可有效补充人体生理液体需要量及电解质，但扩容效果差、维持时间短、大量输注可致组织间隙水肿及肺水肿等不良反应。人工胶体扩容效能强、效果持久，有利于控制输液量及减轻组织水肿，但存在过敏、干扰凝血功能及肾损伤等不良反应。天然胶体在具备安全优势的同时，存在价格昂贵、来源短缺、容易传播血源性疾病等不足。

4. 乳酸林格液有哪些药理学特点？

　　乳酸林格液又称平衡晶体液（简称平衡液），它含有钾、钙及具有缓冲能力的乳酸根。乳酸根可代谢为碳酸氢盐而增强体内的缓冲作用。平衡液有助于短时间内维持血容量正常，可显著增加患者尿量，保证胃肠黏膜灌注。乳酸的代谢依赖肝脏和肾脏，而且其可造成乳酸堆积，引起细胞内乳酸酸中毒。乳酸林格液中含有钙，大量输注（＞3 L）有可能缩短凝血时间，引起明显的高凝状态。

5. 醋酸林格液较乳酸钠林格液有哪些优点？

醋酸林格液的优点是渗透压、pH、Cl^- 和 Na^+ 浓度接近于血浆，K^+ 和 Mg^{2+} 浓度接近细胞外液。醋酸林格液含有碳酸氢盐前体物质的醋酸根和葡萄糖酸根，具有强大的抗酸缓冲能力，较乳酸林格液纠正酸碱失衡更安全、更有效、更快速。由于醋酸比乳酸的代谢速度快，且可以在肝脏以外的肾脏、肌肉等代谢，适用于肝功能不良、肝移植和肝脏手术患者，以及婴幼儿、糖尿病患者和乳酸代谢障碍的患者。

6. 脓毒症及脓毒性休克患者液体治疗晶体液和胶体液选择的原则是什么？

在早期液体复苏及随后的血管容量补充中，推荐首选晶体液（强推荐，中等证据质量）；建议使用平衡液或生理盐水进行液体复苏（弱推荐，低证据质量）；在早期复苏阶段及随后的血管内容量扩充阶段，当需要大量晶体液时，可以使用白蛋白作为补充（弱推荐，低证据质量）；不建议使用羟乙基淀粉进行血管内容量扩充（强推荐，高证据质量）；与明胶类液体相比，建议使用晶体液（弱推荐，低证据质量）。

7. 白蛋白的生理功能有哪些？

人血白蛋白是人体血浆中含量最丰富的蛋白质，约占血浆蛋白总量的 60%。作为一种天然胶体，白蛋白主要的生理作用是维持 70%～80% 的血浆胶体渗透压、内环境酸碱平衡稳定、蛋白的结合和转运功能以及调节血管通透性等。

8. 白蛋白临床应用的适应证有哪些？

白蛋白的适应证包括：失血、创伤、烧伤引起的休克，脑水肿及损伤引起的颅压升高，肝硬化及肾病引起的水肿或腹水，低蛋白血症的防治，新生儿高胆红素血症，用于心肺分流术、烧伤和血液透析的辅助治疗、成人呼吸窘迫综合征。目前尚缺乏规范的白蛋白应用指征，应该根据现有的证据，并结合患者的具体情况，严格限制白蛋白的使用范围。

9. 如何评价白蛋白在重症患者液体治疗中应用的效果？

白蛋白在重症患者液体治疗中的疗效一直饱受争议。近年来证据显示，严重感染及感染性休克患者应用白蛋白进行液体复苏显示出较低的病死率。对于存在低白蛋白血症的 ARDS 患者，可通过补充白蛋白等胶体溶液和应用利尿剂，有助于实现液体负平衡，并改善氧合（C 级）。

10. 大量补液对凝血功能有何影响？

补液治疗过程中，由于输注液体不含有凝血因子，缺乏促凝血的细胞成分，因此均有可能通过稀释作用及某些特定机制导致凝血功能障碍，因此大量补液治疗时要及时纠正凝血功能障碍，警惕出血事件的风险。

11. 羟乙基淀粉（HES）对凝血功能有何影响？

羟乙基淀粉（HES）对于凝血功能的影响主要取决于其分子量：中、高分子量HES在体内降解缓慢，能够降低凝血因子Ⅷ和vWF因子的浓度，能够通过减少血小板纤维蛋白原糖蛋白受体Ⅱb/Ⅰa及抑制vWF因子与血小板交联来抑制血小板功能；小分子量HES在体内快速降解，对于凝血功能影响较小。

12. 胶体液对肾功能有何影响？

合成胶体如羟乙基淀粉、明胶、右旋糖酐有潜在的肾毒性可引起渗透性肾病，部分患者可能出现永久性肾损害。白蛋白耐受性良好，人血白蛋白溶液作为脓毒症患者复苏液体是安全的（Grade 2＋，弱推荐），在脓毒性休克患者液体复苏中使用人血白蛋白可能改善病死率（Grade 2＋，弱推荐）。

13. 液体治疗导致急性肾损伤的可能机制有哪些？

输注液体导致急性肾损伤（acute kidney injury，AKI）的可能机制如下：① 增加血管内胶体渗透压；② 激活管球反馈（tubuloglomerular feedback，TGF）；③ 渗透性肾损伤；④ 肾实质水肿和（或）静脉淤血。前三者与输入的液体类型密切相关，最后一项与输入液体的量相关。

14. 如何预防液体治疗导致的急性肾损伤？

治疗前评估肾功能，以及是否存在高龄、心脏病、慢性肾脏病、糖尿病、肾脏毒性药物应用、脓毒血症等。要注意计算液体量，并根据情况选用平衡液、晶体胶体合用。晶体扩容作用小，主要补充电解质；胶体扩容作用强，晶胶结合保证液体治疗的容量效力，使肾脏得到良好的灌注，从而保护肾脏正常生理功能。临床治疗应选择肾脏毒性小的药物。

15. 脓毒症对体液分布的影响有哪些？

脓毒症患者由于发热、腹泻、呕吐、各种引流及不感蒸发增加，引起液体绝对丢失;感染所诱发的级联炎症反应增加微血管通透性、毛细血管的渗漏,导致第三间隙液体滞留,引起蛋白丢失和组织水肿,加之脓毒症时肝脏合成白蛋白功能受损,发生低蛋白血症,血浆胶体渗透压下降,血管内液体保持能力进一步下降,引起液体分布异常。

16. 什么是限制性(干)液体治疗和开放式(湿)液体治疗?

由于采用的液体治疗标准不同,对于"标准""限制""开放"等容量等级标准不一,目前没有统一的"干"和"湿"的定义。常用标准有以下几类:① 根据输液速度分类:限制性补液≤5 mL/(kg·h);标准补液 6～10 mL/(kg·h);开放性补液≥11 mL/(kg·h)。② 根据输液总量分类:限制性补液 1.5～2 L/24 h;标准补液 2～3 L/24 h;开放性补液≥3 L/24 h。③ 根据实际液体需要量计算标准液量,标准液量的 90%～110%为标准补液,<90%为限制性补液,>110%为开放性补液。

17. 什么是第三间隙?

手术创伤、局部炎症可使细胞外液转移到损伤区域或感染组织中,引起局部水肿,或因疾病、麻醉、手术影响致内脏血管床扩张淤血或体液瘀滞于腔体内(如肠麻痹、肠梗阻时大量体液积聚于胃肠道内),这部分液体功能上不再与第一间隙和第二间隙直接联系,故称这部分被隔绝的体液所在区域或部分为第三间隙。

18. 血管活性药物在液体治疗中有何作用?

血管活性药能够通过对血管舒张和收缩状态进行调节而促进血管功能改善,改善微循环血流灌注。血管收缩药主要包括 α₁ 受体激动剂、血管加压素等,收缩皮肤、黏膜和内脏血管,增加外围阻力,使血压回升,保证重要器官血流灌注。血管扩张药包括 α₁ 受体阻滞药、M 受体阻滞药及其他直接作用于血管的血管扩张药,能解除血管痉挛,使微循环灌注增加,改善组织器官缺血、缺氧及功能衰竭状态。

19. 液体治疗中如何合理应用血管收缩药物?

在心输出量已达到最优化的前提下,为保证足够脏器灌注压,应及时使用血管收缩药。首选药物以 α₁ 受体激动剂为主,如去氧肾上腺素、去甲肾上腺素,也可联用 α₁ 受体兴奋为主兼有轻度 β 受体兴奋的血管收缩剂和兼有 β 受体兴奋作用的 α₁ 受体阻滞剂,以抵消血管收缩作用,保持、增强 β 受体兴奋作用,而又不致使心率过快。当联用上述药物效果不佳时,可考虑加用小剂量垂体后叶素(加压素),可提高脓毒性休克者平均动脉压。

20. 中心静脉压在液体治疗监测中的作用是什么？

中心静脉压（central venous pressure，CVP）是血管内容量作用于胸腔大血管壁或右心房而产生的压力，即胸腔内的上、下腔静脉或右心房内的压力，是衡量右心对排出回心血量能力的指标，常用来评估血容量、前负荷及右心功能。

21. 影响中心静脉压的因素有哪些？

CVP 主要受 3 个方面因素影响：血容量、心脏功能和胸腔血管壁张力。全身血容量增加、回心血量增加、心脏功能减退和胸腔血管壁张力增加（如正压通气）都可能导致 CVP 升高。反之，容量减少、心脏排血能力增强和胸腔内压力减少可导致 CVP 降低。另外，传感器的零点、测量导管的通畅程度也影响 CVP 的数值。

22. 目前临床可用于液体和容量管理的有创血流动力学监测有哪些？

有创血流动力学监测是经体表插入各种导管或探头到心脏或血管腔内，直接测定心血管功能参数的监测方法，能够获得较为全面的血流动力学参数，有利于全面和深入的了解病情。主要通过静脉和动脉 2 种入路，如中心静脉压监测、肺动脉导管（pulmonary artery catheter，PAC）监测、有创动脉（IABP）监测、连续心排出量（PiCCO）监测等。

23. 肺动脉导管可监测的指标有哪些？

PAC 监测是将 Swan‑Ganz 漂浮导管经静脉插入上腔静脉或下腔静腔，通过右心房、右心室、肺动脉主干、左或右脉动脉分支，直到肺小动脉。从 Swan‑Ganz 漂浮导管所获得的直接指标有中心静脉压、右心房压力（right atrial pressure，RAP）、肺动脉压力（pulmonary artery pressure，PAP）、肺毛细血管楔压（pulmonary artery wedge pressure，PAWP）和心输出量（cardiac output，CO）等。间接指标有心脏指数（cardiac index，CI）、每搏量/每搏指数（SV/SI）、混合静脉血氧饱和度（SvO_2）、体循环阻力（systemic vascular resistance，SVR）和肺循环阻力（pulmonary vascular resistance，PVR）等。

24. 如何评价肺动脉导管监测在液体治疗和容量监测中的作用？

PAC 监测多应用于危重心血管手术、心衰、肝移植和妊娠合并肺动脉高压等危重患者的容量监测并指导治疗。但由于操作创伤性较大，操作难度相对大，且结果真实性及可靠性易受多种因素的影响，随着新技术的出现，其地位有所下降。

25. 如何评价动脉脉压变异度（PPV）和每搏量变异度（SVV）在指导液体治疗中的作用？

PPV 和 SVV 依赖于心肺相互作用，基于机械通气引起静脉回流和跨肺压的周期性变化，可动态监测液体治疗期间脉压和每搏量的变化。在预测液体负荷反应性方面优于 CVP 等静态指标。PPV 和 SVV 监测要求条件较为严格，需要正常心脏节律和机械通气且潮气量足够大（8 mL/kg 以上），以保证引起前负荷的显著变化，因此临床使用受限。

26. 什么是目标导向液体治疗？

目标导向液体治疗（goal-directed fluid therapy，GDFT）是指在先进的血流动力学监测下进行个体化液体治疗。其基本原理是容量反应性，如液体冲击治疗使机体的每搏输出量（SV）增加＞10%，表明患者具有容量反应性，患者处于低血容量，应当进行适当量的液体输注。

27. 常见的容量反应性试验有哪些？

常见的容量反应性试验包括补液试验、被动抬腿试验、呼气末屏气试验。

28. 急性胰腺炎患者液体治疗时如何选择液体的种类？

等渗晶体溶液，如生理盐水或乳酸林格液，适用于除心血管、肾脏或其他相关并发症无法接受液体治疗的所有急性胰腺炎患者。因含有 3 mEq/L 的钙，乳酸林格液禁忌用于罕见高钙血症引起的急性胰腺炎患者。对于循环不稳定的患者，根据具体情况酌情选择胶体液；因缺乏足够降低死亡率方面的证据和存在多器官功能衰竭的潜在风险，应避免使用含羟乙基淀粉的液体。

29. 如何把握急性胰腺炎患者的补液速度？

一般以每小时 5～10 mL/kg 速度补充等渗晶体溶液（如生理盐水或乳酸林格液），对于出现低血压和心动过速的严重容量不足患者，应以更快的速度补液，可于 30 分钟内给予 20 mL/kg 液体，随后以 3 mL/(kg·h) 速度，持续补液 8～12 小时。

30. 如何评估急性胰腺炎患者液体复苏的效果?

　　在入院的前 6 小时和随后的 24～48 小时,需反复评估液体需求。根据临床评估、血细胞比容和血尿素氮(BUN)水平进行液体调整。可以通过生命体征改善(心率<120 次/分,平均动脉压 65～85 mmHg)、尿量[>0.5～1 mL/(kg·h)]、血细胞比容降低(35%～44%)和 24 h 内 BUN 水平降低等来评估补液是否充足。

31. 急性胰腺炎患者液体复苏的最佳时机是什么?

　　容量不足可导致低血压和急性肾小管坏死。持续的血液浓缩可导致坏死性胰腺炎的发生,坏死性胰腺炎引起血管渗漏综合征,导致第三间隙液体丢失增加和胰腺灌注不足恶化。发病 24 小时内进行液体复苏可降低并发症发生率和死亡率。液体复苏应限制在发病后 48 小时内,48 小时后继续积极的液体复苏可能增加气管内插管需求和腹腔间隔室综合征发生风险。

32. 脓毒症和脓毒性休克患者复苏的基础是什么?

　　快速恢复组织灌注和早期应用抗生素是脓毒症和脓毒性休克患者复苏的基础。

33. 严重脓毒症和脓毒性休克患者初始液体复苏的液体量如何控制?

　　对脓毒症所致的低灌注,推荐在拟诊为脓毒性休克起 3 小时内输注至少 30 mL/kg 的晶体溶液进行初始复苏;完成初始复苏后,需评估血流动力学状态以指导下一步的液体治疗方案。

34. 如何预测脓毒症或脓毒性休克患者的容量反应性?

　　采用被动抬腿试验、容量负荷试验、补液后每搏输出量的变化、收缩压变化、脉压变化及机械通气后胸膜腔内压变化等动态检测指标预测液体反应性,可以提高诊断精度。相关研究的回顾性分析结果显示,采用脉压变化预测脓毒症或脓毒性休克患者的液体反应性具有高敏感度及特异度。

35. 脓毒性休克患者初始复苏的目标是什么?

　　对于需使用血管活性药物的脓毒性休克患者,推荐以平均动脉压 65 mmHg 作为初始复苏的目标;对于血乳酸水平升高的患者,建议以乳酸指导复苏,将乳酸恢复至正常水平(<2 mmol/L)。

36. 哪些乳酸酸中毒患者应该接受碳酸氢盐治疗?

乳酸性酸中毒患者动脉血 pH<7.1 且血清碳酸氢盐水平<6 mEq/L 时应接受碳酸氢盐治疗。此外,重度急性肾损伤(即血清肌酐升高超过 2 倍或少尿)pH 7.1~7.2 患者则应使用碳酸氢盐治疗,可能降低透析的需要并提高生存率。

37. 乳酸酸中毒患者使用碳酸氢盐治疗的目标是什么?

乳酸性酸中毒和严重酸血症患者使用碳酸氢盐治疗的目标是将动脉血 pH 维持在 7.1 以上,直到导致代谢性酸中毒的主要病因(如休克、败血症)被逆转。对于严重急性肾损伤患者,pH 目标为 7.3 或更高。

38. 乳酸酸中毒患者快速输注碳酸氢钠的不良反应有哪些?

快速输注碳酸氢钠可能导致动脉和组织毛细血管二氧化碳分压(PCO_2)升高,乳酸产生增加,血清钙离子浓度降低,钠离子浓度升高,细胞外液量增加。

39. 严重乳酸酸中毒的重症患者碳酸氢盐治疗的具体方法是什么?

确保通气充足的严重乳酸酸中毒(pH<7.1)患者可静脉注射 1~2 mmol/kg 碳酸氢钠。30~60 分钟后检测血清电解质和血 pH,如果严重乳酸酸中毒(pH<7.1)持续存在,可重复使用碳酸氢钠。

40. 急性呼吸窘迫综合征(ARDS)患者的液体管理策略是什么?

只要可以避免低血压和器官灌注不足,采取保守的液体管理策略可使患者在脱机时间和 ICU 停留时间方面获益。中心静脉压<4 mmHg 或肺动脉阻塞压(PAOP)<8 mmHg 可作为液体管理的合理目标,但此目标通常较难实现。应用白蛋白和呋塞米联合治疗有助于改善体液平衡、氧合和血流动力学。

41. 发生失血性休克的创伤患者液体复苏如何实施?

对于发生失血性休克的创伤患者,如果不能立即输血,建议初始液体复苏时快速输注适量的晶体液或胶体液。如病情需要且有血液制品可用,应立即合理输血。

42. 什么是延迟性液体复苏?

在创伤复苏时应优先逆转低血容量还是控制出血目前仍不确定。越来越多的研究认为，积极的液体治疗无效且可能有害，并提出维持最低限度器官灌注的限制性液体治疗可改善结局。该策略称为延迟性液体复苏、控制性低血压、允许性低血压、低血压复苏或控制性复苏，即早期液体复苏的目标仅为收缩压＞70 mmHg。临床上实施该策略时还应考虑患者的精神状态、颅内损伤和脊髓损伤的可能性及慢性高血压等基础疾病。

43. 糖尿病酮症酸中毒(DKA)和高渗性高血糖状态(HHS)的治疗方案是什么？

　　糖尿病酮症酸中毒（diabetic ketoacidosis，DKA）和高渗性高血糖状态（hypertonic hyperglycemia，HHS)的治疗类似，包括纠正水电解质紊乱和应用胰岛素。治疗的第一步是输注等渗盐水，以扩充细胞外容量并稳定心血管状态，降低血浆渗透压、减少血管收缩、改善灌注并降低应激激素水平，从而增强胰岛素反应性。下一步是纠正电解质紊乱如纠正缺钾等，血清钾水平≥3.3 mmol/L 的中至重度 DKA 患者，均应静脉给予小剂量胰岛素；若血清钾水平低于 3.3 mmol/L，则应推迟胰岛素治疗。

44. 糖尿病酮症酸中毒和高渗性高血糖状态患者初始治疗时等渗盐水的最佳输注速率是多少？

　　对于出现低血容量性休克的患者，应尽快输注等渗盐水。对于低血容量但无休克（且无心力衰竭）的患者，在最初几小时内等渗盐水的输注速率应为 15～20 mL/(kg·h)，前 4 小时内最大输注量应＜50 mL/kg。对于血容量正常的患者，应根据临床评估，以较低速率输注等渗盐水。

45. 糖尿病酮症酸中毒和高渗性高血糖状态患者如何根据高血糖程度"校正"血钠浓度？

　　血糖浓度每超过正常水平 100 mg/100 mL（5.5 mmol/L），血钠浓度应加上 2 mmol/L，并由此估算出"校正后"的血钠浓度。

46. 糖尿病酮症酸中毒和高渗性高血糖状态初始治疗 2～3 h 后如何继续液体治疗？

　　初始治疗 2～3 小时后的液体治疗方案需参考"校正"高血糖程度后的血钠浓度。如果"校正后"的血清钠浓度＜135 mmol/L，则继续以 250～500 mL/h 的速率给予等张盐水。如果血清钠浓度正常或升高，则通常改用 1/2 渗盐水，以 250～

500 mL/h 的速率静脉输注,以提供无电解质的水。钾平衡也可影响给予 1/2 渗盐水的时机。由于钾和钠的渗透活性相似,故补钾会影响给予的盐溶液,同时补钾可能是使用 1/2 渗盐水的另一项指征。

47. 低血容量性休克患者如何选择补充液体的种类?

目前主要有三类补充液体:晶体液,包括生理盐水和缓冲溶液(也称平衡溶液),例如乳酸林格液;胶体液,例如白蛋白溶液、高渗淀粉溶液、右旋糖酐溶液和明胶溶液;血液制品(例如,浓缩红细胞)或血液替代品。补液的选择主要取决于丢失液体的类型。出血患者需要补充血液成分。若患者严重容量不足的原因不是出血,通常优选等张晶体液。

48. 出血性休克患者液体治疗的原则是什么?

对于出血导致血管内容量不足的患者,主要治疗是用血液制品(通常是浓缩红细胞)补充丢失的容量。在等待输血期间,患者可接受补液治疗,一般采用晶体液(例如,醋酸林格液、乳酸林格液等)或胶体液。

49. 非出血性休克患者液体治疗的原则是什么?

非出血性休克患者可使用以下溶液来有效补充细胞外液不足:等渗或接近等渗的晶体液,例如生理盐水、缓冲晶体液(如乳酸林格液等);胶体液(例如,白蛋白溶液、高渗淀粉溶液、右旋糖酐溶液和明胶溶液等)。高渗淀粉溶液虽然有效,但会增加急性肾损伤、需要肾脏替代治疗及死亡的风险,故应避免使用。

50. 非出血性原因引起的严重容量不足或低血容量性休克液体治疗的一线选择是什么?

非出血引起的严重容量不足或低血容量性休克,晶体液通常优于胶体液;生理盐水是最常用于初始补液的晶体液,研究数据并未显示缓冲晶体液在使用容量≤2 L 时优于生理盐水。

51. 低血容量休克患者的初始补液速度如何确定?

补液速度应根据患者基础病因、液体丢失速率、估计全身容量不足的程度、电解质异常、预计将来丢失的液体量(如果因持续出血或第三间隙滞留而继续丢失液体,常难以预测)个体化决定。理想的初始补液速度尚未确定,一般采用脓毒症和脓毒性休克患者推荐的补液速度。

（容俊芳　岳立辉）

参考文献

［1］ 刘克玄.围术期液体管理核心问题解析［M］.北京：人民卫生出版社，2018.

［2］ 邓小明，姚尚龙，于布为，等.现代麻醉学［M］.北京：人民卫生出版社，2014.

［3］ Rhodes A，Evans LE，Alhazzani W，et al. Surviving Sepsis Campaign：International Guidelines for Management of Sepsis and Septic Shock：2016［J］. Intensive Care Med，2017，43(3)：304 - 377.

［4］ Crockett SD，Wani S，Gardner TB，et al. American Gastroenterological Association Institute Guideline on Initial Management of Acute Pancreatitis［J］. Gastroenterology，2018，154(4)：1096 - 1101.

［5］ PRISM Investigators，Rowan KM，Angus DC，et al. Early，Goal-Directed Therapy for Septic Shock — A Patient-Level Meta-Analysis［J］. N Engl J Med，2017，376(23)：2223 - 2234.

［6］ Kraut JA，Madias NE. Treatment of acute metabolic acidosis：a pathophysiologic approach［J］. Nat Rev Nephrol，2012，8(10)：589 - 601.

［7］ National Heart，Lung，and Blood Institute Acute Respiratory Distress Syndrome (ARDS) Clinical Trials Network，Wiedemann HP，Wheeler AP，et al. Comparison of two fluid-management strategies in acute lung injury［J］. N Engl J Med，2006，354(24)：2564 - 2575.

［8］ Dhatariya KK，Vellanki P. Treatment of Diabetic Ketoacidosis (DKA)/Hyperglycemic Hyperosmolar State (HHS)：Novel Advances in the Management of Hyperglycemic Crises (UK Versus USA)［J］. Curr Diab Rep，2017，17(5)：33.

［9］ Zarychanski R，Abou-Setta AM，Turgeon AF，et al. Association of hydroxyethyl starch administration with mortality and acute kidney injury in critically ill patients requiring volume resuscitation：a systematic review and meta-analysis［J］. JAMA，2013，309(7)：678 - 688.

第八章

危重患者的出凝血管理

1. 止血的定义及正常的止血机制是什么?

正常机体的血液,一方面,必须保持流体状态下不发生凝固;另一方面,一旦发生创伤可通过止血机制达到止血目的。止血是指血管损伤部位形成血凝块的过程。当血管壁被破坏时,迅速发生精细调控的局部止血反应。正常的止血机制包括血管收缩与血小板反应、凝血与抗凝系统、纤溶系统 3 个部分。若止血过程的特定要素缺失或功能障碍,则可能发生异常出血或血栓形成。

2. 对于临床出血患者应着重关注哪些情况?

主要包括出血情况(出血点、瘀斑、咯血、呕血、便血、血尿),出血部位(皮肤、黏膜、肌肉、消化道、泌尿道、关节),出血状况(出血的时间、频率、严重性,自发或外伤出血),出血诱因(与食物、药物、接触物等的关系),过敏史,职业史(是否与重金属、有毒物接触的职业),用药史(解热镇痛药、抗凝药、抗血小板药、止血药、血浆代用品),家族史,既往史(肝病、尿毒症、感染)等。

3. 临床上常见的出血原因有哪些?

临床上常见的出血原因主要分两类:一是局部原因引起的出血,如外伤、皮肤黏膜糜烂、手术中止血不全等;二是出凝血机制异常引起的出血,包括不能单纯用局部因素解释的出血,自发性出血或微创伤引起的出血不止,同时有多个部位的出血,有家族遗传史或常有出血史,伴易引起出血的全身性疾病(如尿毒症、严重肝病等)。

4. 出凝血机制异常涉及哪些环节?

出凝血机制异常主要涉及以下环节:① 血管因素,如血管壁异常或免疫、感染等造成的血管壁受损;② 血小板计数异常(血小板减少症、血小板增多症)或血小板功能障碍;③ 凝血因子缺乏,包括遗传性凝血因子缺乏(如血友病)和获得性凝血因子缺乏(如 DIC);④ 纤维蛋白溶解亢进。

5. 引起血小板计数异常的疾病与病因有哪些?

血小板生成减少主要见于药物、感染、中毒或不明原因引起的骨髓巨核细胞减少。血小板破坏增多可见于脾脏破坏血小板能力增强(脾功能亢进)、免疫性破坏(药物、感染、输血、原发性血小板减少性紫癜)、机械或毒性反应(DIC、血栓性血小板减少性紫癜、血管炎、溶血、尿毒症)。血小板生成增多见于原发性血小板增多症或继发性血小板增多症,如脾切除术、肿瘤、外伤。

6. 什么是血友病?

血友病是指因凝血因子Ⅷ(血友病 A)、因子Ⅸ(血友病 B)或因子Ⅺ(血友病 C)缺乏所导致的遗传性出血性疾病,其中以血友病 A 最为常见。血友病的临床表现与凝血功能障碍所致出血、出血后遗症或凝血因子输注的并发症有关。常见出血部位包括关节和软组织、口腔黏膜以及颅内,病情严重程度主要取决于残留的凝血因子活性水平。血友病的治疗目前以替代疗法为主,即补充缺失的凝血因子,将来希望通过基因治疗实现表型治愈。

7. 检查血小板相关指标的试验主要有哪些?

血小板计数(blood platelet count,BPC)是单位容积血液中血小板的含量,正常值(100~300)×10^9/L,若低于正常值表示血小板减少,见于原发性或继发性血小板减少症。血浆血小板第 4 因子(platelet factor 4,PF_4)是反映血小板激活的指标,正常值 2.89~3.2 μg/L,如 PF_4 大于正常值,常提示血栓形成前期或血栓形成期。

8. 什么是激活全血凝固时间?

激活全血凝固时间(activated coagulation time,ACT)又称硅藻土激活凝血时间,将惰性硅藻土加入血液内,以加速血液的凝固过程。正常值 90~130 秒。常用于体外循环监测肝素抗凝效果,ACT>480 秒即可开始体外循环转流,并用于计算鱼精蛋白拮抗肝素的用量。

9. 什么是凝血酶原时间？

凝血酶原时间（prothrombin time，PT）是主要反映外源性凝血系统缺陷的筛选指标，正常值（12±1）秒。PT 较正常值延迟 3 秒以上有诊断意义。PT 延长提示凝血因子 Ⅱ、Ⅴ、Ⅶ、Ⅹ 缺乏，获得性凝血因子 Ⅱ、Ⅴ、Ⅶ、Ⅹ 缺乏常见于严重肝病、DIC、阻塞性黄疸或口服抗凝药物过量。

10. 什么是 D-二聚体检测？

D-二聚体（D-dimer，DD）来源于纤溶酶溶解的交联纤维蛋白，是主要的纤维蛋白降解产物之一，该二聚体由相邻的两个纤维蛋白单体 D 结构域组成，两个 D-结构域之间由活化的 ⅩⅢ 因子交联起来。可作为凝血异常的生物标志物以及血管内血栓形成的指标。D-二聚体增高见于继发性纤维蛋白溶解功能亢进，如高凝状态、弥散性血管内凝血、肾脏疾病、器官移植排斥反应、溶栓治疗等。

11. 什么是血栓弹性图？

血栓弹性图（thrombelastogram，TEG）由凝血弹力描记仪测得，动态反映整个凝血过程（凝血和纤溶），是临床上监测凝血功能的重要检查方法。TEG 可提供有关凝血因子活性、血小板功能及纤维蛋白溶解过程的资料，还可以了解血栓形成速度、强度及远期稳定性，也可间接反映凝血因子、血小板功能及纤维溶解等情况。

12. 患者术前血小板计数＜$50×10^9/L$，应如何处理？

患者血小板（20～50）$×10^9/L$，术中和术后可能发生创面渗血，危险性大，被视为手术禁忌。术前须积极针对血小板减少的原因进行处理，如脾功能亢进及原发性血小板紫癜可行脾切除术，还可输注新鲜血液、血浆、浓缩血小板。术前血小板至少达（70～80）$×10^9/L$ 或以上。当血小板＜$10×10^9/L$，患者有严重的自发性出血危险，包括颅内出血，应予高度重视。

13. 阿司匹林对血小板功能有什么影响？

阿司匹林不影响血小板数量，但可引起血小板功能异常。血小板不可逆地抑制血小板环氧合酶，从而抑制血栓素 A_2（thromboxane A_2，TXA_2）的生成，影响 TXA_2 途径的血小板聚集。血小板寿命 7～14 天，每天约更新总量的 1/10。因此，停用阿司匹林 7～10 天，血小板功能才能基本恢复。

14. 大量输血输液对出凝血功能有什么影响？

　　大量输血输液会导致稀释性血小板减少，以及凝血因子的稀释，从而引发出血倾向，在原有严重肝病、肾病等出凝血功能障碍患者中更易发生。采血过程中，血小板耗损可达 20%；在血液放置过程中，随时间不同血小板和部分凝血因子也都会有损失。部分胶体液，如中、高分子量羟乙基淀粉，有导致凝血功能障碍的风险。在大量输血、输液时，应注意根据具体情况补充血小板和凝血因子。

15. 体外循环对凝血功能有什么影响？

　　体外循环对凝血的影响较为复杂，主要与血小板减少、纤溶活性增强、凝血因子消耗、肝素中和不足、鱼精蛋白过量等因素有关。体外循环患者发生异常出血，须鉴别出血是止血障碍还是手术止血不彻底所致。根据具体情况监测 ACT（激活全血凝固时间）、血小板，行凝血试验及纤溶试验。

16. 麻醉因素对出凝血功能有什么影响？

　　除氯胺酮外，几乎所有的麻醉药物都因扩张末梢血管而增加渗血。七氟烷、异氟烷、地氟烷等吸入麻醉药对凝血过程没有影响，静脉麻醉药、肌肉松弛药对凝血过程也几乎没有影响。麻醉深度不足导致应激反应增强，可引起血中可的松水平增高，有可能增强纤溶活性。

17. 肝脏在维持机体出凝血功能中的作用是什么？

　　肝脏维持着机体凝血与抗凝血、纤溶与抗纤溶的相互平衡。肝脏是合成多种凝血因子的场所，并能合成和灭活纤维蛋白的溶解物与抗纤溶物质，还调控血浆肝素和类肝素抗凝物质水平。晚期肝病如肝硬化，患者脾功能亢进可造成血小板破坏增多。

18. 肝脏移植手术对患者的出凝血功能有什么影响？

　　肝脏移植手术创伤大、时间长，加之门静脉高压、黄疸等因素，导致复杂的出凝血功能障碍，如纤溶亢进、弥散性血管内凝血、血管内血栓形成等。被移植肝组织早期肝脏缺血再灌注损伤产生类肝素样物质及肝素大量释放，外源性及内源性凝血和抗凝血药物使用均可引起凝血功能障碍。移植术后数小时内凝血障碍以异常出血为主；术后 24 小时肝脏合成的凝血因子功能开始恢复，但抗凝物质功能恢复较慢，导致术后早期凝血障碍以血栓形成为主。

19. 什么是血栓栓塞性疾病？

血栓栓塞性疾病包括动脉粥样硬化血栓性疾病和静脉血栓栓塞性疾病。动脉粥样硬化血栓性疾病涉及冠状动脉、脑动脉、外周动脉；静脉血栓栓塞性疾病包括深静脉血栓形成（deep venous thrombosis，DVT）和肺栓塞（pulmonary embolism，PE）。

20. 静脉血栓栓塞症有哪些特点？

长期卧床、制动、血管损伤和（或）血液高凝等是静脉血栓栓塞症的高危因素，重症患者静脉血栓栓塞症的发病率和死亡率较高。静脉血栓栓塞症的诊断可结合临床评分（如 Wells 评分）、D-二聚体检测和影像学评估，其症状、体征因受累深静脉的部位、发生速度、阻塞程度、侧支循环情况、血管壁和血管周围组织的炎症情况不同而差异较大。

21. 肺栓塞的定义是什么？如何分类？

肺栓塞是由内源性或外源性栓子阻塞肺动脉或其分支所导致的疾病。主要包括肺血栓栓塞症（pulmonary thromboembolism，PTE）、脂肪栓塞、空气栓塞、羊水栓塞、肿瘤栓塞等。其中 PTE 是肺栓塞最常见的类型，由来自静脉（以下肢深静脉血栓常见）或右心的血栓所致。

22. 肺栓塞的临床表现有哪些？

肺栓塞的临床表现多样，可从没有症状到休克甚至猝死。最常见的症状为呼吸困难，其次是胸痛（通常本质上为胸膜炎）、咳嗽，少见咯血症状。很少患者出现休克、心律失常或晕厥，许多患者没有症状或存在轻度或非特异性症状。因此，对存在肺栓塞高危因素的患者要保持对肺栓塞的高度怀疑以免遗漏相关病例。

23. 如何诊断急性肺栓塞？

通过对存在肺栓塞危险因素患者的临床表现结合心电图、胸片、动脉血气分析等，初步疑诊或排除其他疾病。D-二聚体可作为肺血栓栓塞症的排除诊断指标；心脏超声和下肢静脉超声检查对于提示诊断也有重要价值。确诊影像学检查包括 CT 肺血管造影、核素肺通气/灌注扫描检查、磁共振肺血管造影、肺动脉造影等。

24. 什么是创伤性凝血病？

创伤性凝血病(trauma-induced coagulopathy，TIC)是指在重大损伤后激活凝血、纤溶、抗凝血途径，在创伤早期出现的急性凝血功能紊乱。TIC 表现为 PT、APTT 延长，PLT 计数和纤维蛋白原(FIB)水平降低等。其病理生理学机制较为复杂，与损伤程度、失血、凝血物质消耗、纤溶、低体温、酸中毒等因素相关。

25. 如何救治创伤性凝血病？

控制出血，积极处理原发病，及时纠正休克；液体复苏，通过补充血容量以维持循环稳定；及时输注血液制品，补充凝血底物，对创伤大出血的患者尽早输注血浆，建议输首剂红细胞的同时就给予血浆；输注氨甲环酸行抗纤溶治疗；纠正酸碱失衡和电解质紊乱；复温，防治低体温导致的凝血功能障碍。

26. 弥散性血管内凝血的病理生理学机制是什么？

弥散性血管内凝血(disseminated intravascular coagulation，DIC)主要是促凝血物质进入血液循环引起广泛的血液凝固，一方面微循环中广泛的血小板和(或)纤维蛋白微血栓形成，阻塞微血管，组织器官发生缺血性损害；另一方面，血液凝固时消耗大量的凝血物质，同时继发性纤溶亢进，进而导致出血。

27. 哪些因素可诱发 DIC？

DIC 不是孤立存在的，许多基础疾病可启动 DIC。常见病因有感染/脓毒症、恶性肿瘤(白血病、脑肿瘤、肺癌等)、创伤(颅脑外伤、挤压伤、大面积烧伤等)、产科并发症(羊水栓塞、子痫、妊娠急性脂肪肝等)、溶血反应、急性坏死型胰腺炎等。

28. 如何诊断 DIC？

DIC 的原发病不同，临床表现不一，目前尚无统一的诊断标准。但 DIC 的诊断须符合以下 3 个条件：有引起 DIC 的原发病，有 DIC 相关临床表现(多发性出血倾向、不易用原发病解释的微循环衰竭或休克、多发性微血管栓塞的症状和体征)，有支持 DIC 的实验室诊断指标。

29. 诊断 DIC 的实验室检查指标有哪些？

血小板计数低于 100×10^9/L 或进行性下降，血浆血小板活化产物增高；血浆纤维蛋白原<1.5 g/L 或进行性下降或超过 4 g/L；3P 实验阳性或血浆纤维蛋白降

解产物＞20 mg/L,或 D-二聚体阳性;PT 缩短或延长＞3 秒;纤溶酶原含量或活性降低;AT-Ⅲ含量及活性降低;血浆 FVⅢ:C 活性低于 50%(肝病为必备项目)。

30. 如何治疗 DIC?

DIC 的主要处理原则是治疗基础病因,从而消除持续性凝血和血栓形成的诱因。根据患者具体情况行相关支持治疗,如循环/呼吸支持、补液治疗、控制感染等;防治出血,输注血小板、FFP;防治血栓形成,在把握指征的前提下进行抗凝或预防性抗凝治疗。

31. 输血的指征是什么? 除了血红蛋白数值以外是否考虑其他临床因素决定是否输血?

我国于 2007 年制定的输血指南中,认为患者围术期血红蛋白＞100 g/L 时不需要输红细胞,而以下情况需要输红细胞:血红蛋白＜70 g/L;术前有症状的难治性贫血患者;血红蛋白为 70～100 g/L 的患者,应根据患者心肺代偿功能、有无代谢率增高以及年龄等因素决定是否输注红细胞。

32. 什么是成分输血? 临床中应用的血液制品包括什么?

成分输血是将全血中的各成分分离出来,制成一定标准的制品,根据患者的病情进行选择性输注。临床中应用的血液制品包括:红细胞、血浆、血小板制品、冷沉淀物、血浆蛋白制品、白细胞等。

33. 什么是新鲜冰冻血浆? 它与普通血浆有何区别? 血浆输注的适应证是什么?

新鲜全血离心后分出血浆并于采血后 6 小时冷冻即为新鲜冰冻血浆(fresh frozen plasma,FFP),其在−20℃以下保存期为 1 年,FFP 保存 1 年后即为普通冰冻血浆(frozen plasma,FP);FFP 包含血浆蛋白、凝血因子;其输注适应证包括:凝血因子缺乏、华法林使用过量、大量输血后出血倾向。

34. 血小板制品分为哪两类? 血小板输注适应证是什么?

血小板制品有手工浓缩血小板和机采浓缩血小板,后者从单个供血者循环血液中采集,通过细胞分离机收集,血小板浓度高于前者。一般认为:① 血小板计数＞$100×10^9$/L 可以不输注;② 血小板计数＜$50×10^9$/L 应考虑输注;③ 血小板计数(50~100)×10⁹/L,是否需要输注血小板应根据潜在的血小板功能障碍、预计或进行性出血、狭窄腔隙出血等危险因素决定。

35. 血浆蛋白制品包含哪些? 各有何临床作用?

包括:① 凝血酶原复合物:含有凝血因子Ⅱ、Ⅶ、Ⅸ、Ⅹ,临床上广泛应用于治疗先天性或获得性缺乏上述 4 种因子的出血性疾病,或者严重肝病伴有出血及手术出血;② 纤维蛋白原:系纤维蛋白原分离提纯而得到的一种干冻制剂,用于纤维蛋白原<1 g/L 时,如大量输血或 DIC 以及重症肝病患者;③ 白蛋白:主要用于休克、烧伤、新生儿溶血症等血浆置换;④ 其他:免疫球蛋白、抗凝血酶Ⅲ、纤维蛋白凝结素等。

36. 什么是溶血反应?

溶血反应主要由输注异型血而引起,其在输血过程中发生的可能性约为 1:38 000,致命性的溶血反应发生概率为 1/10 万。最常见的原因是在核对患者、血液标本或是输血过程中出现了错误,其中 ABO 血型不合输血引起的溶血反应最严重,其次为 RH 血型不合。

37. 溶血反应的发生机制是什么?

不相容血型的血输入后,抗体与红细胞表面抗原结合,激活补体系统,引起红细胞膜破坏、血红蛋白释放等一系列变化:① 血红蛋白大量释放,出现溶血性黄疸;② 激活内源性凝血系统,触发弥散性血管内凝血;③ 大量血红蛋白在肾小管内沉积堵塞,加之休克、脱水、弥散性血管内凝血等引起肾血流量减少,肾小球滤过率降低,抗原-抗体反应激活某些血管活性物质,引起肾皮质微循环血管收缩,导致急性肾衰竭;④ 大量红细胞破坏而出现贫血。

38. 溶血反应的临床表现有哪些?

溶血反应的临床表现主要为发热、腰痛、头痛、胸前区紧迫感、寒战、呼吸困难和血压下降。溶血反应也可在全身麻醉的情况下发生,可出现血红蛋白尿、低血压,但大部分症状可被掩盖,此时由于溶血引起的 DIC 所致的手术切口部位以及黏膜难以控制的出血可能是唯一的征象。大量溶血时还有贫血及黄疸表现。

39. 如何预防及治疗溶血反应?

只要仔细检查血型和交叉配血试验结果,确认血液成分和受血者无误,急性溶血是可以避免的。① 一旦怀疑溶血反应,应立即停止输血,核对血型和重新进行交叉配血试验,并立即开始支持治疗;② 保护肾功能,维持尿量>75 mL/h,充分补液,使用利尿剂;③ 碱化尿液;④ 维持血容量;⑤ 给予糖皮质激素;⑥ 抗休克治疗;⑦ 防治 DIC。

40. 输血中过敏反应的发生率大概为多少? 其发生机制是什么?

过敏反应在输血中发生率为 1∶150 000。由供血者血浆蛋白或其他抗原物质与受血者体内已产生的抗体作用于致敏的靶细胞,引起后者脱颗粒,释放大量血管活性物质,从而发生过敏反应,严重者可引起休克。

41. 患者在输血过程中发生过敏反应的临床表现及处理方法?

轻度过敏反应表现为荨麻疹和皮肤瘙痒,有时出现面部水肿。如不伴有其他严重反应者可不停止输血。糖皮质激素和抗组胺药可以减轻过敏反应。严重的过敏反应可在输血后 5～10 分钟即出现全身皮疹、过敏性休克、呼吸困难以及因脑缺氧而引起全身抽搐,如不及时抢救可在短期内死亡。对于严重的过敏反应,治疗首先应立即终止输血,给氧,应用肾上腺素,充分扩容来维持循环。

42. 输血传播性疾病包括哪些?

包括:① 肝炎;② 获得性免疫缺陷综合征(acquired immune deficiency syndrome,AIDS):输全血、血浆和血液制品均可传播此病,目前,已通过对献血者进行抗 HIV 抗体的检测,来降低输血传播 AIDS 的发生率;③ 巨细胞病毒:巨细胞病毒在人群中感染率较高。对于新生儿、器官移植者、免疫缺陷者,将引起严重的全身巨细胞病毒感染;④ 细菌性传染病:在输血引起死亡的疾病中,含有细菌感染物的血液制品引起的疾病排在第 2 位。因此,血液制品的使用不得超过 4 小时。

43. 输血如何引起免疫抑制作用? 其临床意义为什么?

输血后可因主要组织相容性抗原(HLA)等异体抗原的作用,使受者机体产生免疫抑制作用,表现为非特异性免疫抑制,即吞噬细胞对细菌和异物的吞噬功能下降,淋巴细胞减少,淋巴细胞增殖反应受抑制。术中输血的免疫抑制效应:一方面是因其抑制了受者的免疫功能,使其对异物的排除受到抑制,从而延长了许多移植物的存活期；另一方面是受者免疫力下降，使术后肿瘤容易复发，增加术后感染率，并与术后多器官功能障碍有一定关系。

44. 什么是输血相关性急性肺损伤？其发生机制是什么？

输血相关性急性肺损伤（transfusion-related acute lung injury，TRALI）系输血所致的严重不良反应之一，发生后死亡率高达 5%～10%。发病原因为供血者体内含抗受血者体内白细胞表面抗原的抗体，输血后短时间内形成抗原-抗体反应，致中性粒细胞在肺微血管内聚集并被激活，从而导致肺毛细血管内皮细胞受损、肺毛细血管通透性增加、肺间质水肿，影响气体交换并出现低氧血症，严重者可引起非心源性肺水肿及急性呼吸窘迫综合征（ARDS）。

45. 输血相关性急性肺损伤的临床表现及处理方式包括什么？

输血相关性急性肺损伤（transfusion-related acute lung injury，TRALI）常发生在输血后 1～6 小时。典型的临床表现包括：在左心室压力并未升高或输血量并不足以引起肺水肿的情况下肺水增加，气管导管内出现大量液体，同时伴有发热、呼吸困难和严重的低氧血症，全麻时可表现为脉搏氧饱和度的持续下降。对于TRALI临床上没有特异性的治疗方法，反应一旦出现，应立即停止输血，给氧或机械通气，同时应用糖皮质激素氢化可的松或地塞米松、利尿剂、抗组胺药等。

46. 什么是大量输血？其适应证为什么？

大量输血指紧急输血量超过患者血容量的 1～2 倍，或 1 小时内输血量相当于患者血容量的 1/2，或输血速度＞1.5 mL/(kg·min)。关于大量输血还有其他的定义：如 24 小时内输注红细胞＞20 U；1 小时内输注红细胞＞10 U；1 小时内可预见性地输注红细胞＞4 U 等。大量输血的适应证包括：低血容量性休克、创伤或手术引起的快速大量出血。

47. 大量输血的临床表现及引起凝血功能障碍的原因有哪些？

大量输血可引起凝血功能障碍，其临床表现为术野渗血、静脉穿刺点出血、血尿、牙龈出血、瘀点和瘀斑。此时常因出血而继续输血，形成恶性循环。引起凝血功能障碍的原因较多，包括稀释性血小板减少、凝血因子缺乏、DIC、原发性纤维蛋白溶解。

48. 除了凝血功能障碍,大量输血可引起什么不良反应?

除了凝血功能障碍,大量输血还可以引起一些其他严重并发症,主要与血液长期贮存和枸橼酸抗凝剂有关,包括低体温、低钙血症、酸中毒、血钾异常、微聚物和肺栓塞、心功能异常、高血氨、2,3-DPG 改变等。

49. 输注全血在大量输血中有何应用意义?

输注全血的优点在于补充替代各血液成分的比例与失血各血液成分的比例相同,并且不受储存过程的影响。在军事用血中有着特殊的地位。与成分输血相比,战争相关的创伤患者接受 1 个或多个单位新鲜全血治疗后,生存率提高。对严重创伤、出血需大量输血的患者,如果暂时无法获得成分血,或凝血功能障碍未得到充分纠正,输注全血的收益将大于其风险。

50. 什么是自体输血? 它有什么优点?

自体输血指采集患者体内血液或回收自体丢失血液成分,再回输给同一患者,以满足患者自身手术或将来应急情况用血需要的一种输血方法。自体输血的优点包括:① 可以杜绝经输血传播疾病,并可免除输异体血后的不良反应;② 节约血液资源;③ 减少患者医疗费用的支出;④ 适用范围广;⑤ 反复小量放血,可刺激骨髓的造血功能;⑥ 特殊血型的自体储备,避免了找血源的困难。

51. 贮存式自体输血应注意什么?

注意要点如下:① 择期手术患者身体情况良好,自愿合作,HB>110 g/L,HCT>33%,都适合自体贮血;② 可在术前 4~6 周开始,两次采血间隔>3 天,直至术前 3 天;③ 每次采血按总血量的 10%~15%,单次最高限量(450±25)mL;④ 在采血前、后可给患者铁剂、维生素 C、维生素 B_{12} 及叶酸等治疗;⑤ HB<100 g/L,及有细菌感染的患者不宜采集自体血;⑥ 对冠心病、严重主动脉瓣狭窄等心脑血管疾病及重症患者慎用;⑦ 注意防止采血后贫血或血液误输。

52. 什么是急性等容量血液稀释?

急性等容量血液稀释(acute normovolaemichaemodilution, ANH)是指在手术当天,一般在麻醉后、手术主要出血步骤开始前,抽取患者一定量自身血在室温下保存备用,同时输入胶体液及等渗晶体液(按 1:2 的比例)维持正常血容量,使血液适度稀释,降低血细胞比容,使手术出血时血液的有形成分丢失减少。然后根据术中失血及患者情况将自身血及时回输给患者。

53. 急性等容量血液稀释的适应证及禁忌证包括哪些?

适应证:① 血红蛋白>110 g/L,预计手术出血>800 mL,PLT>100×10⁹/L,PT 正常,无严重心肺及肝肾疾患;② 稀有血型患者行重大手术;③ 因宗教信仰而拒绝异体输血者;④ 红细胞增多症,包括真性红细胞增多症和慢性缺氧造成的红细胞增多。

禁忌证:① 贫血:血红蛋白<100 g/L,Hct<30%;② 低蛋白血症;③ 凝血功能障碍;④ 颅内压升高;⑤ 存在重要脏器功能不全,如心肌梗死、肺动脉高压、呼吸功能不全、肾衰竭等。

54. 急性等容量血液稀释技术的注意事项包括哪些?

注意事项包括:① 采血前、后及手术中必须监测血压、血细胞比容、脉搏、血氧饱和度和尿量的变化,必要时行有创动脉压和中心静脉压监测及血气分析;② 采血量一般为 15~20 mL/kg;③ 血液稀释界限:Hct 为观察指标,以 Hct≥0.25 为宜;④ 血液保存:预计 6 小时之内可以回输完毕,手术室温条件下(约 22℃)保存;⑤ 血液回输原则:先输后采集的血液,最先采集的血富含 RBC 和凝血因子,宜留最后输入。

55. 什么是回收式自体输血?

血液回收是指用血液回收装置,将患者体腔积血、手术中失血以及术后引流血液经过滤、去沫、抗凝等处理后回输给患者,适用于紧急情况下抢救患者生命之需。血液回收必须采用合格的设备,回收处理的血必须达到一定质量标准。体外循环后的机器余血应尽可能全部回输给患者。

56. 什么是洗涤式血液回收? 它有何优点及缺点?

洗涤式血液回收指用洗血细胞机将术野的血液吸引入储血器,经过滤、离心、洗涤后,收集浓缩的红细胞或血小板回输给患者。该方法通常可回收 60%~70% 的失血。其优点为并发症少,缺点是废弃了血液中的血浆成分。

(刘克玄　廖欣鑫　李振略)

参考文献

［1］ 邓小明,李文志. 危重病医学［M］. 北京：人民卫生出版社,2016.

［2］ Mancuso ME, Mahlangu JN, Pipe SW. The changing treatment landscape in haemophilia：from standard half-life clotting factor concentrates to gene editing［J］. Lancet，2021，397(10274)：630 - 640.

［3］ Johnson ED, Schell JC, Rodgers GM. The D-dimer assay［J］. American Journal of Hematology，2019，94(7)：833 - 839.

［4］ Khan F, Tritschler T, Kahn SR, et al. Venous thromboembolism［J］. Lancet，2021，398 (10294)：64 - 77.

［5］ Moore EE, Moore HB, Kornblith LZ, et al. Trauma-induced coagulopathy［J］. Nature Reviews. Disease Primers，2021，7(1)：30.

［6］ M Levi. Pathogenesis and diagnosis of disseminated intravascular coagulation［J］. International Society for Laboratory Hematology，2018，40 Suppl 1：15 - 20.

［7］ Qian Q, Nath KA, Wu Y, et al. Hemolysis and acute kidney failure［J］. Am J Kidney Dis，2010，56(4)：780 - 784.

［8］ Pumphrey RS. Lessons for management of anaphylaxis from a study of fatal reactions［J］. Clin Exp Allergy，2000，30(8)：1144 - 1150.

［9］ Kleinman S, Caulfield T, Chan P, et al. Toward an understanding of transfusion-related acute lung injury：statement of a consensus panel［J］. Transfusion，2004，44(12)：1774 - 1789.

［10］ Eder AF, Herron RM JR, Strupp A, et al. Effective reduction of transfusion-related acute lung injury risk with male-predominant plasma strategy in the American Red Cross (2006 - 2008)［J］. Transfusion，2010，50(8)：1732 - 1742.

第九章

呼吸系统危重病的监测与诊治

1. 呼吸系统危重病的常用监测有哪些？

常用监测包括：① 物理检查：通过视、触、叩、听等监测呼吸频率、幅度（胸、腹式呼吸）、节律等；② 实验室检查：细菌学、血气、痰培养、胸腔积液检查等；③ 影像学检查：胸部 X 线、CT、超声、磁共振、电阻抗成像、正电子发射断层扫描等；④ 呼吸监测：氧合功能、通气功能、呼吸肌功能、呼吸力学、肺功能监测等；⑤ 其他：支气管镜检查等。

2. 床旁胸部超声的优势有哪些？

床旁胸部超声优势包括：① 简单、快速、重复和无创；② 肺超声滑动征可排除气胸；③ 定性、定量评估胸腔积液并协助定位穿刺引流；④ 联合心脏、腔静脉超声，明确呼吸困难原因；排除肺栓塞；根据 B 线分布特点，区分 ARDS 和急性心源性肺水肿；⑤ 动态监测 ARDS 患者通气、病情变化和肺复张效果，指导输液；⑥ 膈肌超声可实时监测膈肌位置、厚度及活动度等，判断膈肌功能状态。

3. 何谓电阻抗断层成像技术？

电阻抗断层成像技术（electrical impedance tomography，EIT）是一种新型的医学成像技术，可床边实时监测肺组织局部通气变化，能无创、快速、准确、重复、实时动态地监测和评估急、慢性呼吸衰竭及机械通气患者的肺通气及血流灌注。

4. 电阻抗断层成像技术的临床应用有哪些？

临床应用包括：① 直接监测肺局部区域的通气情况；② 评价肺局部顺应性等呼吸力学特征；③ 指导机械通气设置和调整，如评价肺复张和最佳 PEEP 的滴定等；④ 指导实施个体化肺保护性机械通气，进行自主呼吸和撤机试验的评估。

5. 何谓膈肌电信号监测技术？其适应证和禁忌证有哪些？

膈肌电信号监测技术是通过放置膈肌电活动食管电极导管，监测膈肌兴奋时的电位变化，了解呼吸中枢的驱动能力，评价膈肌及呼吸肌功能的监测技术，呼吸中枢驱动越强，膈肌电活动强度越大，呼吸潮气量也越大。适应证：① 评价呼吸中枢的驱动能力；② 评估机械通气患者的呼吸同步性；③ 评价呼吸肌功能/指导脱机；④ 神经电活动辅助通气的基础。禁忌证：不适宜放置胃管，如食管梗阻、穿孔、严重食管静脉曲张出血等。

6. 静态肺容量的常用监测指标有哪些？

呼吸时，肺、胸廓扩张和回缩，产生静态肺容量。常用指标包括潮气量、补吸气量、深吸气量、补呼气量、功能残气量、残气量、肺活量、肺总量等。

7. 动态肺容量的常用监测指标有哪些？

动态肺容量指单位时间内进出肺的气体量，反映气道的状态，常用指标包括：① 分钟通气量（minute ventilation，MV）；② 分钟肺泡通气量（alveolar ventilation，V_A）；③ 用力肺活量（forced vital capacity，FVC）亦称用力呼气量（forced expiratory volume，FEV）；④ 第 1 秒用力呼气容积（forced expiratory volume in one second，$FEV_{1.0}$）正常人 3 秒内可将全部肺活量呼出，第 1、2、3 秒呼出气量各占 FVC 的百分率分别为 83％、96％、99％；④ 最大呼气流量-容积曲线（F－V 曲线）；⑤ 流量-容积环。

8. 血气分析的临床应用有哪些？

血气分析临床用于：① 监测肺换气、通气功能，判断呼吸功能状态；② 通过动、静脉血气分析、心排血量、血红蛋白及氧饱和度计算氧输送、氧耗量、氧摄取率等，监测组织氧合状态；③ 判断酸碱平衡紊乱；④ 判断有无电解质紊乱、贫血、高血糖、乳酸等。

9. 换气功能常用监测指标有哪些？

常用监测指标包括：① 一氧化碳弥散量（diffusing capacity of the lung for carbon monoxide，DLco）：指一氧化碳在肺泡毛细血管膜两侧的分压差为 1 mmHg 时，单位时间（1 分钟）内通过肺泡毛细血管膜的量（mL）；② 肺内分流量（Qsp）和分流率（Qs/Qt）：Qsp 指每分钟右心排出量中未经肺内氧合而直接进入左心的血流量;Qs/Qt 指分流量和心排出量的比率,正常值 3%～8%;③ 肺泡-动脉氧分压差(alveolar-arterial oxygen tension difference，A－aDO$_2$):A－aDO$_2$＝P$_A$O$_2$－PaO$_2$,可早期反映肺换气功能不全。

10. 反映氧合功能的常用指标有哪些?

　　① 动脉血氧分压(PaO$_2$):血液中物理溶解氧分子产生的压力;② 动脉血氧饱和度(SaO$_2$):血液中血红蛋白实际结合氧量与氧容量之比;③ 脉搏氧饱和度(SpO$_2$);④ 氧合指数(Oxygenation Index，OI):OI＝PaO$_2$/FiO$_2$,评估肺损伤、ARDS 及呼衰严重程度的参数,正常值 430～560 mmHg,OI＝400～500 mmHg 肺氧合正常,OI＜300 mmHg 氧合功能受损;⑤ 呼吸指数(Respiratory Index，RI):RI＝A－aDO$_2$/PaO$_2$,正常值 0.1～0.37,反映氧合功能及预后的指标,RI 越大,肺功能越差,RI＞1 氧合功能减退,RI＞2 需机械通气;⑥ 经皮氧分压(percutaneous arterial oxygen partial pressure，PtcO$_2$):反映组织灌注状态及肺氧合功能。

11. 反映通气功能的常用指标有哪些?

　　常用指标包括:① 通气量:包括潮气量(V$_T$)、每分钟通气量(V$_E$)、肺活量等;② 无效腔率(V$_D$/V$_T$):即生理无效腔量(V$_d$)占潮气量(V$_T$)的百分比,正常值 0.25～0.40;③ 动脉血二氧化碳分压(PaCO$_2$):正常值 35～45 mmHg;④ 呼气末 CO$_2$ 分压(end-tidal carbon dioxide tension，P$_{ET}$CO$_2$):一定程度上 P$_{ET}$CO$_2$ 可以反映 PaCO$_2$;正常 P$_{ET}$CO$_2$ 为 5%,1% CO$_2$≈7.5 mmHg,因此 P$_{ET}$CO$_2$ 正常值为 38 mmHg。

12. 呼气末 CO$_2$ 分压的临床应用有哪些?

　　临床应用包括:① 判断通气功能;② 反映循环功能;③ 诊断肺栓塞、恶性高热等;④ 发现麻醉机或呼吸机故障;⑤ 判断气管内导管的位置及通畅程度;⑥ 了解非气管内插管患者的通气功能和呼吸频率等。

13. 全身的氧代谢监测指标有哪些?

　　监测指标包括:① 氧输送(oxygen delivery，DO$_2$):每分钟心脏向外周组织输送的氧量;② 氧耗量(oxygen consumption，VO$_2$):每分钟全身组织细胞实际消耗的氧量;③ 氧需求:机体为维持有氧代谢对氧的需求量;④ 氧债:氧耗与氧需求之差,氧供不足或氧利用障碍形成氧债;⑤ 氧摄取率(oxygen extraction ratio,

O_2ER）：毛细血管处组织细胞从动脉血中摄取氧的百分比，正常值 22%～30%；⑥ 混合静脉血氧分压（PvO_2）、混合静脉血氧饱和度（SvO_2）和混合静脉血氧含量（CvO_2）。

14. 如何理解氧输送与氧耗的关系？

生理状态下，氧输送（DO_2）与氧耗（VO_2）比例为 3∶1，DO_2 足以满足 VO_2，VO_2 大小由代谢决定，机体可通过提高氧摄取率（O_2ER）维持 VO_2 稳定，称为"DO_2 - VO_2 脱依赖"；但 DO_2 降至临界氧输送［DO_2 crit＝330 mL/（min·m²）］以下，O_2ER 无法增加，VO_2 下降，无法满足组织的氧需求，称为"DO_2 - VO_2 依赖"；病理状态下，如严重创伤、严重感染、脓毒症、多器官功能衰竭、急性呼吸窘迫综合征等，难以测出 DO_2 阈值，以至于 DO_2 - VO_2 始终处于依赖状态，称为"病理性 DO_2 - VO_2 依赖"。

15. 如何纠正氧输送/氧需求失衡？

纠正氧输送/氧需求失衡涉及两方面，即降低氧需求和增加氧输送。前者包括控制体温、防治感染、镇静止痛和降低呼吸功等措施；后者则通过提高 Hb（80 g/L 为宜，为增加 DO_2 可达到 120 g/L）、SaO_2（PaO_2＞60 mmHg）或心排血量（CO）（输液和使用正性肌力药物提高 CO 增加 DO_2）实现。

16. 混合静脉血氧饱和度临床意义有哪些？

混合静脉血氧饱和度（oxygen saturation in mixed venous blood，SvO_2）即肺动脉血氧饱和度，正常值 70%～75%；动脉血氧饱和度（SaO_2）近 100%，表明动脉血液中转运的氧约 25% 被组织利用，约 75% 未被利用成为氧储备，SvO_2＞65% 为氧储备适当，50%～60% 为氧储备有限，35%～50% 为氧储备不足。SvO_2 下降表明机体的氧需要量超过了转运量，氧摄取率增加，采取改善氧供、降低氧耗、改善心功能、纠正贫血等措施可提高 SvO_2；SvO_2＞80% 表明机体氧转运量增加，组织需氧量下降或组织氧利用率降低（感染性休克等）。

17. 如何理解混合静脉血氧饱和度和中心静脉血氧饱和度的关系？

中心静脉血氧饱和度（systemic central venous oxygen saturation，$ScvO_2$）经中心静脉导管取血测得，临床更易获取，$ScvO_2$ 反映上半身氧平衡；混合静脉血氧饱和度（SvO_2）反映腹部及下肢的氧供需，腹部及下肢的血氧饱和度高于上腔静脉，SvO_2 比 $ScvO_2$ 要高。但两者相关性好，$ScvO_2$ 可替代 SvO_2 判断组织灌注、机体摄氧的能力和氧利用的情况，动态反映氧平衡和组织氧合。

18. 影响气道阻力的因素有哪些？

影响气道阻力的因素：① 气道的长度、半径；② 肺容积、肺实质；③ 气体的密度和黏滞度；④ 气道管壁外压；⑤ 气道管壁收缩和舒张；⑥ 气道腔内阻塞（水肿、渗出及分泌物增多、异物等）气道阻力增加；⑦ 慢性阻塞性肺疾病：如哮喘、气管炎、肺气肿等气道阻力增加。

19. 监测气道阻力的意义有哪些？

监测气道阻力的意义：① 诊断气道病变；② 选择合理的通气方式，指导参数调节，降低气道压及改善肺内气体分布；③ 评估人工气道、过滤器等对气道阻力的影响；④ 指导选择 PEEP；⑤ 观察支气管舒张剂疗效；⑥ 判断是否停用呼吸机。

20. 机械通气时的相关压力指标有哪些？

指标包括：① 气道峰压（peak airway pressure，PIP）：呼吸机送气过程中的最高压力；② 平台压（plateau pressure，Pplat）：吸气末屏气（吸气、呼气阀均关闭，气流为零）时的气道压力，可代表肺泡压；③ 气道压（airway opening pressure，Paw）：正压通气中呼吸机管道近患者端或近口腔处测定的压力；④ 平均气道压（mean airway pressure，Pmean）：单个呼吸周期中气道压的平均值；⑤ 呼气末压力（positive end-expiratory pressure，PEEP）：呼气即将结束时的压力，等于大气压或呼气末正压；⑥ 内源性 PEEP（intrinsic positive expiratory pressure，PEEPi）：指呼气末气体陷闭在肺泡内与近端气道或呼吸机回路内存在的压力差。

21. 什么是跨肺压？

跨肺压是肺内压和胸膜腔内压之差，静态条件下作用于胸膜腔表面对抗肺组织回缩的力量，是作用于肺的驱动压，肺膨胀最本质的压力；呼吸周期内跨肺压在 $0 \sim 25\ cmH_2O$，可维持有效氧合，又可避免机械通气相关肺损伤；监测食道压可反映胸膜腔内压，测定采用食管中下 1/3 交界处放置管囊法。

22. 何为内源性呼气末正压？其产生的机制？

内源性呼气末正压是指呼气末呼吸系统的弹性回缩压；即呼气结束，气道压力降为零后,肺泡内压不能降为零的病理生理状态。主要产生机制是呼气阻力显著增大或呼气时间显著缩短;常见于如支气管哮喘、慢性阻塞性肺疾病、气道阻力增加、呼吸系统顺应性下降、呼气过短或呼气流速受限等情况。

23. 何谓顺应性? 如何计算?

顺应性指单位压力改变时所引起的容积改变,顺应性＝容积的改变(ΔV)/压力的改变(ΔP);表示胸廓和肺的扩张程度,分为静态和动态顺应性。静态顺应性指单纯克服弹性阻力,与平台压、呼气末正压之间的差值相关,即静态顺应性＝VT/(Pplat - PEEP);自主呼吸时参考范围:50～170 mL/cmH$_2$O,气管内插管时:男性 40～50 mL/cmH$_2$O,女性 35～45 mL/cmH$_2$O。动态顺应性为气流流动时的顺应性,与峰压、呼气末正压之间的差值相关;动态顺应性＝VT/(Ppk - PEEP),参考范围 40～80 mL/cmH$_2$O。

24. 顺应性监测的临床意义有哪些?

临床意义包括:① 协助诊断:静态顺应性可判断肺组织特性,动态顺应性可了解小气道功能;② 合理应用 PEEP,判断其疗效;③ 判断 ARDS 病情;④ 协助呼吸机参数的设置。

25. 呼吸功监测的临床意义有哪些?

呼吸功是指呼吸过程中,克服气道、肺和胸壁阻力所消耗的能量,临床意义:① 判断呼吸肌负荷与储备能力,评价其功能状态,防治呼吸衰竭;② 选择最佳通气方式和呼吸参数,指导呼吸治疗;③ 了解呼吸功能恢复程度,指导撤机;④ 评价各种通气模式和呼吸设备对呼吸功的影响;⑤ 发现呼吸机故障。

26. 何谓气道闭合压? 监测气道闭合压的临床意义有哪些?

气道(或口腔)闭合压(P$_{0.1}$)是气道阻断后吸气开始到 100 ms 气道压力下降的绝对值,评估呼吸中枢兴奋性和呼吸驱动力的指标,正常值 2～4 cmH$_2$O。

临床意义:① 评价呼吸中枢驱动力;② 了解呼吸机支持程度,以便选择适宜的支持水平;③ 预测并监测脱机。

27. 何谓肺应力与应变?

肺应力指肺组织单位面积上受到的压力,等同于跨肺压;肺应变为肺组织在外力作用下容积的相对改变,以功能残气量(FRC)基础上肺容积的改变(ΔV)表示,即肺应变=ΔV/FRC;应力＝肺弹性阻力×应变,呈线性相关;应力和应变是真正反映肺组织承受张力及容积变化的力学指标。

28. 氧疗目的和适应证有哪些?

(1) 氧疗目的:① 纠正低氧血症;② 降低呼吸功;③ 减少心肌做功。

(2) 氧疗适应证:① 低氧血症;② 呼吸窘迫;③ 低血压或组织低灌注状态;④ 低心排出量和代谢性酸中毒;⑤ 一氧化碳中毒;⑥ 心跳呼吸骤停。

29. 如何规范氧疗?

① 甄别崩溃(紧急)气道及 CO_2 潴留高危者;② 吸氧后,SpO_2 目标 94％～98％,但是 CO_2 潴留高危者 SpO_2 目标88％～93％;③ 选择氧疗工具、方式和用氧浓度;④ 加温、湿、防止感染;⑤ 减少高氧伤害;⑥ 评估循环、呼吸系统,实时监测 SpO_2,必要时测动脉血气。

30. 何谓筛查 CO_2 潴留的"ESCAPE"工具?

氧疗前筛查 CO_2 潴留的"ESCAPE"工具即:① E:支气管扩张(Bronchiectasia);② S:脊柱畸形或截瘫(Spinal disease);③ C:胸壁疾病(Chest disease);④ A:气道阻塞性疾病(Airway obstructed diseases,如 COPD、哮喘、肺纤维化等);⑤ P:瘫痪(Paralysis,如神经肌肉接头疾病、药物过量);⑥ E:体质量增加(Elevated body weight,如肥胖)。

31. 什么是高压氧疗? 适应证有哪些?

高于一个标准大气压下吸纯氧就叫作高压氧疗。适应证包括失血性贫血、一氧化碳中毒、急性氰化物中毒、急性气体栓塞、气性坏疽等。

32. 何谓经鼻高流量氧疗? 其适应证有哪些?

经鼻高流量氧疗(High-flow nasal cannula oxygen therapy,HFNC)是通过高流量鼻塞持续为患者提供可调控并相对恒定吸氧浓度(21％～100％)、温度(31～37℃)和湿度的高流量(8～80 L/min)吸入气体的治疗方式。组件包括空氧混合装置、湿化治疗仪、高流量鼻塞及连接呼吸管路。适应证:急性呼吸衰竭;急性心衰并发的呼衰;阻塞性睡眠呼吸暂停综合征;ICU 气管内插管、支气管镜等有创操作时;拔除气管内导管后的序贯吸氧治疗等。

33. 经鼻高流量氧疗的生理学效应有哪些?

经鼻高流量氧疗的其生理学效应有:① 改善氧合:输送高流速气体,维持一定 PEEP,利于呼气末肺泡开放、复张和气血交换;② 冲洗生理无效腔,促进 CO_2 排出、减少 CO_2 吸入;③ 降低上气道阻力和呼吸功;④ 湿化气道,修复和维持呼吸道上皮细胞和纤毛的结构和功能,促进痰液清除。

34. 氧疗的并发症有哪些?

氧疗的并发症包括:① 高碳酸血症:CO_2 潴留高危者常见;② 吸收性肺不张及分流增加:$FiO_2 > 60\%$肺泡内氮气被氧气替代,氧气弥散入血,肺泡萎陷、肺不张、分流增加;通气不良的肺泡吸氧后氧分压升高,低氧性痉挛的毛细血管扩张,分流增加;③ 氧中毒:长时间吸入高浓度、氧分压高的气体,产生过多活性氧和过氧化物,损害人体组织、器官;④ 呼吸道分泌物干燥。

35. 氧中毒的临床类型有哪些?

氧中毒的临床类型包括:① 肺型:早期胸骨后疼痛、干咳、渐进性呼吸困难;晚期严重呼吸困难、发绀、心、肺功能衰竭。② 眼型:常见早产儿,表现晶状体后纤维组织形成,永久性失明。③ 神经型:见于 >2 个标准大气压的高压氧疗,表现中枢神经系统损害,即吸氧后抽搐和癫痫大发作。

36. 如何防治氧中毒?

氧中毒目前尚无特异性的治疗方法,应以预防为主。预防措施包括:① 避免长时间、高浓度吸氧,选择适当给氧方式、浓度和时间,掌握连续吸氧的安全时限;② 高压氧疗时采用间歇性吸氧法,即高压下吸纯氧 25 分钟后换吸高压空气 5 分钟;③ 吸入加湿、加温氧气,$FiO_2 < 50\%$,鼓励排痰,机械通气时加 PEEP。

37. 无创正压通气适应证有哪些?

① 阻塞性通气功能不良:COPD 急性加重、哮喘急性发作、肺囊性纤维化等;② 限制性通气功能不良:胸廓畸形、神经肌肉疾病、肥胖性低通气等;③ 肺实质病变:ARDS、肺炎等;④ 去除有创通气后(序贯通气);⑤ 其他:肺水肿、重度 COPD 稳定期、夜间低通气(中枢性低通气、阻塞性睡眠呼吸暂停)等。

38. 终止无创正压通气改为有创通气的标准有哪些?

① 无创正压通气后 2 小时内呼吸困难、呼吸频率、心率、血气分析无改善或恶化;② 意识恶化或烦躁不安,无法耐受连接方法,出现呕吐、严重上消化道出血;③ 气道分泌物增多,排痰困难;④ 血流动力学不稳定(低血压、严重心律失常等);⑤ 严重的低氧血症、CO_2 潴留。

39. 建立人工气道的适应证有哪些?

① 各种原因所致的上呼吸道梗阻引起呼吸困难,如心肺脑复苏术后昏迷患者;② 各种疾病引起呼吸衰竭需要进行有创通气的患者;③ 气道自洁能力下降,为保证气道分泌物的清除;④ 术后麻醉未苏醒,保留气管内插管以防咽喉缺乏保护性反射;⑤ 其他:如保证抗癫痫药物的使用等。

40. 人工气道管理的注意事项有哪些?

① 密切监测气囊压;② 确保人工气道通畅,防止导管脱出或过深;③ 促进分泌物清除:胸部物理治疗(体位引流、胸部叩击、震颤、深吸气锻炼、刺激咳嗽等)、气道廓清技术、咳嗽辅助技术(咳嗽辅助治疗仪)等;④ 气道分泌物的吸引:气管内吸痰、持续声门下吸引;⑤ 气道湿化、温化,防治肺部感染;⑥ 病室应有空气净化设施,温度在 22～24℃,湿度在 55%～65%。

41. 机械通气的目的有哪些?

① 纠正急性呼吸性酸中毒;② 纠正低氧血症;③ 防治肺不张;④ 使用镇静剂、肌肉松弛剂时保证安全;⑤ 降低全身或心肌的氧耗量;⑥ 其他:如降低颅内压等。

42. 预防性机械通气的适应证有哪些?

① 发生呼吸衰竭高危者:如长时间休克、严重颅外伤、严重 COPD 患者术后、术后严重败血症、重大创伤后发生严重衰竭等;② 减轻心血管系统负荷:如心脏术后、心功能降低或冠状动脉供血不足者、大手术后等。

43. 治疗性机械通气的适应证有哪些?

① 不能(或近期内)维持有效自主呼吸;② 呼吸衰竭:如急性心肌梗死、心力衰竭或急性肺充血、水肿诱发呼衰等;③ 大手术后或严重创伤、休克、感染、中毒等继发急性呼吸功能不全、ARDS;④ 呼吸中枢功能不全导致呼衰:如脑炎、脑外伤、

脑血管意外、镇静、麻醉剂过量或药物中毒等；⑤ 神经肌肉疾患所致呼吸衰竭，如重症肌无力、格林-巴利综合征等；⑥ 心搏骤停复苏后。

44. 机械通气的禁忌证有哪些？

① 巨大肺大泡或肺囊肿，机械通气有发生破裂及气胸可能；② 没行引流的张力性气胸伴/不伴纵隔气肿；③ 大咯血血块堵塞气道，发生窒息及呼吸衰竭时；④ 活动性肺结核播散时。

45. 呼吸机治疗的并发症有哪些？

① 气管插管、切开套管产生的并发症：导管误入支气管；导管、套管阻塞；气管黏膜坏死、出血；导管脱出或意外拔管等；② 呼吸机故障引起的并发症：漏气、接管脱落、管道接错、报警装置失灵等；③ 长期机械通气的并发症：通气过度、低血压、肺损伤、呼吸道感染、氧中毒、胃肠道并发症（胀气、出血、穿孔等）、少尿等。

46. 什么是肺保护性通气策略？

具体原则：① 限制肺的应力和应变，需要小的潮气量、平台压、跨肺压，即 $V_T = 4 \sim 6 \ mL/kg$（理想体重）、气道平台压（Pplat）$\leqslant 30 \ cmH_2O$、允许性高碳酸血症；② 使用一定水平呼气末正压（PEEP）、肺复张手法（RM）防止肺泡塌陷及萎陷伤，维持氧合（$SpO_2 > 92\%$）。

47. 如何确定最佳呼气末正压（PEEP）？

最佳 PEEP 值指对循环无不良影响、有最大肺顺应性、最小肺内分流、最高氧输送、最低 FiO_2 时的 PEEP 值。确定最佳 PEEP 方法：① 动脉氧分压法：测定不同 PEEP 对应的动脉氧分压，以达到最高氧分压、最小循环影响时所对应的 PEEP。② 肺顺应性法：压力容积曲线的低位折点（Pinf）$+ 2 \ cmH_2O$ 即可。③ 描记重症超声和电阻抗断层成像技术动态监测肺萎陷和过度膨胀的交点优化选择 PEEP。

48. 俯卧位机械通气治疗的优势是什么？禁忌证有哪些？

患者在俯卧位通气时不同区域肺泡大小的差别较仰卧位小，呈现相对均匀分布，解除了心脏和纵隔对背侧肺区的压迫，使萎陷的背侧肺区肺泡得以复张；肺血流在俯卧位通气时背侧肺区的通气和灌注较仰卧位好，分流减少，从而改善氧合。

建议氧合功能障碍的患者每天俯卧位通气＞12小时。无绝对禁忌证。相对禁忌证：颅内压增高、急性出血疾病、多发创伤伴不稳定骨折、血流动力学严重不稳定、妊娠、骨科术后限制体位、不能耐受俯卧位等。

49. 什么是神经电活动辅助通气？

神经电活动辅助通气(neural adjusted ventilatory assist，NAVA)通过监测膈肌电活动感知患者实际通气需要，在时间和通气上与患者自身做功协调一致，通气支持能与呼吸中枢所要求的通气量相匹配，提高人机间的协调性，吸气时呼吸肌放松，不出现辅助通气脱节和过度肺膨胀，亦不受漏气的影响。

50. 神经电活动辅助通气的适应证有哪些？

① 长期机械通气患者：NAVA 通过神经反馈能避免通气辅助过度或不足；② 准备脱机或脱机困难患者：NAVA 有助于判断脱机困难的原因，并随患者呼吸驱动增强平稳减少通气支持，避免脱机延迟及过早脱机；③ 人机不同步患者：NAVA 以膈肌电活动作为吸气触发的信号，可改善无效触发及呼吸机的送气滞后、空气饥饿现象，提高人机同步；④ 婴幼儿及呼吸中枢发育尚不完善的患者。

51. 床旁纤维支气管镜在治疗方面的适应证有哪些？

① 因无力咳痰，发生气道分泌物潴留、反流、误吸或大咯血阻塞气道，经气管内吸引、胸部物理治疗无效时；② 取出气管异物；③ 评估气管内病变(不明原因的咯血、肺不张等)及治疗；④ 肺、气管感染性疾病通过支气管肺泡灌洗(BAL)获取标本进行培养，注入病原菌敏感的抗生素；⑤ 困难气道者引导气管插管。

52. 体外膜肺氧合(extracorporeal membrane oxygenation，ECMO) 适应证有哪些？

适用于病情严重但有逆转可能的患者：① 年龄＞32周，体重＞1.5 kg 新生儿，且无颅内出血、凝血功能障碍者，如胎粪吸入综合征、顽固性肺动脉高压、先天性膈疝、重症肺炎等；② 成人或儿童因气体交换不良而致顽固性低氧血症者，如重症肺炎、哮喘持续状态、肺栓塞或大手术后、全身重症感染所致 ARDS 等；③ 成人或儿童因心、肺功能障碍引起的顽固、持续性低心排血量、低血压、血乳酸增高或术后体外循环脱机失败；④ 心肺移植的过渡手段。

第九章

53. 什么是高频通气？其类型有哪些？

高频通气（high frequency ventilation，HFV）指明显高于间歇正压通气频率，通过气体充分混合纵向传输与扩散、直接肺泡通气和肺泡间的气体摆动效应来增加气体交换的速度与量，实现气体交换改善氧合的通气方式。其类型分为：① 高频正压通气（HFPPV）：频率 $60\sim100$ 次/分；② 高频喷射通气（HFJV）：频率 $60\sim100$ 次/分、V_T $50\sim250$ mL；③ 高频振荡（HFO）：频率 $300\sim800$ 次/分、V_T $5\sim50$ mL。

54. 高频通气适应证有哪些？

适应证：① 常频通气无效的肺部疾病，如中毒、ARDS、吸入性肺炎、特别是早产儿、婴幼儿肺部病变；② 通气不均匀的肺部疾病，如气胸、肺间质气肿、肺不张、肺高压、心肌梗死及肺大泡并低氧血症等；③ 气管、食管异物取出术。

55. 急性呼吸衰竭的定义是什么？其诊断标准是什么？

呼吸衰竭指各种原因引起的肺通气伴（或不伴）换气功能障碍，静息状态不能维持足够的气体交换，引起低氧血症伴（或不伴）高碳酸血症，进而引起一系列病理生理改变及相关临床表现的综合征。其诊断标准主要依据血气分析：① Ⅰ型呼衰（低氧血症型），换气功能障碍所致低氧血症，不伴 CO_2 潴留，$PaO_2<60$ mmHg，$PaCO_2$ 降低或正常；② Ⅱ型呼衰（高碳酸血症型），肺泡通气不足引起低氧血症，合并 CO_2 潴留，$PaO_2<60$ mmHg，伴 $PaCO_2>50$ mmHg。

56. 急性呼吸衰竭的治疗措施有哪些？

治疗措施：① 保持气道通畅：开放气道、清除气道分泌物及异物、建立人工气道；② 纠正低氧、CO_2 潴留：氧疗、经鼻高流量氧疗、无创和有创正压机械通气等；③ 药物治疗：支气管扩张剂（β受体激动剂、抗胆碱药、茶碱类、糖皮质激素等）、化痰药等；④ 支持疗法：纠正电解质紊乱及酸碱失衡、液体管理、营养支持、重要器官功能的监测与支持，防止多器官功能衰竭；⑤ 病因治疗。

57. 急性呼吸窘迫综合征（acute respiratory distress syndrome，ARDS）的诊断标准是什么？

国际上多采用"柏林定义"对 ARDS 做出诊断及严重程度分层：① 起病时间：已知临床病因后 1 周之内或新发/原有呼吸症状加重；② 胸部影像：即胸片或 CT

扫描,可见双侧阴影且不能完全用胸腔积液解释、肺叶/肺萎陷、结节;③ 肺水肿:其原因不能通过心衰或水负荷增多来解释的呼吸衰竭;④ 缺氧程度:① 轻度:200 mmHg<PaO_2/FiO_2≤300 mmHg, PEEP 或 CPAP≥5 cmH_2O;② 中度:100 mmHg<PaO_2/FiO_2≤200 mmHg,PEEP≥5 cmH_2O;③ 重度:PaO_2/FiO_2≤100 mmHg,PEEP≥5 cmH_2O,说明:如果所在地区纬度高于1 000 m,应引入校正因子计算:[PaO_2/FiO_2(气压/760)]。

58. 如何通过监测血管外肺水诊治急性呼吸窘迫综合征(ARDS)?

肺血管通透性增加和血管外肺水聚集是 ARDS 特征性表现,应用经肺热稀释技术监测 2 项指标可精准诊治 ARDS:① 血管外肺水(extravascular lung water,EVLW)>10 mL/kg(理想体重)是诊断肺水肿的可靠指标;>15 mL/kg 为严重肺水肿。② 肺血管渗透指数(pulmonary vascular permeability index,PVPI)正常<2;PVPI<1.7 可排除 ARDS,PVPI 2.6～2.85 则为其诊断标准。ARDS 诊断、区分肺水肿原因、实施液体管理时,需综合考虑,EVLW 增加、PVPI 正常时,提示肺水肿由心力衰竭引起;而两者同时增加,肺水肿则由肺血管通透性增加所致。

59. 急性呼吸窘迫综合征的治疗措施有哪些?

① 积极控制原发病:如有效清创、感染灶充分引流等;② 呼吸支持治疗:是其主要治疗手段,包括氧疗、无创和有创正压机械通气等;③ 液体管理:保证有效循环及组织器官灌注前提下,保持液体负平衡,改善肺水肿;④ 药物治疗:如免疫调节剂(糖皮质激素、免疫球蛋白等)、血管扩张剂(一氧化氮、前列环素等)、肺表面活性物质、重组人活化蛋白 C 等;⑤ 中医药治疗:清热解毒、活血化瘀类中药;⑥ 其他:营养支持等。

60. 急性呼吸窘迫综合征的机械通气支持治疗措施有哪些?

① 小潮气量(4～6 mL/kg,理想体重)、低平台压通气(≤30 cmH_2O);② 最佳PEEP 设置:以最适氧合为目的;③ 肺复张:控制性肺膨胀(恒压通气,吸气压30～40 cmH_2O,持续 30～40 秒)、PEEP 递增法及压力控制法;④ 体位:半卧位(30°～45°)可降低呼吸机相关性肺炎发生;每天俯卧位通气>12 小时可改善通气/血流比及氧合;⑤ 高频震荡通气:高频率、低潮气量、低气道压为特点的通气模式,多作为挽救疗法;⑥ 体外膜氧合技术。

61. 急性呼吸窘迫综合征机械通气中如何个体化监测肺动态变化?

具体措施:① 监测肺应力与应变变化;② 监测驱动压:维持其≤15 cmH$_2$O来调整潮气量,可评价 ARDS 患者预后,驱动压>15 cmH$_2$O,死亡风险增加;③ 监测跨肺压:结合血气、血液动力学、肺可复张性等指标个体化调整 PEEP;④ 超声:可评估机械通气患者的心肺功能及膈肌状态,指导个体化通气及撤机;⑤ 电阻抗技术:有助于个体化评估在不同肺损伤和不同机械通气方式下肺不同区域的动态变化。

62. 急性肺水肿的治疗措施有哪些?

① 病因治疗:如输液过快应立即停止或减慢;感染诱发则清除感染灶、抗感染等;② 半坐位或坐位:可减少回心血量及呼吸中枢淤血,增加潮气量;③ 氧疗;④ 机械通气:可采用肺保护通气策略;⑤ 消泡剂:湿化瓶加入 75%~95%乙醇经鼻导管、面罩吸入或 20%乙醇超声雾化吸入等;⑥ 药物治疗:利尿剂、血管扩张剂、强心剂等;⑦ 脏器功能支持和保护治疗;⑧ 其他:减少肺循环血量(四肢束缚法、泻血法等)、β 受体阻滞剂、糖皮质激素等。

63. 急性肺水肿如何选择药物治疗?

① 利尿:如呋塞米,常与血管扩张剂合用。② 镇静药:如吗啡,可减轻焦虑,抑制中枢性交感作用降低周围血管阻力;舒张呼吸道平滑肌,改善通气。③ 血管扩张剂:如 α 受体阻滞剂、硝酸酯类等。④ 抗胆碱药:如山莨菪碱、东莨菪碱等。⑤ 强心剂:适用于快速心房纤颤或扑动诱发的肺水肿,如西地兰、米力农等。⑥ 茶碱类:如氨茶碱、多索茶碱等。⑦ 抗生素。⑧ 其他:免疫调理治疗、糖皮质激素等。

64. 血管扩张剂治疗急性肺水肿的机制是什么?

① 可解除体循环静脉和肺微小静脉痉挛,增加体循环血容量,减少回心血量;② 解除体循环动脉和肺微小动脉痉挛,减低心脏排血阻力,降低肺毛细血管静水压;③ 减轻心脏前、后负荷,降低中心静脉压;④ 解除肺小血管痉挛,使开放的动静脉短路关闭,动静脉分流减少;⑤ 增加冠状动脉血流。

65. 重症肺炎的诊断标准有哪些?

重症肺炎的诊断包括 2 项主要标准和 9 项次要标准,符合 1 项主要标准或≥3

项次要标准者即可诊断。主要标准：① 需要气管插管机械通气；② 感染性休克经积极液体复苏后仍需应用血管活性药物。次要标准：① 呼吸频率≥30 次/分；② 氧合指数：≤250 mmHg；③ 多肺叶浸润；④ 意识障碍和/或定向障碍；⑤ 血尿素氮≥200 mg/L(7.14 mmol/L)；⑥ 白细胞减少症(白细胞<4×10⁹/L)；⑦ 血小板减少症(血小板<100×10⁹/L)；⑧ 体温降低(中心体温<36℃)；⑨ 低血压需要液体复苏。

66. 重症肺炎的呼吸支持策略有哪些？

呼吸支持的策略主要根据氧合指数(OI)选择合适的呼吸支持方法：① OI>300 mmHg，鼻导管或面罩吸氧；② 200 mmHg≤OI<300 mmHg，高流量吸氧；③ 150 mmHg≤OI<200 mmHg，无创通气；④ OI<150 mmHg，有创通气；⑤ OI<100 mmHg，可采用俯卧位通气；⑥ OI<50 mmHg 超过 3 h 或 OI<80 mmHg 超过 6 h，可选择体外膜肺氧合(ECMO)。

67. 何谓重症社区获得性肺炎？

社区获得性肺炎(community acquired pneumonia，CAP)即院外罹患的感染性肺实质炎症，包括具有明确潜伏期的病原体感染而在入院后平均潜伏期内发病的肺炎；病情严重需进入 ICU 监护、治疗的肺炎为重症肺炎，即为重症社区获得性肺炎(severe community acquired pneumonia，SCAP)。其临床表现：意识障碍；RR>30 次/分；PaO_2<60 mmHg；氧合指数<300 mmHg，需机械通气；BP<90/60 mmHg；胸片示双侧或多肺叶受累，或入院 48 小时内病变扩大≥50%；少尿，尿量<20 mL/h 或 80 mL/4 h 或急性肾衰竭需透析治疗。

68. 重症社区获得性肺炎的治疗措施有哪些？

① 一般监护及治疗：加强生命体征监测、退热降温、吸氧、吸痰等。② 抗感染治疗：抗生素应早期、充分、足量；抗真菌治疗。③ 呼吸支持治疗。④ 循环支持：脓毒症集束化复苏，达到：CVP 8~12 mmHg、MAP≥65 mmHg、尿量≥0.5 mL/(kg·h)、SvO_2≥70%；可使用心血管活性药物，同时加强液体管理。⑤ 维持重要器官功能，防治 MODS。⑥ 加强营养治疗：早期以补充生理需要量为主。⑦ 其他：如胰岛素治疗、免疫调节剂、蛋白酶抑制剂、糖皮质激素等。

69. 重症医院获得性肺炎的治疗措施有哪些？

① 抗感染治疗：了解细菌耐药分布和变化，获得病原学结果前给予覆盖所有最可能的致病菌广谱抗生素联合治疗；依据下呼吸道标本培养及药敏结果选择较窄谱抗生素针对性治疗（降阶梯治疗）；控制疗程、防止耐药。② 基础病治疗：加强基础病（COPD、心功能不全、糖尿病等）治疗，防止恶化。③ 对症支持治疗：治疗相应并发症，维持内环境稳定，调节免疫功能，补充能量，加强营养。

70. 何谓慢性阻塞性肺疾病急性加重？

慢性阻塞性肺疾病（chronic obstructive pulmonary disease，COPD）是一组具有气流受限特征的肺部疾病，气流受限不完全可逆，呈进行性发展。COPD 急性加重（acute exacerbation of chronic obstructive pulmonary disease，AECOPD）临床表现包括以下 3 个方面：呼吸困难加重、痰液增多、脓性痰。当出现 3 种表现中的一种或几种即认为急性加重。

71. 慢性阻塞性肺疾病急性加重的治疗有哪些？

① 氧疗：维持 $PaO_2 \geqslant 60$ mmHg；$FiO_2 \leqslant 35\%$，避免 CO_2 潴留及呼吸性酸中毒。② 抗感染治疗：用于呼吸困难加重、咳嗽伴有痰量增多及脓性痰、机械通气。③ 支气管舒张剂：舒张支气管平滑肌改善症状，短效 β 受体激动剂（沙丁胺醇等）、抗胆碱药（如异丙托溴铵）、茶碱类药物。④ 糖皮质激素。⑤ 机械通气：无创和有创机械通气，帮助度过急性呼吸衰竭期。⑥ 积极排痰。⑦ 其他：维持液体和电解质平衡；加强营养；预防深静脉血栓形成和肺栓塞；治疗并发症等。

72. 何谓重症哮喘？

重症哮喘指潜在致死性哮喘；哮喘持续状态；难治性哮喘；危重型哮喘等，是呼吸系统常见危重病，抢救不当或不及时极易造成死亡。

73. 重症哮喘的治疗措施有哪些？

① 氧疗：鼻导管或面罩吸入温暖、湿润的氧气（4～6 L/min），维持 $SpO_2 \geqslant 90\%$。② 药物治疗：如 β 受体激动剂、糖皮质激素、茶碱类、抗胆碱药、抗组胺药、抗生素、抗白三烯类药物等。③ 无创或有创机械通气：掌握其适应证、禁忌证、通气模式、撤机时机及防治相关并发症（呼吸机相关性肺炎、低血压、心律失常、上消化道出血）等。④ 其他：液体管理、免疫治疗等。

74. 什么是新型冠状病毒肺炎？

　　新型冠状病毒（SARS‐CoV‐2）引起的疾病称为新型冠状病毒肺炎（coronavirus disease 2019，COVID‐19），病毒侵害后，机体出现全身炎症反应和免疫系统功能紊乱，心、肺、肾等多器官受累，出现心肌损害、呼吸困难和低氧血症，重型者迅速发展至急性呼吸窘迫综合征、脓毒症休克、严重代谢性酸中毒、出凝血功能障碍等，甚至 MODS。建议分期（观察期、临床治疗期、恢复期）、分型（轻型、普通型、重型、危重型）进行诊疗。

75. 新型冠状病毒肺炎如何诊断？

　　① 新冠肺炎诊断需结合患者的临床表现、影像学检查、实验室检查及流行病学史等。② 疑似病例诊断有 2 种情形：有流行病学史且符合临床表现中任意 2 条［发热和（或）呼吸道症状，新冠肺炎影像学特征，发病早期白细胞总数正常或降低，淋巴细胞计数减少］；无明确流行病学史但符合前述临床表现中的 3 条。③ 确诊病例：即疑似病例具备以下病原学证据之一：实时荧光 RT‐PCR 检测新型冠状病毒核酸阳性；病毒基因测序与已知的新型冠状病毒高度同源。

76. 新型冠状病毒肺炎患者如何临床分型？

　　① 轻型：症状很轻微，影像学没有肺炎的表现。② 普通型：有发热和呼吸道症状，同时影像学可以看到肺炎的表现。③ 重症：临床症状明显，有气促等症状，并且临床指标有改变，静息状态下脉氧饱和度 $<93\%$，肺的影像学在 $24\sim48$ h 之内明显进展，进展程度达到 50%。④ 危重型：出现了呼吸衰竭，需要机械通气或者无创通气或者出现了休克或者合并有其他脏器衰竭，需要 ICU 监护治疗。

77. 新型冠状病毒肺炎患者如何治疗？

　　① 氧疗：当 RR$\geqslant$30 次/分；静息状态 $SpO_2\leqslant93\%$ 时，鼻导管或面罩吸氧（5 L/min）。② 呼吸支持治疗：150 mmHg$<$氧合指数$\leqslant$300 mmHg，可采用经鼻高流量氧疗、无创机械通气；2 小时后病情无改善或不能耐受时行有创机械通气；仍无法改善氧合，行 ECMO 治疗。③ 药物治疗：抗病毒治疗；糖皮质激素；肠道微生态制剂。④ 血液净化治疗。⑤ 免疫疗法：免疫球蛋白、托珠单抗等。⑥ 中医治疗：血必净、痰热清注射液；连花清瘟胶囊；双黄连口服液；清肺排毒汤等。⑦ 其

他：如干细胞治疗等。

78. 致命性咯血紧急处理的措施有哪些？

① 体位引流：头低脚高 45°俯卧位，排出积血，保持气道通畅。② 气管内插管：边插边吸（必要时用支气管镜吸血），直至窒息缓解；持续大量出血时，将气管导管插入健侧，保障气体交换。③ 气管镜：硬质气管镜利于保持气道通畅，便于吸血；亦可在纤维支气管镜下给予止血药物和行气囊压迫、激光、热止血。④ 支气管动脉栓塞治疗：可作为紧急或选择性治疗。⑤ 其他：如扩容、输血、防治吸入性肺炎等；重点是预防和处理窒息，迅速止血。

79. 反流误吸紧急处理的措施有哪些？

① 将头偏向一侧，头低位，充分吸引口、咽腔内反流呕吐的胃内容物。② 气管内插管：正压通气前，尽可能吸出气管和主支气管内的残留物。③ 大量误吸要迅速反复用 0.9%氯化钠溶液注入气管内行肺灌洗。④ 机械通气改善氧合。⑤ 误吸 pH<2.5（胃液）、容量>0.4 mL/kg 的胃内容物，足以诱发 Mendelson 综合征，其治疗包括：呼吸支持、补液复苏、雾化吸入（乙酰半胱氨酸喷雾剂、支气管扩张剂、糖皮质激素等）。⑥ 防治吸入性肺炎。

（余剑波　高宝来　史佳）

参考文献

［1］ 邓小明,姚尚龙,于布为,等.现代麻醉学［M］.北京：人民卫生出版社,2021.
［2］ 刘大为.实用重症医学［M］.北京：人民卫生出版社,2017.
［3］ 邓小明,李文志.危重病医学［M］.北京：人民卫生出版社,2016.
［4］ 王辰,陈荣昌.呼吸支持技术［M］.北京：中国卫生出版社,2018.
［5］ 朱蕾.机械通气［M］.上海：上海科学技术出版社,2017.
［6］ 杨毅,黄英姿.ICU 监测与治疗技术［M］.上海：上海科学技术出版社,2018.
［7］ Nishimura M. High-Flow Nasal Cannula Oxygen Therapy in Adults：Physiological Benefits，Indication，Clinical Benefits，and Adverse Effects［J］. Respir Care，2016，61（4）：529-541.
［8］ 中华医学会呼吸病学分会呼吸危重症医学组,中国医师协会呼吸医师分会危重症医学工作委员会.成人经鼻高流量湿化氧疗临床规范应用专家共识［J］.中华结核和呼吸杂志,

2019,42(2)：83-91.

［9］ 中国心胸血管麻醉学会,中华医学会麻醉学分会,中国医师协会麻醉学医师分会,等.不同情况下成人体外膜肺氧合临床应用专家共识(2020 版)[J].中国循环杂志,2020,35：1052-1063.

［10］ 中国病理生理危重病学会呼吸治疗学组.重症患者气道廓清技术专家共识[J].中华重症医学电子杂志,2020,6(3)：272-282.

第十章

循环系统危重病的监测和诊疗

1. 什么是休克？

休克是指机体在各种强烈致病因子侵袭下引起的急性循环障碍，全身有效循环血量下降，导致各重要器官灌注不足，继而出现细胞功能和代谢障碍及器官功能障碍的一种病理生理过程。

2. 休克的临床分期有哪些？各有什么临床特征？

休克代偿期：有效循环血量降低 20% 以上时，临床表现为精神紧张或烦躁、面色苍白、手足湿冷、心率加速、过度换气等。血压正常或稍高，脉压缩小。尿量正常或减少。休克期：患者神志淡漠、反应迟钝，甚至可出现神志不清或昏迷、口唇和肢端发绀、出冷汗、脉搏细速、血压下降、脉压更缩小。休克晚期：对血管活性药物失去反应出现微循环衰竭。同时可出现进行性呼吸困难、脉速、烦躁、发绀或咳出粉红色痰，动脉血氧分压降至 60 mmHg 以下。

3. 休克患者的监测包括哪几个方面？

① 基本监测：动脉血压、心率、意识状态、皮肤改变、尿量、血常规、动脉血乳酸值。② 脏器功能监测：循环功能监测包括肺动脉楔压、中心静脉压、心排血量；呼吸功能包括动脉血氧分压、动脉血二氧化碳分压、肺泡-动脉血氧分压差等；肾功能包括每小时尿量、血肌酐值、2 小时肌酐清除率。③ 氧动力学监测：脉搏氧饱和度、动脉血气分析、氧输送和混合静脉血氧饱和度、动脉乳酸值、胃黏膜内 pH。④ 凝血功能监测。

4. 休克治疗的基本原则是什么？

休克治疗的基本原则为减少进一步的细胞损伤，维持最佳的组织灌注，纠正缺氧。要实现这个原则，提高氧输送是首先要完成的基本措施。虽然休克的治疗方法可分为病因性治疗和支持性治疗两个方面，但病因治疗和循环功能支持在休克的治疗过程中密切相关，相互影响，不可截然分开。

5. 什么是心力衰竭？

心力衰竭是一种因心脏结构或功能异常导致心室充盈或射血能力受损，心排血量不能满足机体组织代谢需要，以体循环和（或）肺循环淤血，组织血液灌注不足为主要临床表现的一组综合征。

6. 急性左心衰竭有什么临床表现？

① 早期表现：运动耐量明显下降是左心功能受损的最早征兆，继而可出现劳力性呼吸困难，随着病情的进展可出现夜间阵发性呼吸困难。听诊可闻及舒张早期或中期奔马律、P2 亢进，双肺底可有湿啰音和哮鸣音。② 急性肺水肿的表现：突发极度呼吸困难、端坐呼吸、烦躁不安、频繁咳嗽，咳粉红色泡沫痰。③ 心源性休克的表现：持续性低血压、皮肤湿冷、苍白、意识模糊甚至昏迷。

7. 急性右心衰竭有什么临床表现？

① 右心室梗死伴急性右心衰竭心肌梗死：临床上可出现低血压、颈静脉充盈及肺部呼吸音清晰三联征。② 急性大面积肺栓塞伴急性右心衰竭：突发呼吸困难、剧烈胸痛、有濒死感、咳嗽、咯血、发绀、皮肤湿冷、休克和晕厥、伴颈静脉怒张、肝脏肿大、肺梗死区呼吸音减弱、肺动脉瓣区杂音等。③ 右心瓣膜病伴急性右心衰竭：主要为右心衰竭的临床表现，颈静脉充盈、下肢水肿、肝脏淤血等。

8. 急性心力衰竭的病因或诱因是什么？

① 新发的心力衰竭的常见病因：急性心肌坏死和（或）损伤（如急性冠状动脉综合征、重症心肌炎等）、急性血流动力学障碍（如急性瓣膜关闭不全、高血压危象、心包压塞）。② 慢性心力衰竭急性失代偿的常见诱因：血压显著升高、急性冠状动脉综合征、心律失常、感染、治疗依从性差、急性肺栓塞、贫血、慢性阻塞性肺疾病急性加重、围术期、肾功能恶化、甲状腺功能异常、药物（如非甾体抗炎药、皮质激素、负性肌力药物）等。

9. 急性心力衰竭的辅助检查?

① 常规实验室检查：血常规、血生化、肝肾功能、高敏 C 反应蛋白等；② 心衰标志物：B 型利钠肽(BNP)及其 N 末端 B 型利钠肽原(NT‐proBNP)；③ 心肌坏死标志物：心肌肌钙蛋白 T 或 I(CTnT 或 CTnI)以及肌酸磷酸激酶同工酶(CK‐MB)；④ 动脉血气分析；⑤ 心电图；⑥ 胸部 X 线检查；⑦ 超声心动图等。

10. 急性心力衰竭的监测包括哪几个方面?

① 无创性监测：常规动态监测心电图、心率、呼吸频率、血压、血氧饱和度、体温和尿量等；② 有创血流动力学监测：动脉内血压监测、肺动脉导管、脉搏波指示连续心排量等,主要适用于血流动力学状态不稳定,病情严重且治疗效果不理想的患者。

11. 急性心力衰竭需要与什么疾病鉴别诊断?

① 急性左心衰竭应与能引起明显呼吸困难的疾病如支气管哮喘、急性肺栓塞、肺炎、慢性阻塞性肺病、急性呼吸窘迫综合征以及非心源性肺水肿等疾病相鉴别。② 急性右心衰竭应与肺不张、急性呼吸窘迫综合征、主动脉夹层、心包压塞、心包缩窄等疾病相鉴别。

12. 急性心力衰竭的治疗原则是什么?

① 改善呼吸困难症状,纠正低氧血症；② 尽快维持血流动力学稳定,维持重要脏器的灌注和功能；③ 减轻心脏前后负荷,改善心脏收缩和舒张功能,积极治疗诱因和病因；④ 纠正水、电解质紊乱和酸碱失衡,维持内环境稳定。

13. 围术期急性心力衰竭危险分层?

① 高危：不稳定型心绞痛、急性心肌梗死(7 天以内)、新近发生心肌梗死(7 天至 1 个月)、失代偿性心力衰竭、严重或高危心律失常、严重心瓣膜病,以及高血压 Ⅲ级(>180/110 mmHg)。② 中危：缺血性心脏病史、心力衰竭或心力衰竭失代偿史、脑血管病(短暂性脑缺血发作、脑卒中)、糖尿病以及肾功能不全。③ 低危：年龄>70 岁、心电图异常(左心室肥厚、完全性左束支传导阻滞、ST‐T 改变)、非窦性心律,以及未控制的高血压。

14. 什么是急性冠状动脉综合征？

急性冠状动脉综合征(acute coronary syndrome，ACS)是一大类包含不同临床特征、临床危险性及预后的临床症候群，它们有共同的病理机制，即冠状动脉硬化斑块破裂、血栓形成，并导致病变血管不同程度的阻塞。

15. 急性冠状动脉综合征如何分类？

由于不同类型的 ACS 的治疗策略存在一定差异，根据患者发病时的心电图 S-T 段是否抬高，可将 ACS 分为急性 S-T 段抬高性心肌梗死(STEMI)和非 S-T 段抬高性急性冠状动脉综合征(NSTE-ACS)。其中，根据心肌损伤血清生物标志物肌酸激酶同工酶(CK)-MB 或心脏肌钙蛋白测定结果，NSTE-ACS 又包括非 S-T 段抬高性心肌梗死(NSTEMI)和不稳定型心绞痛(UA)。

16. 急性冠状动脉综合征的典型临床表现？

典型表现为发作性胸骨后闷痛，紧缩压榨感或压迫感、烧灼感，可向左上臂、下颌、颈、背、肩部或左前臂尺侧放射，呈间断性或持续性，伴有出汗、恶心、呼吸困难、窒息感甚至晕厥，持续＞10～20 分钟，含硝酸甘油不能完全缓解时常提示急性心肌梗死。部分患者在急性心肌梗死发病前数日有乏力，胸部不适，活动时心悸、气急、烦躁、心绞痛等前驱症状。

17. 急性冠状动脉综合征的不典型临床表现及重症临床表现？

不典型表现有：牙痛、咽痛、上腹隐痛、消化不良、胸部针刺样痛或仅有呼吸困难。这些常见于老年、女性、糖尿病、慢性肾功能不全或阿尔茨海默病患者。临床缺乏典型胸痛，特别当心电图正常或临界改变时，常易被忽略和延误治疗，应注意连续观察。大多数 ACS 患者无明显的体征。

重症患者可出现皮肤湿冷、面色苍白、烦躁不安、颈静脉怒张等，听诊可闻肺部啰音、心律不齐、心脏杂音、心音分裂、第三心音、心包摩擦音和奔马律。

18. 急性冠状动脉综合征患者不稳定心绞痛包括什么？

① 静息性心绞痛：静息时心绞痛发作，发作时间较长，通常超过 20 分钟。② 初发性心绞痛：新近发生严重的心绞痛，CCS 分级为Ⅲ级以上的心绞痛，尤其注意近 48 小时有无静息性心绞痛发作及其发作频率。③ 恶化性心绞痛：既往诊断的心绞痛，最近发作次数频繁，持续时间延长，或痛阈降低。④ 心肌梗死后心绞

痛：急性心肌梗死后 24 小时至 1 个月内发生的心绞痛。⑤ 变异型心绞痛：休息或一般活动时发生的心绞痛,发作时心电图显示 S-T 段暂时性抬高。

19. 急性冠状动脉综合征的心肌损伤标志物有哪些?

心肌损伤标志物主要包括肌红蛋白、肌酸激酶同工酶(CK-MB)、肌钙蛋白(cTn)、乳酸脱氢酶同工酶、心型脂肪酸结合蛋白等。CK-MB 对判断心肌坏死的特异性较高。肌红蛋白有助于 STEMI 的早期诊断,但特异性较差。cTn 是目前优先采用的心肌损伤指标,特异性及时间窗较肌红蛋白或 CK-MB 更佳,对短期(30天)和长期(1 年)预后也有预测价值。超敏肌钙蛋白(Hs-cTn)具有更高的敏感性,是目前 ACS 指南 I B 类推荐应用于诊断及评估预后的心肌损伤标志物。

20. S-T 段抬高心肌梗死的心电图表现?

① S-T 段抬高呈弓背向上型,在面向坏死区周围心肌损伤区的导联上出现。② 宽而深的 Q 波(病理性 Q 波),在面向透壁心肌坏死区的导联上出现。③ T 波倒置,在面向损伤区周围心肌缺血区的导联上出现。在背向梗死区的导联则出现相反的改变,即 R 波增高、S-T 段压低和 T 波直立并增高。

21. 非 S-T 段抬高急性冠状动脉综合征的心电图表现?

ST-T 波动态变化是 NSTE-ACS 最有诊断价值的心电图异常表现。症状发作时可记录到一过性 S-T 段改变(常表现为 2 个或以上相邻导联 ST 段下移≥0.1 mV),症状缓解后 S-T 段缺血性改变改善,或者发作时倒置 T 波是"伪正常化",发作后恢复至原倒置状态更具有诊断意义,并提示有急性心肌缺血或严重冠脉疾病。初始心电图正常或临界改变,不能排除 NSTE-ACS 的可能性;患者出现症状时应再次记录心电图,且与无症状时或既往心电图对比,注意 ST-T 波的动态变化。

22. 急性冠状动脉综合征的危险性如何分层?

危险性评价建议方法有两类：① 血栓形成的危险性标志(急性危险性);② 基础疾病的标志(长期危险性)。血栓形成的危险性标志包括再发的胸痛、S-T 段下移、S-T 段动态改变,心肌肌钙蛋白升高及冠状动脉造影发现血栓。基础疾病的标志包括年龄、陈旧性心肌梗死、严重心绞痛、糖尿病、生物学标志(如 C 反应蛋白,D 二聚体、纤维蛋白原)以及冠状动脉造影标志(冠状动脉病变程度与范围,左心室功能障碍）。

23. 围术期急性冠状动脉综合征的治疗原则是什么？

围术期心肌缺血必须迅速评估病情，判定影响心肌氧平衡的异常因素。在积极处理病因的同时，根据危险分层采取适当的药物治疗和冠脉血供重建策略，以改善严重心肌耗氧与供氧的平衡，缓解缺血症状，稳定斑块、防止冠脉血栓形成发展，降低并发症发生率和死亡率。

24. 硝酸酯类在急性冠脉综合征患者的治疗作用是什么？

① 对血管平滑肌的直接作用而扩张各类血管，扩张静脉可增加静脉贮备量，使回心血量减少，降低心室壁张力而减少心肌耗氧量，但对卧位心绞痛的治疗效果差；扩张动脉主要是大动脉，可减少左心室后负荷和左心室做功。心脏前后负荷的减少，均可降低心肌氧耗量。② 通过改善心肌顺应性，减少对心内膜下血管压力，增加心内膜下的血液供应区；选择性扩张心外膜较大的输送血管；开放侧支循环；增加缺血区的血液供应。

25. β受体阻滞剂在急性冠状动脉综合征患者的治疗作用是什么？

β受体阻滞剂作用机制是减慢心率，降低体循环血压，减弱心肌收缩力来减少心肌耗氧量；心率减慢使舒张期延长，增加受损心肌尤其是心内膜下心肌的灌注，从而改善缺血区氧供与氧需的失衡，缩小心肌梗死面积；降低急性期并发症发生率、梗死率、再梗死率和病死率。

26. β受体阻滞剂在急性冠状动脉综合征治疗的适应证是什么？

① 急性心肌梗死发作数小时内（12小时内），且无β受体阻滞剂禁忌证；② 持续或再发缺血性胸痛的患者；③ 快速性心律失常，如快心室率的心房颤动患者；④ 完全梗死后的数周、数月和数年作二级预防使用。

27. β受体阻滞剂在急性冠状动脉综合征治疗的相对禁忌证是什么？

① 心动过缓，心率<60次/分；低血压，动脉收缩压<90 mmHg；② 心力衰竭失代偿期（Killip Ⅲ级及Ⅳ级）；③ 末梢循环灌注不良；④ P-R间期>0.24秒；⑤ 二度或三度房室传导阻滞；⑥ 严重支气管痉挛，如严重的慢性阻塞性肺疾病或哮喘病；⑦ 严重的周围血管疾病；⑧ 1型糖尿病或糖尿病相关的低血糖。

28. 急性冠状动脉综合征的抗血栓治疗有哪些？

抗血栓治疗包括溶栓剂、抗凝剂及抗血小板聚集治疗。其中溶栓剂有：链激酶、尿激酶、阿替普酶等；抗凝剂有：普通肝素、低分子肝素、直接凝血酶抑制剂等；抗血小板药物包括阿司匹林、氯吡格雷等。其目的在于抑制血栓的形成，溶解已形成的血栓。

29. 急性冠状动脉综合征溶栓治疗的适应证是什么？

① 2 个或 2 个以上相邻导联 S-T 段抬高（胸导联≥0.2 mV，肢导联≥0.1 mV），或提示急性心肌梗死病史伴左束支传导阻滞，起病时间＜12 小时，年龄＜75 岁；② S-T 段抬高，年龄≥75 岁；③ S-T 段抬高，发病时间 12～24 小时，溶栓治疗收益不大，但在有进行性缺血性胸痛和广泛 S-T 段抬高并经过选择的患者；④ 对于就诊时收缩压≥180 mmHg 和（或）舒张压≥110 mmHg 的患者，应权衡溶栓治疗的益处与出血性卒中的风险。

30. 急性冠状动脉综合征溶栓治疗的禁忌证是什么？

溶栓治疗的绝对禁忌证：出血性卒中病史、脑卒中或脑血管意外不足 1 年、对溶栓药物过敏、过去 2 周内手术或创伤、已知颅内肿瘤、怀疑主动脉夹层、活动性内出血（月经除外）。

溶栓治疗的相对禁忌证：未经控制的严重高血压（＞180/110 mmHg）、慢性严重高血压病史、脑血管意外或其他颅内病变超过 1 年、正在使用抗凝药物、近期创伤史（2～4 周）、明显的肝脏功能异常、近期（2～4 周）的内出血以及出血倾向、妊娠等。

31. 急性冠状动脉综合征抗血小板的原则有哪些？

① 一旦出现症状应当迅速开始；② 对阿司匹林过敏或胃肠道疾患不能耐受阿司匹林者，应当使用氯吡格雷；③ 对于早期非介入治疗住院患者，氯吡格雷加阿司匹林应当尽快给予；④ 行冠状动脉介入干预治疗的患者，植入裸金属支架者，除阿司匹林外还应给予氯吡格雷至少 1 个月以上，而对植入药物洗脱支架者，双抗治疗不少于 12 个月；⑤ ACS 患者除了使用阿司匹林和（或）氯吡格雷外，还应当使用静脉普通肝素或皮下低分子量肝素抗凝。

32. 什么是心律失常？

心律失常是指各种器质性心血管病、药物中毒、电解质和酸碱平衡失调等因素导致的心脏搏动频率、节律、激动起源、传导速度或激动的顺序发生异常。

33. 对血流动力学影响较重的心律失常类型有哪些？

① 心房颤动和扑动；② 阵发性室上性心动过速；③ 室性心动过速；④ 窦性停搏或心房停搏；⑤ 严重的房室传导阻滞；⑥ 室性期前收缩；⑦ 心室颤动和停搏；⑧ 起搏器综合征。

34. 心律失常有什么临床表现？

① 冠状动脉供血不足的表现：心绞痛、气短、周围血管衰竭、急性心力衰竭、肺水肿、急性心肌梗死等；② 脑动脉供血不足的表现：头晕、乏力、视物模糊、暂时性全盲，甚至失语、瘫痪、昏迷等一过性或永久性的脑损害；③ 肾动脉供血不足的表现：少尿、蛋白尿、氮质血症等；④ 肠系膜动脉供血不足的表现：腹胀、腹痛、腹泻，甚至发生出血、溃疡或麻痹；⑤ 心功能不全的表现：咳嗽、咯痰、呼吸困难、倦怠、乏力等。

35. 围术期常见心律失常的处理原则是什么？

① 对是否需要进行治疗和处理的心律失常做出正确判断；② 针对病因治疗，同时积极纠正诱发因素；③ 围术期重在药物治疗终止心律失常急性发作，远期应力求根治，并在药物辅助下预防和减少复发；④ 当药物治疗的效果不确定、无效或禁忌的情况下，尚可选择非药物治疗；⑤ 在积极进行心律失常药物治疗的同时要注意因治疗而引起的不良反应。

36. 围术期需考虑采取治疗的心律失常情形有哪些？

① 持续性和非持续性室性心动过速；② 对于产生严重的血流动力学障碍，不加干预，直接危及生命的心律失常以及恶性心律失常；③ 心律失常虽不危及生命，但伴有心悸、气短等各种不适症状，可产生严重的并发症；④ 多种阵发性室上性心动过速，骤起心率加快，多伴有明显的症状，且多次发作；⑤ 一些通道疾病所产生的心律失常是危及生命的；⑥ 心动过缓、长间歇心脏停搏，如三度房室传导阻滞及室率缓慢的二度房室传导阻滞等。

37. 心房颤动的治疗策略包括什么?

① 心率控制;② 节律控制;③ 维持窦律;④ 抗栓治疗;⑤ 上游治疗。

心室率控制,使心室有足够的时间充盈,增加心排血量,从而有利于血流动力学改善。建议静息时心室率控制在 60～80 次/分,中度运动时控制在 90～115 次/分。有症状的快速房颤患者需要紧急药物治疗,当患者有低血压、心绞痛或心力衰竭存在时可以考虑直接电转复。在理论上,维持窦性心律的临床益处大于控制心室率。心房颤动的上游治疗旨在预防,在围术期仍然具有十分重要的临床意义。

38. 室性心动过速的处理原则是什么?

室性心动过速的处理原则是:血流动力学不稳定者,立即同步电转复;血流动力学稳定者,允许选用药物终止发作。

39. 器质性心脏病合并的持续性室性心动过速如何治疗?

① 药物治疗首选胺碘酮;② 只有在胺碘酮无效或疗效不佳时选用或加用利多卡因;③ 苯妥英钠对洋地黄中毒所致室性心动过速特别有效;④ 当伴有血流动力学不稳定时首选电复律;室速、室颤最有效的终止措施是直流电复律。

40. 缓慢性心律失常怎么处理?

如果患者无症状,除完全性心脏阻滞外无须特殊治疗。如果患者有症状,如晕厥、心绞痛或气短等,可采取以下治疗措施:① 停用抗心律失常药物;② 给予阿托品 0.5 mg 静脉注射,可重复应用,总剂量为 2 mg;③ 如果患者对阿托品无反应,可给予多巴胺 5～20 μg/(kg·min);④ 如果患者仍有症状,加用异丙肾上腺素 2～10 μg/(kg·min);⑤ 可采用经皮放置临时起搏或永久起搏器。

41. 房室传导阻滞怎么处理?

房室传导阻滞的治疗需根据临床表现决定,如果患者无症状、血流动力学稳定,主要针对病因治疗。如果患者症状明显,应结合阻滞的情况,酌情使用药物或起搏治疗。对于二度Ⅱ型或三度房室传导阻滞伴有明显症状的患者一般考虑安装人工心脏起搏器。

42. 术前存在心律失常的患者的处理原则是什么?

① 应判断患者的循环是否稳定。不稳定应立即处理,如果循环稳定,可暂不

处理(甚至单形性室速)。② 应判断患者是否伴有器质性心脏病。患有器质性心脏病者需要针对病因治疗。③ 如果择期非心脏手术患者有高度(二度Ⅱ型以上)房室传导阻滞,或有病因的室性心律失常且有明显症状或有未能控制心室率的室上性心动过速,应治疗后再行手术。房颤患者应尽量控制心室率至 100 次/分左右,以保持较好的心功能。

43. 什么是高血压危象?

高血压危象是指原发性或继发性高血压患者在一些诱因的作用下收缩压和(或)舒张压突然升高,病情急剧恶化,同时伴有急性终末器官损害(心血管、脑血管或肾脏),需要即刻采取措施降低血压(并非将血压降至正常范围)来减轻靶器官损害的临床情况。

44. 什么是高血压亚急症?

高血压亚急症是指血压在短时间内明显升高但不伴靶器官损害,需要尽快在数小时或更长时间(24～48 小时)内控制的高血压。包括处于 3 级高血压上限者、视神经盘水肿、进展性靶器官损害并发症以及严重围术期高血压。高血压急症和亚急症之间的区别因素是终末器官损伤的存在,而不是绝对血压。

45. 慢性高血压在诊治方面有什么特点?

慢性高血压的治疗通常在数周内完成,有充足时间对高血压及其心血管危险因素进行评估。国外通常对患者血清肾素活性(plasma renin activity, PRA)进行评估,当患者 PRA≥0.65 ng/(mL·h),通常选用抗肾素活性的药物,包括 ACE 抑制剂,β 受体阻滞剂和血管紧张素Ⅱ 受体阻断剂;相反,当患者 PRA<0.65 ng/(mL·h),通常考虑为钠-容量相关性高血压,通常选用抗钠-容量的降压药物,包括醛固酮拮抗剂(如螺内酯),α 受体阻滞剂和钙拮抗剂。

46. 高血压危象如何治疗?

不同类型的高血压危象推荐的治疗方案不同,具体如下:① 急性肺水肿,硝普钠或非诺多泮联合硝酸甘油和袢利尿剂;② 急性心肌梗死,拉贝洛尔或艾司洛尔联合硝酸甘油,以上药物血压控制不满意可加用尼卡地平或非诺多泮;③ 高血压脑病,拉贝洛尔、尼卡地平或非诺多泮;④ 急性主动脉夹层,拉贝洛尔或联合硝普钠和艾司洛尔;⑤ 子痫,肼苯达嗪(经典);在 ICU,以拉贝洛尔或尼卡地平首选;

⑥ 急性肾衰竭,非诺多泮或尼卡地平。

47. 高血压危象时使用 ACE 抑制剂的注意事项是什么?

① 首先试用 ACE 抑制剂判断血清肾素活性程度及其在发病机制中的作用;② 口服卡托普利或静脉使用依那普利在 30～60 min 充分起效;③ 明显血压下降支持患者高血压危象发病机制为肾素依赖性;④ 失代偿性心力衰竭、急性肺水肿,或急性冠脉综合征(如急性心肌梗死、不稳定型心绞痛)患者应首先选用 ACE 抑制剂;⑤ 如果患者血压对 ACE 抑制剂无明显反应,肾素依赖机制可能性较小,应换用其他类型药物;⑥ ACE 抑制剂在先兆子痫、子痫患者中禁用。

48. 高血压危象时使用 α₁ 受体阻滞剂的注意事项是什么?

① 嗜铬细胞瘤和低肾素型高血压危象患者有效;② 口服特拉唑嗪大约 1 h 起效,静脉使用酚妥拉明即刻起效;③ 血压明显降低表明 α 受体机制在发病中的作用,诊断方面高度怀疑嗜铬细胞瘤;④ 如血压无反应则换药。

49. 高血压危象时使用利尿剂的注意事项是什么?

① 钠敏感、容量依赖型高血压危象患者使用利尿剂治疗期间血压会明显下降;② 失代偿性心力衰竭、肾衰竭或水肿患者应尽早开始使用利尿剂;③ 袢利尿剂一般在 30～60 min 内有效,应使用递增剂量直至产生利尿效果;④ 对利尿剂治疗无反应的氮质血症患者需要透析和超滤。

50. 高血压危象时使用中枢 α₂ 受体激动剂的注意事项是什么?

① 可乐定、胍法辛或 α 甲基多巴的突然停用可造成撤药综合征;② 一旦明确撤药综合征诊断,首选的治疗是恢复停用的药物;③ 如需胃肠外用药,静脉予拉贝洛尔,或酚妥拉明联合艾司洛尔均有效。此外,可以经皮使用可乐定,需要几小时才能达到治疗水平;④ 长期治疗角度看,选择或联合使用同类非依赖性药物可有效治疗高血压危象。

51. 硝普钠用于高血压危象有什么局限性?

① 起效快,使用过程中容易无意地将血压降至安全水平以下;② 硝普钠可致压力反射激活,引起心动过缓,进而加剧急性冠脉综合征和心力衰竭;③ 硝普钠使用需要在监护室内进行有创血压监测,增加治疗费用及相关并发症的发生率;

④ 经验性使用硝普钠不能阐明高血压危象的病理生理机制,不能对疾病的鉴别诊断提供有用的信息;⑤ 使用硝普钠会导致选择口服降压药物延迟,与口服降压药物合用会导致血流动力学更不稳定;⑥ 硝普钠有毒性作用。

52. 重症患者的循环系统监测有哪些?

① 心电监测;② 血压监测;③ 中心静脉压监测;④ 左心房压监测;⑤ 心输出量监测;⑥ 体温监测;⑦ 尿量监测;⑧ 混合静脉血氧饱和度监测。

53. 有创血压监测的适应证有哪些?

① 须严格控制血压者(如动脉瘤患者);② 血流动力学不稳定者(如休克或心脏手术患者);③ 需频繁采集动脉血标本者。

54. 有创血压监测过程有什么注意事项?

① 换能器与装有肝素盐水的加压袋相连接,以避免套管尖端形成凝血块;② 保持测压路径的通畅,整个装置应严格排空气泡;③ 换能器与大气相通时进行零点校正换能器在任何高度均可进行,但测压时应将换能器保持在稳定高度,通常选择冠状窦水平高度(可选择第 4 肋间腋中线水平);④ 连续测压过程中尽量保持测压部位的稳定,防止因患者穿刺置管部位关节活动导致的动脉内置套管打折或脱出。

55. 中心静脉压监测有什么临床意义?

中心静脉压(central venous pressure,CVP)是右心功能、有效循环血容量和血管张力的一个重要指标。① CVP 降低:若同时伴有血压升高,CVP 降低最能表明心脏实际功能增强。若血压下降,同时 CVP 降低则提示容量不足或静脉回流阻力增加。② CVP 升高:若同时伴血压下降,则 CVP 升高原因可能是心脏实际功能降低。若 CVP 升高同时血压也升高,则可能是由于容量增多或静脉回流阻力下降。

56. 心排血量监测有什么临床意义?

心排血量(cardiac output,CO)是指一侧心室每分钟射出的总血量。CO 是反映心泵功能的重要指标,受心肌收缩性、前负荷、后负荷、心率等因素的影响。CO 的监测对于评价心功能具有重要意义。根据 Starling 曲线,CO 对于补液、输血、血管活性药物治疗均有指导意义,也可通过 CO 计算其他血流动力学参数,如心脏指数、每搏量等。

57. 什么是脉波指示剂连续心输出量监测?

脉波指示剂连续心输出量需要一条中心静脉导管和一条动脉通路,深静脉导管用于注射冰盐水。动脉导管可连续监测动脉压力,同时监测仪通过分析动脉压力波型曲线下面积来获得连续的心输出量(PCCO)。动脉导管带有特殊的温度探头,用于测定大动脉的温度变化。监测仪利用热稀释法测量单次的心输出量。测量单次的心输出量可用于校正 PCCO。通常需要测定 3 次心输出量,求其平均值来校正 PCCO。

58. 超声多普勒法测定 CO 的原理是什么?

超声多普勒测 CO 主要有 2 种方式:经食管超声多普勒(EDM)和经气管超声多普勒(TTD)。主要用 EDM。超声多普勒探头通过测定红细胞移动的速度来推算降主动脉的血流量,其配有的 M 型超声探头,还可直接测量降主动脉直径的大小。由于降主动脉的血流量是 CO 的 70%(降主动脉血流与 CO 的相关系数是 0.92),故其计算公式为:CO=降主动脉血流量×降主动脉的横截面积÷70%。

59. 胸阻抗法测定 CO 的原理是什么?

胸阻抗法心输出量测定原理是根据欧姆定律,电流与电阻呈反比。高频电流通过人体时产生阻抗且可以进入深部组织,从而反映内脏血流的容积变化。心脏射血时,左心室内的血液迅速流入主动脉,主动脉血容量增加,体积增大,阻抗减小;当心脏舒张时,主动脉弹性回缩血容量减少,体积减小,阻抗增大。因此,胸腔阻抗将随着心脏的收缩和舒张发生搏动性变化。利用心动周期中胸部电阻抗的变化,可测定左心室收缩时间和计算心搏量。

60. 什么是主动脉内球囊反搏?

主动脉内球囊反搏(intraaortic balloon counterppulsation,IABP)是机械辅助循环的一种方法,指在动脉系统植入一根带气囊的导管到左锁骨下动脉开口远端和肾动脉开口上方的降主动脉内,在心脏舒张期球囊充气,在心脏收缩前球囊放气,从而起到辅助循环的作用,对功能衰竭的心脏可起到有力的支持。

61. 体外膜肺氧合循环支持的目的是什么？

　　体外膜肺氧合循环支持（extracorporeal membrane oxygenation，ECMO）的目的是：① 保障全身有效的血液灌注；② 作为对病变心脏的有效辅助方法，为心脏的进一步诊治恢复赢得宝贵时间；③ 充当心脏移植的"桥梁"，等待移植供体；④ 用于器官捐献者等待移植受体。

62. 依据病种，体外膜肺氧合循环支持可适用于哪些疾病？

　　① 冠心病，ECMO 的目的主要在建立有效循环，使缺血再灌注损伤的心肌得以恢复；② 不明原因的心源性休克；③ 心脏手术术后严重低心排，常规治疗无效者；④ 爆发性心肌炎，继发严重心衰及心律失常药物治疗无效者；⑤ 心肌病，ECMO 对此类患者仅限于重症难治性心衰，以扩张型心肌病和特异型心肌病的 ECMO 效果较佳；⑥ 药物难治性肺高压；⑦ 肺栓塞；⑧ 心脏移植患者。

63. 体外膜肺氧合循环支持的禁忌证是什么？

　　（1）绝对禁忌证：① 不可复性脑损伤；② 恶性肿瘤；③ 严重的不可逆性多脏器损害。

　　（2）相对禁忌证：① 严重出血；② 严重心功能不全的孕妇；③ 心脏术后依然合并不能矫治的先天和后天疾病者；④ CPR 时间超过 30 分钟者；⑤ 不可恢复性心肺损伤。

64. 体外膜肺氧合循环支持时机是什么？

　　以下情况可考虑安装体外膜肺氧合（ECMO）：① 严重心衰，常规治疗效果不佳，预计死亡率在 50% 以上的患者；② 大量正性肌力药物效果不佳，血流动力学仍难以维持；③ 心脏指数<2 L/(min·m^2)持续 3 h 以上，成人平均动脉压（MAP）60 mm Hg 持续 3 h 以上，乳酸>5 mmoL/L 并进行性增高，尿量<0.5 mL/(kg·h)持续 5 h。

65. 体外膜肺氧合脱机指标是什么？

　　当体外膜肺氧合循环支持流量为患者心输出量的 20%，在小量血管活性药物的条件下，如多巴胺<5 μg/(kg·min)，多巴酚丁胺<5 μg/(kg·min)，肾上腺素<0.02 μg/(kg·min)，血流动力学稳定，成人平均动脉压>60 mmHg，小儿平均动脉压>50 mmHg，脉压>20 mmHg，中心静脉压<10 mmHg，左室压<

第十章

12 mmHg,左室射血分数＞40％,心电图无恶性心律失常,静脉氧饱和度＞60％,乳酸＜2 mmol/L,可考虑脱机。

(李偲　黄泽宏)

参考文献

［1］ Simmons J,Ventetuolo C E. Cardiopulmonary monitoring of shock［J］. Curr Opin Crit Care,2017,23(3):223-231.

［2］ Mtaweh H,Trakas E V,Su E,et al. Advances in monitoring and management of shock［J］. Pediatr Clin North Am,2013,60(3):641-654.

［3］ 王华,梁延春.中国心力衰竭诊断和治疗指南 2018［J］.中华心血管病杂志,2018,46(10):760-789.

［4］ 邓小明,姚尚龙,于布为.现代麻醉学(第 4 版)［M］.北京:人民卫生出版社,2014.

［5］ 中华医学会心血管病学分会,中华心血管病杂志编辑委员会.不稳定性心绞痛和非 ST 段抬高心肌梗死诊断与治疗指南,中华心血管病杂志,2007,35:295-304.

［6］ 夏宏器,邓开伯主编.实用心律失常学第 2 版［M］.北京:中国协和医科大学出版社,2008.10.

［7］ 刘大为.实用重症医学［M］.北京:人民卫生出版社,2010.03.

［8］ Haas AR,Marik PE. Current diagnosis and management of hypertensive emergency. Semin Dial,2006,19(6):502-512.

［9］ Patel HP,Mitsnefes M. Advances in the pathogenesis and management of hypertensive crisis. Curr Opin Pediatr,2005,17(2):210-214.

［10］ Blumenfeld JD,Laragh JH. Management of hypertensive crises:the scientific basis for treatment decisions. Am J Hypertens,2001,14(11 Pt 1):1154-1167.

［11］ 龙村.体外外膜肺氧合循环支持专家共识［J］.中国体外循环杂志,2014,12(02):65-67.

神经系统危重病的
监测与诊治

1. 脑血流的调节包括哪些方面?

    脑血流的调节包括：① 自身调节：静态自身调节使平均脑血流在正常情况下持续稳定,动态自身调节使脑血管在脑灌注压快速降低时扩张,使脑血流迅速恢复到基线水平;② 化学调节：CO_2 分压升高或氧分压降低可引起脑血管舒张和脑血流增加;③ 代谢调节：不论在全脑还是局部水平,脑血流量随代谢率增加而增加,以保证神经元对氧和葡萄糖的摄取;④ 神经调节。

2. 什么是脑水肿? 脑水肿分为哪些类型?

    脑水肿是指液体过度聚集在脑组织的细胞内或细胞间隙中。脑水肿主要分为血管源性(vasogenic)脑水肿、细胞毒性(cytotoxic)脑水肿、间质性(interstitial)脑水肿和渗透性(osmotic)脑水肿等类型。不同类型的脑水肿可重叠并存或先后出现。

3. 血管源性脑水肿形成的机制是什么?

    血管源性脑水肿是因构成血脑屏障的毛细血管内皮细胞的紧密连接和星形细胞突触破坏,造成血管内液体进入脑实质的血管外间隙所致。造成血脑屏障功能障碍的原因包括：① 高血压造成毛细血管破坏,压力直接作用迫使液体从毛细血管渗透至脑细胞间隙;② 创伤等因素直接造成脑血管损伤;③ 肿瘤促进释放血管活性和内皮破坏成分,如花生四烯酸、组胺、自由基及血管内皮生长因子等。

4. 细胞毒性脑水肿常见的病因和形成机制是什么?

    细胞毒性脑水肿是因 ATP 依赖的钠钾泵功能障碍,造成钠离子和水在细胞内潴留所致。肿胀的细胞包括神经元、胶质细胞和血管内皮细胞。细胞毒性脑水肿常见的病因包括缺血缺氧、中毒和创伤。

5. 什么是间质性脑水肿？

间质性脑水肿常见于脑积水。间质性脑水肿是由于脑脊液-脑屏障损伤，导致脑脊液穿过室管膜进入脑室周围白质的细胞间隙。间质性脑水肿与血管源性脑水肿的区别在于该型脑水肿渗出物为脑脊液，蛋白含量极低。对于间质性脑水肿，应首先考虑治疗脑积水，而类固醇激素治疗无效，渗透压治疗效果也不佳。

6. 脑疝有哪些常见的类型？

脑疝常见的类型有：① 小脑幕切迹疝（颞叶疝）：幕上或幕下压力增高时，移位的脑组织疝入小脑幕切迹，挤压脑干；② 枕骨大孔疝（小脑扁桃体疝）：小脑扁桃体通过枕骨大孔后缘疝入椎管，使延髓和上颈髓被推向枕骨大孔前方并受压；③ 脑干轴性移位：颅内压增高时脑干下移，而基底动脉位置相对固定，进而导致脑干血管受损；④ 大脑镰疝：幕上一侧颅内压增高可使脑组织穿过大脑镰下方向对侧移位；⑤ 蝶骨嵴疝。

7. 为什么低氧血症与脑损伤可形成恶性循环？

当动脉氧分压低于 60 mmHg 时，除了使细胞氧梯度降低造成直接损伤之外，还是通过继发的颅内压（intracranial pressure，ICP）效应造成脑继发性损伤的一个重要因素。不论原发疾病是什么，脑灌注下降可能会进一步加重意识障碍，进而导致气道损害和通气不足，使氧合功能进一步下降。另外，存在意识障碍的患者，由于气道反射受损，反复发生误吸，进而常并发肺损伤，肺炎的发病率显著增加。

8. 什么是格拉斯哥昏迷评分？

格拉斯哥昏迷评定量表（Glasgow coma scale，GCS）常用于评价意识障碍的程度。GSC 评分将睁眼反应、言语反应和运动反应的分数相加。检查项目及分数如下：① 睁眼反应：自动睁眼 4 分，呼唤睁眼 3 分，疼痛睁眼 2 分，不睁眼 1 分；② 言语反应：定向正常 5 分，应答错误 4 分，言语错乱 3 分，言语难辨 2 分，不语 1 分；③ 运动反应：按指令动作 6 分，对刺激定位 5 分，对刺激躲避 4 分，刺痛屈曲 3 分，刺痛过伸 2 分，无动作 1 分。

9. 什么是 Hunt & Hess 评分系统？

Hunt & Hess 评分系统用于评估蛛网膜下隙出血患者疾病的严重程度并估算死亡率。① 1 级：无症状或轻度头痛（存活率 70%）；② 2 级：中等到剧烈头痛，颈项强直，除可能的脑神经麻痹外，无神经系统功能缺失（存活率 60%）；③ 3 级：精神状态轻度改变（意识模糊、昏睡），轻度局部神经功能缺失（存活率 50%）；④ 4 级：木僵和（或）轻度偏瘫（存活率 20%）；⑤ 5 级：昏迷和（或）去大脑强直（存活率 10%）。

10. 什么是脑灌注压？

脑灌注压（cerebral perfusion pressure，CPP）是指促使血液进入脑组织的净压力梯度。CPP 必须维持在一定范围内，因为压力过小会导致脑组织缺血，压力过大会导致颅内压增高。CPP＝平均动脉压－颅内压。平均动脉压＝1/3（收缩压－舒张压）＋舒张压。CPP 的正常值为 70～110 mmHg。

11. 颅内压对脑血流调节有什么影响？

脑血流量（cerebral blood flow，CBF）＝（平均动脉压－颅内压）/脑血管阻力（cerebrovascular resistance，CVR）。当颅内压在正常范围内波动时，脑血管可通过自身调节扩张或收缩，从而保持脑血流的稳定。当颅内压高于 40 mmHg 时，则脑血管自动调节能力受损，此时脑灌注压常不能维持脑组织所需的最低脑血流量，产生脑缺血和缺氧，进而导致细胞毒性脑水肿，使颅内压进一步增高，形成恶性循环。

12. 脑血流量的测定方法有哪些？

脑血流量的测定方法包括 N_2O 测定法（金标准）、经颅多普勒超声（TCD）、正电子发射断层扫描（PET）、单光子放射断层扫描（SPECT）、近红外光谱分析、稳态氙增强 X 线 CT 扫描（Xe/CT）、功能磁共振（fMRI）、脑血流图、放射自显影技术等。

13. 经颅多普勒超声是如何评估脑血流动力学变化的？

经颅多普勒超声是通过多普勒频移效应来测定检测部位动脉血流速度。经眼、颞和枕骨大孔这些声窗监测大脑动脉环血流量具有瞬时分辨率好、无创、低风险和可重复测量等优点。流速与流量之间估算的前提是假设大血管直径相对固定。在不同情况下,血流速度的变化可以用来评估颅内血管的直径变化和狭窄程度。监测大脑中动脉与颅外颈内动脉血流速度的比值(痉挛指数)可鉴别血管痉挛与充血。

14. 热弥散法微创局部脑血流监测仪原理是什么?有何应用?

局部脑血流变化对于判断神经重症患者病情有重要意义。以热弥散法为原理的微创局部脑血流监测仪已应用于临床,其原理是利用温度梯度作为示踪剂,测量探头上两点间温度的变化,计算出局部脑血流量。该方法目前已应用于颅内动脉瘤、脑动静脉畸形以及颅脑创伤等颅脑疾病中的局部脑血流监测,具有计算绝对数量和可床旁监测的优势,但该方法需要颅骨钻孔放置探头,属于有创监测。

15. 如何评估脑血管的调节能力?

监测脑血流能评估脑血管系统对代谢环境和血压变化的反应。通过倾斜试验或适当使用血管活性药物的方法持续调节血压,可以测定静态脑血管自身调节能力;而使用一个充气压力大于收缩压的大腿袖袋突然放气,可以评估脑血管动态自身调节能力。当采用观察脑血流对二氧化碳分压变化的反应来评估脑血管储备功能或脑血管张力反应性时,可以通过复吸入或向呼吸回路内添加 CO_2 的方法进行,也可使用乙酰唑胺来评估。

16. 颈静脉球血氧测定评估脑氧供需平衡的原理是什么?

在假设血细胞比容和代谢恒定的前提下,Fick 原理可反过来通过监测静脉血氧饱和度来评估脑血流以及脑氧供需平衡是否匹配。如果 $AVDO_2 = (CMRO_2 / CBF)$,那么 $CaO_2 - CjvO_2 = (CMRO_2 / CBF)$。如果忽视溶解氧的作用,那么,$(SaO_2 - SjvO_2) \times Hgb \times 1.34 = (CMRO_2 / CBF)$。这里 $CMRO_2$ 为脑氧代谢率,CaO_2 和 $CjvO_2$ 分别为动脉和颈静脉血氧含量,SaO_2 和 $SjvO_2$ 分别为动脉和颈静脉血氧饱和度,Hgb 为血红蛋白浓度,1.34 为氧亲和力常数。

17. 如何进行颈静脉球血氧测定?测定结果有什么意义?

导管可以通过颈内静脉逆行放置到颈静脉球内接近颈静脉孔的位置,甚至可以达到更高的位置,进入大的静脉窦。这些导管可以提供与灌注和耗氧量相关的信息。去饱和(<50%)提示氧供不足或耗氧过多,异常饱和(>75%)提示充血或脑卒中,两者均提示患者预后不良。在脑血流充足的情况下,推算出的动静脉氧含量差可能是更准确的评估方法。

18. 有创颅内压监测的方法有哪些？

有创颅内压(intracranial pressure，ICP)监测的方法包括脑室内插管法、蛛网膜下隙插管法、硬脑膜下、硬脑膜外及脑组织内传感器置入等方法。其中，脑室内插管法是最精确可靠的 ICP 监测方法。脑组织内传感器置入法可在弥漫性脑肿胀导致脑室太小难以置管时选择。而蛛网膜下隙、硬脑膜下和硬脑膜外的 ICP 监测不如前两者准确。

19. 颅内压监测中的 A 波是什么？有什么临床意义？

A 波又叫高原波，其典型表现为颅内压在正常值(5～15 mmHg)的基础上迅速上升，可高达 50～100 mmHg，高峰呈平顶状、峰状或不规则状，维持 3～30 分钟，随后迅速下降至基线甚至更低的水平。A 波提示脑顺应性下降，是即将发生脑疝的征兆。

20. 脑组织氧压监测正常值是多少？有什么作用和局限性？

微型化的 Clark 电极可与 ICP 监测导管整合，可用来同时监测组织氧压和 ICP。组织氧压正常值是 25～45 mmHg，低于 15 mmHg 则提示存在病理改变。组织氧压监测可提供脑灌注是否充分的信息，有助于评估大脑对调节血压和氧合等治疗措施的反应性。有利于指导治疗，有可能改善患者预后。但其也存在许多局限性，如存在测量误差和校准漂移，而且局部脑组织氧压的水平不一定能代表整体脑组织氧压的水平。

21. 近红外分光光度计测定脑组织氧饱和度的原理是什么？

近红外光可穿透骨骼，被散射和被反射的比例与组织中光吸收物质(如血红蛋白和其他有色基团)的浓度成反比。颅骨表面的探测器探测经表面向下穿透大脑皮质后反射回来的光信号，另一个毗邻的探测器探测仅穿透浅表组织的反射光信号。将两个信号通过一定方式的演算就可以估算出局部脑组织氧饱和度(regional brain oxygen saturation，rSO_2)，但近红外分光光度计监测 rSO_2 一定程度上会受到其他有色基团的干扰。

22. 什么是脑微量透析？

脑微量透析是使用探针评价脑生化环境的一项技术。探针经颅骨钻孔置入，将少量的透析液经导管在脑组织中循环并收集到颅外。高压液相色谱仪可分析通过半透膜透入透析液中的多种物质（如乳酸、丙酮酸、葡萄糖、甘油和谷氨酸），并图形化或数字化地显示这些物质的变化趋势，从而反应脑组织的生化环境状态。这项技术也存在一些问题，例如，探针放置的最佳位置，以及测量结果与病变病理改变之间的关系等。

23. 持续脑电图监测对神经重症患者有什么作用？

① 神经重症患者常出现非惊厥性癫痫发作和非惊厥性癫痫持续状态，这会导致脑细胞耗氧增加，加重脑缺氧并升高颅内压，持续脑电图监测可及时发现症状不明显的癫痫发作，使其得到及时处理，减少癫痫发作造成的脑损伤；② 脑缺血发生后数分钟内，脑电图波形即可发生变化，且敏感性高。因此，脑电图监测有助于识别脑缺血；③ 脑电双频指数等量化脑电图可用来实时监测皮质功能的变化。

24. 颅内高压的治疗包括哪些方面？

颅内高压的治疗包括：① 一般治疗：保持呼吸道通畅、镇静、抬高上半身及保证静脉回流；② 药物治疗：甘露醇、甘油果糖、高渗盐水、人血白蛋白、呋塞米、糖皮质激素等；③ 脑脊液引流；④ 过度通气；⑤ 亚低温治疗；⑥ 减压手术：去骨瓣减压术和内减压术；⑦ 治疗原发疾病。

25. 与甘露醇相比，高渗盐水治疗颅内压增高有什么优势？

甘露醇有利于减少脑容积，但随其被肾脏排出，血容量和血压也随之下降。因此，可能对机体造成新的不利影响。高渗盐水的复苏效果满意，并且不会像甘露醇一样导致延迟性低血压。但使用高渗盐水也与使用甘露醇存在相同的顾虑。因为具有渗透活性的药物可经损伤的血—脑屏障扩散到脑间质中，当药物减量或停药时，血浆渗透压下降，颅内含水量则重新增加，导致颅内压反跳性增高。

26. 什么是神经源性肺水肿？

神经源性肺水肿是指在无原发性心、肺和肾基础疾病的情况下，中枢神经系统损伤后突发的肺水肿。发生机制可能与交感神经过度兴奋、肺血管肾上腺素能受体异常表达、肺静脉回流障碍、肺表面活性物质减少、肺组织白细胞激活、凝血和纤溶激活等有关。患者表现为呼吸困难、咳粉红色泡沫痰及双肺湿啰音;氧合指数低于 200 mmHg;影像学显示双肺均匀高密度渗出影。

27. 神经源性肺水肿的治疗方法有哪些?

神经源性肺水肿的治疗包括:① 原发病的治疗;② 脱水:脱水治疗既可降低颅内压,又可减轻肺水肿;③ 机械通气:气管插管或气管切开,采用呼气末正压通气改善弥散障碍;④ 改善循环:适当使用强心药,血压稳定时使用抑制交感活性的药物,如酚妥拉明;⑤ 糖皮质激素:促进肺泡表面活性物质的产生;⑥ 一般治疗:镇静、镇痛、维持内环境稳定及预防感染。

28. 什么是神经源性心肌顿抑?

神经源性心肌顿抑是指无基础心脏病的患者因神经系统疾病而发生的一过性可逆性的心肌病变。发生机制可能是下丘脑缺血引起交感神经过度兴奋,造成心内膜下缺血或冠脉痉挛。患者出现心衰、低血压和心律失常等。心电图表现与心肌梗死相仿,包括 T 波宽大倒置、Q‒T 间期延长、S‒T 段抬高或压低、U 波、早搏、室上性心动过速、心室扑动、心室颤动和心动过缓。少数患者进展为心肌梗死。治疗以强心药为主,包括多巴酚丁胺和米力农等。

29. 什么是中枢性尿崩?

中枢性尿崩是由下丘脑(视上核、室旁核)-垂体柄-垂体后叶损伤,造成抗利尿激素的合成、分泌或运输发生障碍,引起肾脏对水的重吸收减少所致。患者表现为烦渴和多尿等症状,尿量>250 mL/h,或 3 mL/(kg·h),尿比重<1.005,尿渗透压<200 mOsm/L,血清钠正常或升高。治疗包括:① 维持水电解质平衡;② 应用去氨加压素。

30. 什么是抗利尿激素分泌不当综合征?

抗利尿激素分泌不当综合征(syndrome of inappropriate antidiuretic hormone secretion,SIADH)是神经重症患者较常见的因渗透压调节障碍引起的低钠血症,常因下丘脑-垂体损伤引起抗利尿激素过度分泌,造成肾小管对水的重吸收增加所致。患者出现低钠血症,尿钠增加,但无脱水表现。治疗主要包括:① 限水:限制入水量在 800～1 000 mL/d 以内;② 补钠:在监测血钠和尿钠的基础上进行补钠;③ 脱水和利尿;④ ACTH 治疗。

31. 什么是脑耗盐综合征？

脑耗盐综合征（cerebral salt wasting syndrome，CSW）是指患有颅内疾病的患者因尿钠过多排泄而引起的低渗性缺水，多见于颅脑创伤、蛛网膜下隙出血和颅脑手术后等情况，可能与脑钠肽分泌过多有关。该综合征多于脑损伤发生 1 周内出现，病程可持续数周，多为自限性。患者可出现头痛、精神不振、癫痫、意识障碍、口渴和少尿等症状。实验室检查可发现血钠降低，而 24 小时尿钠大于总钠摄入量。治疗包括补液、补钠和糖皮质激素的应用。

32. 什么是癫痫持续状态？

癫痫持续状态是指一次发作持续时间大大超过了大多数该型癫痫患者一次发作的时间，或反复发作，在发作间期患者的意识不能恢复到基线水平。全面强直-阵挛发作持续 5 分钟即可能造成神经元损伤。因此，癫痫持续状态是神经科急症，一旦发生应立即处理。治疗原则：① 紧急对症处理：保持呼吸道通畅，进行生命体征监测；② 药物迅速控制发作；③ 药物维持治疗；④ 预防脑水肿、肺部感染和电解质紊乱等并发症；⑤ 治疗原发病。

33. 什么是轻型颅脑损伤？

轻型颅脑损伤患者伤后昏迷时间在 30 分钟以内，GCS 评分 13～15 分；临床症状有头痛、头昏、恶心呕吐和逆行性遗忘，神经系统查体无阳性体征；CT 检查无异常发现，腰椎穿刺测脑脊液压力正常，脑脊液化验正常。

34. 什么是中型颅脑损伤？

中型颅脑损伤患者伤后昏迷时间＜12 小时，GCS 评分 9～12 分；伤后症状有头痛、头昏和恶性呕吐，可出现癫痫，神经系统查体可有肢体瘫痪、失语和生命体征改变；影像学检查可发现局限的小血肿和脑水肿，有轻度脑组织受压，中线结构移位＜3 mm；腰椎穿刺测颅内压中度增高，达到 200～350 mmH_2O 水平，脑脊液中含血。

35. 什么是重型颅脑损伤？

重型颅脑损伤患者伤后昏迷时间＞12 小时，GCS 评分 6～8 分；临床表现可有偏瘫、失语、四肢瘫和生命体征改变；影像学检查可发现蛛网膜下隙出血和颅内血肿，血肿量＞60 mL，脑池变窄或消失，中线结构移位＞3 mm；颅内压增高达到

350 mmH$_2$O 水平,脑脊液为血性。

36. 什么是特重型颅脑损伤?

特重型颅脑损伤患者伤后昏迷时间>12 小时或持续昏迷,GCS 评分 3～5 分;临床表现有四肢瘫痪、脑干反射消失及脑疝症状;影像学检查可发现广泛蛛网膜下隙出血、颅内血肿或大面积脑梗死,脑池消失,中线结构移位 5～10 mm;颅内压增高至 500 mmH$_2$O 以上,脑脊液为血性。

37. 什么是弥漫性轴索损伤?

弥漫性轴索损伤(diffuse axonal injury,DAI)形成机制是创伤使头部产生旋转加速度或角加速度,脑组织内部发生剪应力作用,脑组织受压和回位过程中神经轴索和小血管发生损伤。DAI 典型临床表现是伤后即刻昏迷,昏迷程度深,时间长。部分患者影像学检查可发现大脑皮髓质交界处、神经核团与白质交界处、胼胝体及脑干无占位效应出血灶和弥漫性脑肿胀。治疗包括对症支持治疗、亚低温和高压氧等。

38. 什么是原发性脑干损伤?

原发性脑干损伤是指外界暴力直接造成的脑干损伤,区别于颅内压增高造成的继发性脑干损伤。原发性脑干损伤可分为脑干震荡、脑干挫伤及出血。典型临床症状包括:① 伤后即刻深昏迷,持续时间长;② 生命体征紊乱和自主神经功能紊乱;③ 交叉瘫和锥体束征等;④ 其他脑干神经传导束和核团损伤的症状。影像学检查常发现脑干出血和肿胀,周围脑池受压或闭塞。治疗包括对症支持治疗、亚低温和高压氧等。

39. 什么是下丘脑损伤?

下丘脑损伤是指下丘脑受到暴力而导致的直接损伤,或是由于颅内压增高和脑组织移位造成的继发性损伤。下丘脑损伤常合并严重脑挫裂伤和脑干损伤。下丘脑损伤的临床表现包括:① 意识障碍;② 体温调节障碍;③ 内分泌和代谢紊乱;④ 自主神经功能紊乱等。治疗:① 呼吸支持;② 维持循环;③ 处理中枢性高热可以使用亚低温治疗;④ 纠正尿崩症、抗利尿激素分泌不当综合征或高钠血症等水电解质紊乱;⑤ 其他对症支持治疗。

40. 硬脑膜下血肿的出血部位是什么？

① 复合型硬脑膜下血肿：因脑挫裂伤及脑皮质动静脉出血，血液聚集在硬脑膜与脑皮质之间，病情进展较快，颅内压急剧增高，常在数小时内形成脑疝，预后较差；② 单纯型硬脑膜下血肿：因桥静脉断裂所致，出血较慢，血液聚集在硬脑膜与蛛网膜之间，脑原发伤常常较轻，患者预后较好。

41. 急性硬脑膜外血肿和急性硬脑膜下血肿行血肿清除术的指征是什么？

① 患者有明显的颅内压增高的临床表现；② 颅内压＞40 mmHg 或进行性增高；③ 幕上额顶部血肿量＞30 mL，颞部血肿量＞20 mL，后颅窝血肿量＞10 mL；④ 中线结构移位超过 5 mm。

42. 脑挫裂伤和创伤性脑内血肿的手术指征是什么？

① 意识障碍和神经系统功能障碍进行性加重；② 额颞顶部血肿和挫裂伤组织占位效应明显（额顶部血肿大于 30 mL，颞部血肿＞20 mL，后颅窝血肿大于 10 mL），基底池受压；③ 经脱水等非手术治疗降低颅内压后，颅内压仍超过 25 mmHg，脑灌注压不足 65 mmHg。

43. 如何根据常规影像学检查估算脑内血肿的血肿量？

1981 年多田提出脑内血肿量的估算公式：血肿量$(mL) = \pi/6 \times$长径$(cm) \times$宽$(cm) \times$层面数。临床一般将该公式简化为：血肿量$(mL) = 1/2 \times$长径$(cm) \times$宽$(cm) \times$层面数。但对于形态不规则的血肿，该估算值可能存在较大误差。

44. 对于颅脑创伤的患者其脑灌注压的目标值是多少？

目前主张对于颅脑创伤的患者，脑灌注压应维持在 60 mmHg 以上。脑灌注压低于 60 mmHg 时，常导致脑组织缺血缺氧。而目前的临床研究发现，与以 60 mmHg 为脑灌注压目标值相比，将脑灌注压维持在 70 mmHg 以上并不能显著改善患者的预后。推测这一现象可能的原因是更高的脑灌注压带来的益处被肺水肿加重带来的损害抵消了。

45. 脑损伤为什么会导致凝血障碍？

① 脑是人体含组织因子最丰富的器官，脑组织的损伤和血脑屏障的破坏可导致大量组织因子释放入血，激活凝血系统，并引起一系列链式反应；② 脑损伤时血

小板微粒(从血小板脱落形成的直径<1 μm 的囊泡)水平增高,其促凝活性是血小板的 50～100 倍;③ 缺氧神经元释放血小板活性因子(PAF),使血小板活性增高;④ 低灌注介导的活化蛋白 C 异常也与脑损伤后凝血障碍相关。

46. 颅脑创伤后常见的颅脑部位并发症和后遗症有哪些?

颅脑创伤常见的颅脑部位并发症和后遗症包括:脑脊液漏、脑膨出、颅内感染、低颅压综合征、颅内积气、创伤性癫痫、脑创伤后综合征、迁延性昏迷(也称为植物状态)、创伤性动脉瘤、创伤性颈内动脉闭塞、颈内动脉-海绵窦瘘等。

47. 外伤性脑脊液漏如何治疗?

① 清洁鼻腔和外耳道;② 避免咳嗽、擤鼻涕及屏气等增加颅内压及易使鼻咽部液体逆流入颅的动作,保持大小便通畅;③ 可应用乙酰唑胺抑制脑脊液分泌;④ 选择合适的体位使脑组织随重力下沉压迫漏孔处,以期帖服愈合;⑤ 若治疗 3 天仍有脑脊液漏出,可考虑行腰椎蛛网膜下隙持续引流 3～7 天,引流袋位于肩部水平,以避免引流过度导致漏口外污染物逆行入颅;⑥ 手术修补;⑦ 是否使用抗生素预防感染尚有争议。

48. 颅脑损伤形成的脑水肿应该常规使用类固醇激素治疗吗?

《柳叶刀》发表的一项临床大样本前瞻性双盲随机对照研究发现,大剂量甲泼尼龙治疗组与安慰剂对照组相比,患者的死亡率显著升高(21.1% vs. 17.9%)。导致死亡率增高的原因主要是感染和消化道出血。因此,对于颅脑创伤的患者不应该大剂量使用类固醇激素。而常规剂量类固醇激素治疗颅脑创伤的效果争议很大,使用应该谨慎。

49. 为什么不主张用尼莫地平治疗创伤性蛛网膜下隙出血?

尼莫地平常用于预防和治疗动脉瘤性蛛网膜下隙出血后的脑血管痉挛。然而,循证医学研究结果却发现,尼莫地平不能明显改善创伤性蛛网膜下隙出血患者的预后。尼莫地平可扩张脑血管,可能通过增加侧支循环血流量增加脑缺血区域的灌注,但全身血管的扩张会导致低血压,可能造成血流动力不稳定的患者脑损伤加重。因此,目前国际上不推荐用尼莫地平治疗创伤性蛛网膜下隙出血。

50. 什么是迟发性缺血性神经损害？

迟发型缺血性神经损害（delayed ischemic neurological deficits，DIND）又称症状性脑血管痉挛，见于蛛网膜下隙出血，发生机制可能与氧合血红蛋白有关，发生率为 35%，致死率为 10%～15%。当脑血管痉挛使局部脑血流量（cerebral blood flow，CBF）小于（18～20 mL）/100 g 时则可导致 DIND。患者主要症状为意识障碍和局灶性神经功能障碍，多出现于出血后第 3～6 天，持续 1～2 周后缓解。治疗包括：① 血管扩张药；② 3H 疗法（目前已少用）；③ 手术清除蛛网膜下隙的积血。

51. 什么是正常灌注压突破综合征？

脑动静脉畸形切除后，颅内血流再分布，病变周围组织的正常供血血管在灌注压突然升高后出现渗透性增高，甚至破裂出血，即为正常灌注压突破综合征（normal perfusion pressure breakthrough syndrome，NPPBS）。若动静脉畸形体积大、流量高，切除后脑组织肿胀明显，则术后发生 NPPBS 的可能性增高。预防NPPBS 发生的方法：① 术前对脑动静脉畸形进行介入栓塞治疗；② 术中和术后严格控制血压。

52. 开颅手术后颅脑常见并发症有哪些？

开颅手术后颅脑部位常见的并发症包括：① 颅内压升高；② 术后颅内出血：硬膜外血肿、硬膜下血肿、脑内血肿及脑室内积血等；③ 颅内积气；④ 术区感染：切口感染、脑膜炎、硬膜外积脓及脑脓肿等；⑤ 脑脊液漏；⑥ 脑梗死；⑦ 脑积水：交通性脑积水、梗阻性脑积水、假性脑膜膨出及硬脑膜下积液等；⑧ 癫痫；⑨ 神经系统损伤：包括脑组织损伤和脑神经损伤。

53. 颅内细菌感染的诊断标准是什么？

颅内感染的诊断标准：① 临床表现：高热、头痛、喷射性呕吐和颈项强直等症状体征；② 全血白细胞$>10.0\times10^9$/L，脑脊液白细胞$>0.01\times10^9$/L，其中多形核白细胞$>50\%$，脑脊液葡萄糖<400 mg/L，脑脊液蛋白>450 mg/L；③ 脑脊液细菌培养阳性；④ 存在颅内感染的病因，如脑脊液漏等。凡具备第 3 条即可确诊，如第三条为阴性，需将其余各条综合考虑。

54. 抗生素治疗颅内感染的用药途径有哪些?

抗生素治疗颅内感染一般不采用口服和肌内注射,通常采用静脉滴注或推注,以求药物在血液和组织中迅速达到较高的浓度。鞘内用药应尽量避免,因为抗生素浓度过高或剂量过大时常引起脑膜或神经根刺激症状、蛛网膜下隙粘连、惊厥、昏迷甚至死亡,而且鞘内用药不易使药物均匀分布于脑室系统。但在特殊情况下,如难以控制的脑室炎,鞘内用药仍可考虑,可安置脑室内脑脊液贮存囊进行脑室内给药。

55. 亚低温治疗脑损伤的原理是什么?

亚低温对脑组织保护作用的原理包括:① 通过减少脑氧耗和收缩脑血管而减轻脑水肿并降低颅内压,体温每降低 $1℃$,脑耗氧量和颅内压可下降 $5\%\sim6\%$;② 通过抑制炎症反应,降低血管通透性,减轻脑水肿;③ 抑制乙酰胆碱、儿茶酚胺、兴奋性氨基酸等神经递质的过度释放,减轻其对神经元的损害;④ 减少神经元钙离子内流,进而减少其凋亡;⑤ 改变多种酶的活性及基因的表达,减轻损伤并促进修复。

56. 亚低温治疗的适应证有哪些?

亚低温治疗的适应证有:① 原发性和继发性脑干损伤,尤其伴有去大脑强直者;② 弥漫性轴索损伤,伴有广泛脑水肿及 ICP 增高者;③ 下丘脑损伤,或有持续性中枢性高热者;④ 颅内血肿清除或内、外减压术后脑水肿严重,仍有 ICP 增高者;⑤ 创伤性蛛网膜下隙出血伴 ICP 增高者;⑥ 外伤后脑梗死伴 ICP 增高者。

57. 亚低温治疗的降温步骤是什么?

临床应用的降温方法有多种,但单纯的物理降温或药物降温均难以获得满意的效果,有效的降温方法应该是物理降温与药物降温相结合。亚低温治疗的降温步骤:① 作气管切开;② 呼吸机辅助呼吸,尽可能减少患者的自主活动,包括呼吸肌的活动;③ 静脉使用肌松药、镇静药和吗啡;④ 合理使用冰毯降温。

58. 亚低温的复温方法有哪些?

① 自然复温法:即停止亚低温治疗后使患者大约每 4 小时复温 $1℃$,在 12 小时以上使其体温恢复至 $37℃$左右;② 控制性缓慢复温:每天复温 $0.5℃$。在复温过程中,可适当应用肌肉松弛药和镇静药,以防肌颤导致颅内压增高。

59. 亚低温治疗过程中的并发症有哪些？

① 血压下降、心率减慢及各种心律失常,复温后多可恢复;② 复温过程中,血管扩张,可出现低血容量性休克;③ 复温过快可引起反跳性颅内压增高;④ 血液黏度增高,血小板数降低,凝血功能障碍;⑤ 低温可抑制免疫功能,患者易发生呼吸系统及泌尿系统感染;⑥ 低温状态下,促肾上腺皮质激素、肾上腺素、糖皮质激素分泌均被抑制,应考虑适当补充糖皮质激素。

60. 脊髓损伤的药物治疗包括哪些？

脊髓损伤的药物治疗包括:① 类固醇激素:可减轻脊髓水肿,稳定细胞膜和溶酶体膜;② 脱水药和利尿药:减轻脊髓水肿;③ 改善微循环:如低分子右旋糖酐等;④ 抗脂质过氧化:除类固醇激素和甘露醇,还可应用维生素 E、维生素 C 和辅酶 Q_{10} 等;⑤ 神经营养药:如神经节苷脂和神经生长因子;⑥ 钙通道拮抗剂:可减轻细胞内钙超载,但需预防低血压;⑦ 阿片受体拮抗剂:抑制内啡肽过度释放引起的病理过程。

61. 脊髓损伤应该使用类固醇激素治疗吗？

美国第二次全国急性脊髓损伤研究确认:早期大剂量使用甲泼尼龙是治疗急性脊髓损伤的有效方法。美国第三次全国急性脊髓损伤研究的结果建议:在脊髓损伤 3 小时内应用甲泼尼龙并维持 24 小时;在脊髓损伤 3~8 小时内接受甲泼尼龙治疗者,应该维持 48 小时。大剂量使用甲泼尼龙应注意其胃肠道和肺部并发症。

62. 哪些脊髓损伤的患者需要通气支持？

如果损伤发生在 C_5 以下,即使膈肌功能完整,但由于腹肌和肋间肌的瘫痪,在急性期仍可能发生呼吸困难。颈髓完全性损伤的患者由于功能余气量突然丧失以及失去胸锁乳突肌对胸壁的稳定作用,常出现急性呼吸衰竭。随着时间的推移,除了高位颈髓损伤的患者,许多患者可以恢复自主呼吸的能力。脊髓损伤患者的通气模式尚无定论,大潮气量可能有助于预防肺不张,但还有待高质量随机对照试验证实。

63. 吉兰-巴雷综合征分为哪些亚型？

① 急性炎性脱髓鞘性多发神经根神经病(acute inflammatory demyelinating polyneuropathies,AIDP);② 急性运动轴索性神经病(acute motor axonal neuropathy,AMAN);③ 急性运动感觉轴索性神经病(acute motor-sensory axonal neuropathy，AMSAN）；④ Miller Fisher 综合征（Miller Fisher syndrome，MFS）；⑤ 急性泛自主神经病（acute panautonomic neuropathy，APN）；⑥ 急性感觉神经病（acute sensory neuropathy，ASN）。

64. 吉兰-巴雷综合征如何治疗？

① 呼吸道管理：重症患者可累及呼吸肌导致呼吸衰竭，当用力肺活量＜15 mL/kg 则可能需要气管插管；② 自主神经异常对症治疗：严重传导阻滞或窦性停搏需植入临时起搏器，小剂量 β 受体阻滞剂治疗高血压，胶体液治疗低血压，导尿治疗尿潴留，缓泻剂治疗便秘；③ 免疫治疗：包括血浆置换和静脉注射免疫球蛋白，而糖皮质激素无效；④ 空肠弯曲菌感染者需抗感染；⑤ 神经营养：B 族维生素；⑥ 营养支持；⑦ 康复治疗。

65. 重症肌无力的治疗方法有哪些？

① 胸腺治疗：胸腺切除或胸腺放射治疗；② 药物治疗：胆碱酯酶抑制剂（新斯的明、溴吡斯的明和溴新斯的明），肾上腺皮质激素和免疫抑制剂（环磷酰胺、硫唑嘌呤和环孢素 A）；③ 血浆置换：可清除胆碱受体抗体、补体及免疫复合物；④ 大剂量注射免疫球蛋白：外源性 IgG 可干扰胆碱受体抗体与胆碱受体结合；⑤ 保持呼吸道通畅，密切观察患者是否存在呼吸肌衰竭，用力肺活量低于 15 mL/kg 是气管插管的指征。

66. 成人脑死亡的判定标准是什么？

成人脑死亡的判定标准为：① 先决条件：昏迷原因明确，排除各种原因的可逆性昏迷；② 临床判定（3 项全部具备）：深昏迷，脑干反射全部消失，无自主呼吸；③ 确认试验（至少有 1 项阳性）：脑电图呈电静息，经颅多普勒超声无脑血流灌注现象，体感诱发电位 P_{14} 以上波形消失；④ 脑死亡观察时间：首次判定后，观察12 小时复查无变化，方可最后判定为脑死亡。

（魏新川　李鹏）

参考文献

[1]　杨树源,张建宁. 神经外科学[M].北京：人民卫生出版社,2014.

［2］　赵继宗.神经外科学［M］.北京：人民卫生出版社,2019.

［3］　王忠诚.王忠诚.神经外科学［M］.武汉：湖北科学技术出版社,2015.

［4］　Michael A. Gropper.米勒麻醉学［M］.北京：北京大学医学出版社有限公司,2021.

［5］　邓小明,姚尚龙,于布为,等.现代麻醉学［M］.北京：人民卫生出版社,2014.

［6］　贾建平,陈生弟.神经病学［M］.北京：人民卫生出版社,2018.

［7］　Vergouwen M D，Vermeulen M，Roos Y B. Effect of nimodipine on outcome in patients with traumatic subarachnoid haemorrhage：a systematic review［J］. Lancet Neurol，2006，5(12)：1029－1032.

第十二章

消化系统危重病的
监测与诊治

1. 什么是重症急性胰腺炎？

急性胰腺炎是多种病因导致胰酶在胰腺内被激活后引起胰腺组织自身消化、水肿、出血甚至坏死的炎症反应。重症急性胰腺炎（severe acute pancreatitis, SAP）指急性胰腺炎患者在病程的任何阶段出现其他脏器功能衰竭，或胰腺出现出血、坏死、脓肿等局部并发症，或两者兼有；是急性胰腺炎中的重症。

2. 急性重症胰腺炎常见致病因素有哪些？

急性重症胰腺炎常见致病因素包括：① 胆囊炎、胆石症为最常见的原因；② 高脂血症：12%～38%的重症急性胰腺炎患者存在高脂血症；③ 暴饮暴食或酒精性急性胰腺炎；④ 血管因素：胰腺血运障碍时，可发生本病；⑤ 感染因素：腹腔、盆腔脏器的炎症感染，可扩散引起胰腺炎；⑥ 手术与外伤直接伤及胰腺；⑦ 其他：包括高钙血症、甲状旁腺功能亢进等均可诱发本病。

3. 胆源性胰腺炎的发病机制是什么？

70%的人胆胰管共同开口于 Vater 壶腹，胆系结石及其炎症引起括约肌痉挛水肿，导致共同通道梗阻，胆汁不能通畅流入十二指肠内，而反流至胰管内，胆汁、胰液及被激活的胰酶渗入胰实质中，具有高度活性的胰酶对胰腺进行"自我消化"，发生胰腺炎。

4. 监测重症胰腺炎的实验室指标有哪些？

① 血清淀粉酶和脂肪酶为正常上限值的 3 倍则具有诊断价值；② 发病后第 3 天 C 反应蛋白≥150 mg/L 可作为重症急性胰腺炎的预后因子；③ 红细胞压积＞

44%是胰腺坏死的独立危险因素;④ 尿素氮>20 mg/dL 是患者死亡的独立预测因子;⑤ 降钙素原是检测胰腺炎症最敏感的实验室检测方法,降钙素原在正常范围值以内则提示没有发生感染性坏死;症状出现后 96 小时内降钙素原升高至3.8 ng/mL 或更高,提示胰腺坏死;⑥ 血清三酰甘油水平超过 11.3 mmol/L 提示为胰腺炎。

5. 重症急性胰腺炎的临床表现有哪些?

急性胰腺炎病理变化的不同阶段,其全身反应亦不一样。同时,由于发病时间、机体的状况亦可表现有较大的差异。概括的表现是:轻型胰腺炎主要症状为腹痛、恶心、呕吐、发热。而重症急性胰腺炎的症状除上述情况外,又因胰腺有出血、坏死和自溶,故可出现休克、高热、黄疸、腹胀以致肠麻痹、腹膜刺激征以及腹内高压(intra-abdominal hypertension,IAH),严重者可导致腹腔间隔室综合征(abdominal compartment syndrome,ACS)。

6. 重症急性胰腺炎的病程可以分为几期?

重症急性胰腺炎的全病程大体可以分三期,分别为:① 急性反应期:自发病至 2 周,以全身炎症反应为特征,常伴有休克、急性呼吸窘迫综合征、急性肾功能衰竭和胰性脑病等主要并发症;② 全身感染期:2 周至 2 个月,以胰腺或胰周坏死感染为特征,局部感染极易发展为脓毒症(sepsis),甚至多器官功能障碍;③ 残余感染期:时间为 2~3 个月以后,主要临床表现为全身营养不良,存在后腹膜或腹腔内残腔。

7. 什么是腹内高压? 如何分级?

正常仰卧位腹内压通常<10 mmHg;世界腹腔间隔室综合征联合会(WSACS)定义正常腹内压为 5~7 mmHg,腹内压持续增高>12 mmHg 时称为腹内高压。根据腹内压高低,腹内高压严重程度分为 4 级:Ⅰ级腹内压为 12~15 mmHg,Ⅱ级腹内压为 16~20 mmHg,Ⅲ级为腹内压 21~25 mmHg,Ⅳ级腹内压为>25 mmHg。

8. 引起腹内压增加的因素有哪些?

任何引起腹腔内容量增加或腹腔容积相对减小的因素均可导致腹内压增加,可分为两大类:① 腹壁因素:如腹部深度烧伤焦痂对腹腔的缩迫、腹壁的缺血和水肿等；② 腹腔因素：主要是腹腔内容量的增加，如腹腔内大出血、器官严重水肿、胃肠扩张等以及需要大量液体复苏如大面积烧伤、重症胰腺炎、出血性休克等患者，均可能出现腹内压增高。

9. 腹内高压对重症急性胰腺炎患者有何影响？

腹腔高压可带来一系列的病理生理变化，包括高气道阻力、低氧血症及高碳酸血症；回心血量及心输出量的减少，低血压；少尿、无尿；颅内压明显升高；器官灌注压明显降低、肝动脉血流减少、肠道灌注下降等。腹内高压和腹腔间隔室综合征是继发或加重脏器功能障碍的重要因素，可加重胰腺炎造成的组织缺氧、脏器功能损害，致使多脏器功能障碍综合征难以逆转。

10. 重症急性胰腺炎患者如何监测腹内压？

当前在世界范围内最为普遍应用的、最简单和重复性最好的监测腹内压的方式依然是膀胱压测定。世界腹腔间隔室综合征联合会（WSACS）建议的膀胱压监测的标准方法为：完全平卧位、腹肌无收缩情况下、以腋中线水平为零点，膀胱内注入最多 25 mL 生理盐水，在呼气末读数并以 mmHg 表示。具体方法是经尿道膀胱插管（Foley 导管），排空膀胱后充入无菌等渗盐水进行测量。

11. 重症急性胰腺炎合并腹内高压或腹腔间室综合征有哪些类型？

重症胰腺炎合并腹内高压（intra-abdominal hypertension，IAH）或腹腔间隔室综合征（abdominal compartment syndrome，ACS）分为由胃肠道功能障碍引起的Ⅰ型 IAH 或 ACS（胃肠型）和腹膜后渗出或积液引起的Ⅱ型 IAH 或 ACS（腹膜后型）。Ⅰ型 IAH 或 ACS 临床表现为高度腹胀，肠鸣音消失，但腹壁水肿不明显，皮下或脐周出血少见，双侧腰肋区无明显肿胀或水肿。Ⅱ型 IAH 或 ACS 临床以腰肋部大量水肿、皮下出血、少尿、无尿以及循环变化为特征，而对胃肠道和呼吸系统的影响相对较小。

12. 如何评估重症急性胰腺炎的严重程度？

重症急性胰腺炎尚无"金标准"的预后评分系统。急性胰腺炎床边严重程度指数（bedside index of severity of acute pancreatitis，BISAP）具有和 APACHE‐Ⅱ一样的预测严重程度、死亡、器官衰竭的能力，且更为简单，是临床日常实践中最准确、最适用的评分系统之一。在常用重症急性胰腺炎的评分系统中，Ranson 评分≥3、BISAP 评分≥2、APACHE Ⅱ评分≥8、CT 严重程度指数（CTSI）≥3、发病 1 天时 CRP≥21 mg/dL（>210 mg/L）等，均提示病情危重。

13. Ranson 评分和 APACHE‑Ⅱ评分对评价急性胰腺炎有何利弊？

Ranson 评分是急性胰腺炎常用的评分系统，但要在入院 48 h 后才能建立，一些指标受治疗等因素影响，不能重复应用，对胆源性的敏感性和特异性不佳。APACHE‑Ⅱ评分的不受入院后时间限制，可反复评估严重度，能在急性胰腺炎病程的任何时间内应用；评分降低表示病情好转，评分增加表示病情恶化，可以达到动态观察、监测疾病过程的目的，但是该评分不是急性胰腺炎的特异评分。

14. 重症急性胰腺炎患者如何进行液体复苏？首选何种液体？

国际胰腺病学会与美国胰腺学会推荐，早期液体复苏可改善组织灌注，大多数胰腺炎患者首个 24 小时内给予 2.5～4 L 复苏液体足够，但液体量应个体化，需要根据临床反应综合决定，即需结合有无休克、胰腺炎严重程度、并发症、入院时间、有无并发症、平均动脉压、尿量、红细胞压积、尿素氮、肌酐和乳酸等。目前仍将平衡液（如醋酸钠林格液、碳酸氢钠林格注射液、乳酸钠林格液）作为液体复苏的首选液体。

15. 重症急性胰腺炎患者机械通气指征有哪些？

高流量吸氧或持续正压通气无法纠正呼吸急促和呼吸困难时，需进行机械通气。有创和无创技术均可使用。但如果无法有效清除支气管分泌物和或患者已经或将要疲劳时，应强制使用有创机械通气。当使用有创机械通气时，应使用肺保护性通气策略。

16. 重症急性胰腺炎患者何时可以实施肠内营养？

重症急性胰腺炎通常在发病 24～48 小时内即可考虑开始早期肠内营养。开始肠内营养的指征为：患者血流动力学稳定，无血管活性药物或只有小剂量血管活性药物；腹腔压力不超过 20 mmHg；具备空肠营养通道。

17. 重症急性胰腺炎患者如何实施肠内营养？

目前有多种方法可以将营养管放置到 Treitz 韧带下方，包括内镜、X 线引导、床旁超声引导和徒手盲放等。鼻空肠营养管放置成功后，应使用肠内营养输注泵调节输注速度,通常从 10 mL/h 开始,逐渐增加输注速度。通常先应用预消化型肠内营养配方,随后切换成标准肠内营养配方,并逐步提高输注总量。

18. 重症急性胰腺炎患者 CT 复查一般间隔时间为多少?

CT 严重指数≥3 的重症急性胰腺炎患者,在第 1 次增强 CT 后,每 7~10 天进行 1 次增强 CT 扫描。只有当临床状况恶化或病情没有持续改善时,或考虑进行侵入性干预时,才再次进行增强 CT。但是,需注意的是 CT 表现常滞后于临床病情的改善。

19. 重症急性胰腺炎经皮或内镜引流的适应证有哪些?

临床症状恶化或强烈怀疑感染性胰腺坏死是进行经皮或内镜引流的指征。发病 4 周后,出现以下表现:虽无感染迹象,但持续性的器官功能衰竭;由于坏死物聚集导致胃出口、胆道或肠梗阻;胰管断裂综合征;有症状的或持续增大的假性囊肿。以上均为经皮或内镜引流的指征。

20. 重症急性胰腺炎患者手术治疗的原则是什么?

目前普遍一致的认识是不主张在发病 14 天内对重症急性胰腺炎手术治疗,延期手术是为了让胰腺及胰周坏死组织出现分界。一般认为发病后 3~4 周是坏死组织清除术的最佳时机,此时手术范围较小、利于清创,而且能使切除范围尽量缩小,避免组织切除过多导致术后胰腺内分泌和外分泌功能障碍。

21. 胆源性胰腺炎应遵循什么治疗原则?

首先要鉴别有无胆道梗阻病变,凡伴有胆道梗阻者,应该选择急诊手术或早期手术,目的为解除胆道梗阻。胆源性急性胰腺炎以胰腺病变为主的治疗原则与非胆源性重症急性胰腺炎相同。凡无胆道梗阻者先行非手术治疗,待病情缓解后,于出院前可施行胆石症手术(大多数做胆囊切除术,可采用腹腔镜切除术或开腹胆囊切除术),争取行术中胆道造影,发现或怀疑有胆总管内结石者,应探查胆总管,以免出院后复发。

22. 什么是肝衰竭? 如何分类?

肝衰竭是多种因素引起的严重肝脏损害,导致合成、解毒、代谢和生物转化功能严重障碍或失代偿,出现以黄疸、凝血功能障碍、肝肾综合征、肝性脑病、腹水等为主要表现的一组临床综合征。

根据病史、起病特点和病情进展速度,肝衰竭可分为 4 类:急性肝衰竭、亚急性肝衰竭、慢加急性(亚急性)肝衰竭和慢性肝衰竭。

23. 如何诊断急性肝衰竭?

急性起病,2 周内出现 Ⅱ 级或以上肝性脑病(按 Ⅳ 级分类法划分)并有以下表现者:① 极度乏力,并伴有明显厌食、腹胀、恶心、呕吐等严重消化道症状;② 短期内黄疸进行性加深,血清总胆红素 $\geqslant 10 \times$ 正常值上限或每日上升 $\geqslant 17.1 \ \mu mol/L$;③ 有出血倾向,凝血酶原活动度(prothrombin time activity,PTA) $\leqslant 40\%$ 或国际标准化比率(international normalized ratio,INR) $\geqslant 1.5$ 且排除其他原因;④ 肝脏进行性缩小。

24. 引起急性肝衰竭的常见病因有哪些?

急性病毒性肝炎是引起急性肝衰竭的主要病因,在我国占病因的 $88\% \sim 90\%$。以乙型或丙型肝炎病毒所致者多见。此外,氟烷、利福平等可导致急性药物性肝炎;四氯化碳、毒蕈等可致急性中毒型肝炎;妊娠期急性脂肪肝、Reye 综合征(脑病和内脏脂肪变性)等可致急性弥漫性脂肪肝;缺血缺氧和非霍奇金淋巴瘤等恶性疾病等也可引发急性肝衰竭。

25. 急性肝衰竭有哪些临床特点?

急性肝衰竭的临床特点为黄疸迅速加深,进行性神志改变直到昏迷,并有出血倾向、肾衰竭、血清氨基转移酶升高、凝血酶原时间显著延长等。40% 的病例可发生低血糖;部分患者表现为不同程度的脑水肿。还可见门脉高压、腹水、胰腺损害及营养不良等临床表现。晚期症状严重时可见出血,往往危及生命。

26. 急性肝衰竭晚期出现严重出血的原因有哪些?

① 血小板的质与量异常:由于骨髓抑制、脾功能亢进,血管内凝血消耗;② 肝内凝血因子合成减少,如纤维蛋白原、凝血酶原及凝血因子 Ⅴ、Ⅶ、Ⅸ、Ⅹ;③ 弥散性血管内凝血(disseminated intravascular coagulation,DIC)可致微循环阻塞,如发生在肝脏可加重肝脏缺血与损害;若发生于胃肠道可产生缺血性坏死,为消化道出血的主要原因之一。

27. 急性肝衰竭常并发哪些感染？常见致病菌有哪些？

　　急性肝衰竭并发常见的感染有菌血症、上呼吸道感染、肺炎、腹膜炎、脑膜炎、膈下脓肿等。致病菌多为革兰阴性杆菌如大肠埃希菌属以及革兰阳性球菌如金黄色葡萄球菌及链球菌。近年来也有报道厌氧菌、一些条件致病菌和真菌可以致病，后两者与抗生素和皮质激素滥用有关。

28. 急性肝衰竭的肝功能分级参考标准是什么？具体评分包含哪些指标？

　　急性肝衰竭的肝功能分级可参考 Child - Pugh 分级标准，是临床上常用的一种对肝硬化患者肝脏储备功能进行量化评估的分级标准，一共分 3 级：A 级：5～6 分，B 级：7～9 分，C 级：≥10 分。包含 5 项临床、生化指标：肝性脑病（级）、腹水、总胆红素（μmol/L）、白蛋白（g/L）和凝血酶原时间延长（秒）。

29. 肝性脑病临床分为哪几期？

　　肝性脑病临床表现为高级神经中枢的功能紊乱、运动和反射异常，其临床过程分为 5 期，分别为：0 期（潜伏期）、1 期（前驱期）、2 期（昏迷前期）、3 期（昏睡期）和4 期（昏迷期）。

30. 肝性脑病治疗措施有哪些？

　　目前尚无特效治疗方法，治疗应采取综合措施，包括：① 及早识别并纠正或去除诱因，保持内环境稳定；② 支持治疗，积极防治并发症；③ 减少和去除肠道氮源性毒物的生成与吸收（限制蛋白质的摄入、清洁肠道、口服不吸收双糖乳果糖、抗生素、微生态制剂等）；④ 促进体内氨的清除，如鸟氨酸门冬氨酸、锌制剂；⑤ 拮抗神经毒素对神经递质的抑制作用，如用苯二氮䓬类受体拮抗剂，或间接调节可用支链氨基酸；⑥ 暂时性肝脏支持；⑦ 肝移植。

31. 急性肝衰竭患者需要进行颅内压监测吗？

　　脑水肿和颅内压增高是急性肝功能衰竭最危险的并发症，发展至颞叶沟回疝将危及患者生命。颅压增高的临床征象有高血压、心动过缓、呼吸不规则三联征，这些表现并不是每个患者都有，并且一些其他神经系统改变如瞳孔扩大、去大脑僵直只有在颅压增高程度很明显时才会出现。因此，有必要监测颅内压；其目的是早期发现颅内压升高并及时处理，以保障脑灌注压、减少脑疝形成可能。

32. 急性肝衰竭患者颅压升高的治疗目标和措施有哪些?

颅内压监测中最重要的参数是颅内压和脑灌注压,颅内压应维持在 $20\sim25$ mmHg,脑灌注压维持在 $50\sim60$ mmHg,利于改善神经系统预后,因此治疗的目的在于降低颅内压,并提高循环血压维持脑灌注压在 $50\sim60$ mmHg 水平。具体治疗措施: ① 甘露醇:推荐负荷剂量 $0.5\sim1$ g/kg,可以重复 $1\sim2$ 次;② 过度通气:过度通气可以快速降低颅内压,但其作用维持时间很短,不建议常规使用过度通气;③ 低温疗法:使体温降低至 $32\sim34℃$ 可缓解急性肝功能衰竭患者的颅内压增高。

33. 急性肝衰竭的支持疗法包括哪些?

应绝对卧床休息,饮食保证每日足够的热量,成人每日 $5\,000\sim6\,700$ kJ,一般每日蛋白质摄入量应低于 0.5 g/kg,以防血氨增加引起肝性脑病。不能进食者可输注 $10\%\sim25\%$ 葡萄糖溶液,并加入适量胰岛素,以便于糖的利用,成人每日一般以 $500\sim1\,000$ mL 为宜。同时补充足量维生素和热量。注意水、电解质及酸碱平衡。每日或隔日输入新鲜全血、血浆及白蛋白,促进干细胞再生,提高免疫功能,防止继发感染的发生。

34. 什么是人工肝支持系统? 临床上常用的人工肝支持系统有哪些?

人工肝支持系统是指通过体外机械、理化或生物性装置暂时辅助或替代衰竭肝脏功能的治疗方式,为肝细胞恢复或肝脏移植争取时机。人工肝支持系统分为两大类: ① 非生物人工肝支持系统:包括血液透析、血液滤过等;主要通过透析、过滤等方法净化血液,目前临床上使用较多。② 生物人工肝支持系统:利用外源性具有部分或全部肝细胞生物活性的细胞作为生物反应细胞,在体内外替代部分或全部肝脏功能;因目前技术尚不成熟,故一般与非生物人工肝联合使用。

35. 治疗急性肝衰竭最有效治疗手段是什么? 该治疗手段常见并发症有哪些?

最有效的治疗手段是肝移植。

肝移植术后普遍采用免疫抑制治疗措施,但仍有部分患者出现免疫排斥反应;一般可按其发生时间和产生机制分为 4 种类型:超急性排斥反应、加速性排斥反应、急性排斥反应和慢性排斥反应,但前两者是否在肝移植中存在尚有争议。术后出血和术后胆汁漏或胆管梗阻是最常见并发症,需要再次手术。

36. 肝脏移植围术期如何判断移植肝无活力？

判断移植肝无活力有如下几点：① 早期出现肝脏功能衰竭表现,钾离子浓度明显增高、代谢性酸中毒、急性低血糖、持续加重的凝血机制障碍；② 如为急性排斥,则表现为手术 5～7 天以后发热、食欲不振、腹部钝痛、精神症状、腹水、肝功能异常、血胆红素升高、凝血机制障碍等,急性排斥反应可通过移植肝活检证实；③ 多普勒超声检查肝血流状态。

37. 移植肝无活力的常见原因有哪些？

移植肝无活力的常见原因包括：① 原发性移植肝无功能,多为缺血损伤,供肝冷、热缺血时间过长,以及肝脏感染(细胞或病毒)或药物损害等多因素所致；② 技术因素引起术后出血、血管吻合口栓塞、肝动脉血栓形成或胆道梗阻等；③ 出现严重的排斥反应。

38. 肝脏移植术后机体内环境有何变化？

原位肝移植患者转入重症监护病房时,多呈低温(33～35℃)和高血糖状态。低温可能导致室性心律失常和凝血机制障碍。早期(术后 24～48 小时)需限制糖的输入,通常在血糖高于 10 mmol/L 时使用胰岛素控制血糖,并根据血糖监测结果调整用量,维持在 6～8 mmol/L。约 60% 原位肝移植患者术后转入重症监护病房时存在低血钾,血钾低于 4.0 mmol/L 即开始补钾治疗。对于高血钾患者应限制补钾,必要时给予胰岛素和钙剂。

39. 肝脏移植术后液体管理有何特点？呼吸管理有何特点？

原位肝移植术后早期肺水肿及胸膜腔积液的常见原因是液体负荷量过大,通过严密的液体管理可将这类危险降到最低水平。在术后 24～36 小时需严密监测中心静脉压(central venous pressure，CVP)并使之维持在 6～10 cmH_2O。在灌注良好的情况下,只要 CVP>10 cmH_2O,就应采用限制液体及利尿措施。

低氧输送是术后多种并发症发生的主要诱因,引起全身重要脏器氧供需失衡,器官功能障碍,最后导致多器官功能衰竭。因此,机械通气是肝移植患者术后的标准支持治疗。

40. 肝脏移植术后机械通气的撤机指征有哪些？

一般情况改善、生命体征稳定,并达到下列标准时可考虑终止机械通气：① 患者完全清醒；② 咳嗽及呕吐反射正常；③ 气体交换正常；④ 气道峰压＜20 cmH$_2$O；⑤ 胸部 X 线片正常。

41. 什么是肝硬化？

肝硬化是各种慢性肝病进展至以肝脏弥漫性纤维化、假小叶形成、肝内外血管增殖为特征的病理阶段。代偿期无明显临床症状；失代偿期以门静脉高压和肝功能严重损伤为特征，患者常因并发腹水、消化道出血、脓毒症、肝性脑病、肝肾综合征和癌变等导致多脏器功能衰竭而死。

42. 引起肝硬化常见病因有哪些？

引起肝硬化的常见病因有：肝炎病毒感染；酒精性肝病；非酒精性脂肪性肝病；自身免疫性肝病，包括原发性胆汁性肝硬化（原发性胆汁性胆管炎）、自身免疫性肝炎和原发性硬化性胆管炎等；遗传、代谢性疾病，主要包括肝豆状核变性、血色病、肝淀粉样变、遗传性高胆红素血症、肝性血卟啉病等；药物或化学毒物等；寄生虫感染，主要有血吸虫病、华支睾吸虫病等；循环障碍所致，常见的有布—加综合征和右心功能衰竭。

43. 失代偿期肝硬化主要有哪些病理生理变化？

失代偿期肝硬化主要表现为门静脉高压和肝功能减退两大病理生理变化。① 门静脉高压：肝硬化时，由于肝纤维化和假小叶的形成，压迫肝内小静脉及肝窦，使血管扭曲、闭塞，肝内血液循环障碍，门静脉回流受阻，是门静脉压升高最主要的原因。② 肝功能减退：由于肝脏慢性炎症导致肝细胞坏死，而新生的肝细胞又不能完全行使正常功能，故导致肝功能减退。

44. 失代偿期肝硬化的诊断依据有哪些？

（1）符合肝硬化诊断标准（符合 1 条）：① 组织学符合肝硬化诊断；② 内镜显示食管胃静脉、消化道异位静脉曲张，除外非肝硬化性门静脉高压；③ 影像学检查提示肝硬化或门静脉高压；④ 无组织学、内镜或影像学检查者，如下指标异常提示存在肝硬化（符合 4 条中 2 条）：血小板计数（platelet count，PLT）＜100×10^9/L，且无其他原因可以解释；血清白蛋白＜35 g/L，排除营养不良等其他原因；国际标准化比率（international normalized ratio，INR）＞1.3 或凝血酶原时间（Prothrombin time，PT）延长（停用溶栓或抗凝药 7 天以上）；天冬氨酸氨基转移酶/PLT 指数＞2。

（2）出现门静脉高压相关并发症。

45. 肝肺综合征定义是什么？诊断标准有哪些？

肝肺综合征（hepatopulmonary syndrome，HPS）是指在慢性肝病和（或）门脉高压的基础上出现肺内血管异常扩张、气体交换障碍、动脉血氧合异常所致低氧血症及一系列病理生理变化和临床表现。

HPS 诊断标准：① 肝脏疾病（通常是肝硬化合并门静脉高压）；② 增强经胸超声心动图造影阳性（从外周手臂静脉注射 10 mL 生理盐水，在对右心进行微泡造影，≥3 个心跳周期后左心可见微泡显影）；③ 动脉血气结果异常：肺泡-动脉血氧梯度≥15 mmHg。

46. 肝肾综合征的诊断标准是什么？

诊断需符合下列条件：肝硬化合并腹腔积液；急进型血清肌酐浓度在 2 周内升至 2 倍基线值，或＞226 μmol/L（25 mg/L），缓进型血清肌酐＞133 μmol/L（15 mg/L）；停利尿剂＞2 天并经清蛋白扩容后，血清肌酐值没有改善；排除休克；近期没有应用肾毒性药物或扩血管药物治疗；排除肾实质性疾病，如尿蛋白＞500 mg/d，显微镜下红细胞＞50 个或超声探及肾实质性病变。

47. 肝硬化的治疗原则是什么？

肝硬化诊断明确后，应尽早开始综合治疗。重视病因治疗，必要时抗炎抗肝纤维化，积极防治并发症，随访中应动态评估病情。若药物治疗欠佳，可考虑胃镜、血液净化（人工肝）、介入治疗，符合指征者进行肝移植前准备。

48. 食管胃底静脉曲张出血的临床表现是什么？常见的止血措施有哪些？

临床表现为突发大量呕血或柏油样便，严重者致休克。

常见止血措施：① 药物：尽早给予收缩内脏血管药物如生长抑素、奥曲肽或垂体加压素，减少门静脉血流量，降低门静脉压从而止血；② 当出血量为中等以下，应紧急采用内镜结扎治疗，封闭曲张静脉；③ 对于大出血和估计内镜治疗成功率低的患者应在 72 小时内进行经颈静脉肝内门腔分流术；④ 使用三腔二囊管压迫止血，为后续有效止血措施起"桥梁作用"。

49. 什么是急性梗阻性化脓性胆管炎?

急性梗阻性化脓性胆管炎又称急性重症胆管炎,是因胆道结石、蛔虫、肿瘤和胆管良性狭窄等多因素致胆道梗阻,使胆道内压力增高,肝脏胆-血屏障受损,毒素及细菌侵入血液循环,造成以肝胆系统为主的严重急性感染性疾病。

50. 急性梗阻性化脓性胆管炎常见病因有哪些?

胆道梗阻和细菌感染为急性梗阻性化脓性胆管炎(acute obstructive suppurative cholangitis,AOSC)的最基本条件,AOSC常见的病因为:① 胆道结石,是AOSC最常见病因;② 胆道寄生虫,最常见的为胆道蛔虫,刺激胆道括约肌后引起胆道梗阻;③ 良性胆道狭窄(术后、急慢性胰腺炎、先天性异常等)及恶性胆道狭窄(胰腺癌、胆管癌等),阻碍胆汁排泄。

51. 急性梗阻性化脓性胆管炎临床表现有哪些? Reynolds五联征具体指什么?

急性梗阻性化脓性胆管炎患者典型表现为腹痛、寒战高热和黄疸,称为夏科三联征(Charcot三联征)。在Charcot三联征基础上出现神志障碍、休克则称为雷诺五联征(Reynolds pentad),是一种非常危险的情况,需急诊胆道减压引流治疗,否则患者可在短期内死亡。

52. 急性梗阻性化脓性胆管炎的治疗原则是什么?

急性梗阻性化脓性胆管炎的治疗原则是立即解除胆道梗阻并引流。当胆管内压降低后,患者情况大多能暂时改善,有利于争取时间继续进一步治疗。胆道减压方法力求简单有效,包括:① 胆总管切开减压、T管引流;② 经鼻内镜鼻胆管引流术;③ 经皮肝穿刺胆管造影。

53. 什么是消化道出血? 常见临床表现有哪些?

消化道出血(gastrointestinal bleeding)是指从食管到肛门之间的消化道出血,按照出血部位可分为上、下消化道出血,其中,60%～70%消化道出血源于上消化道。临床表现为呕血、黑粪或血便等,轻者可无症状,重者伴有贫血及血容量减少,甚至休克,危及生命。

54. 消化道出血根据出血部位可以分为哪几类? 常见病因为哪些?

根据出血部位消化道出血分为上消化道出血和下消化道出血。

（1）上消化道出血：指十二指肠 Treitz 韧带以上的消化道，包括食管、胃、十二指肠、胆管和胰管等病变所致出血。常见病因为消化性溃疡、食管胃底静脉曲张破裂、急性糜烂出血性胃炎和上消化道肿瘤等。

（2）下消化道出血：十二指肠 Treitz 韧带以下的肠道出血，下消化道包括空肠、回肠、结肠、直肠，习惯上不包括痔、肛裂所致出血。常见病因为恶性肿瘤、息肉类疾病、炎症性疾病、血管畸形等。

55. 如何评估消化道出血程度？

消化道出血病情严重程度与失血量呈正相关，每日消化道出血＞5 mL，粪便潜血试验阳性；每日出血量超过 50 mL，可出现黑便；胃内积血量＞250 mL 可引起呕血。可根据血红蛋白（hemoglobin，Hb）及血细胞比容（hematocrit，Hct）检测值判断：① 下降 10 g/L 时，出血 400 mL 左右；② Hb≤100 g/L、Hct≤30%：出血量 750～1 000 mL；③ Hb 70～80 g/L、Hct 21%～25%：出血量 1 000～1 500 mL；④ Hb＜70 g/L、Hct＜21%：出血量 1 500～2 000 mL；⑤ Hb＜50 g/L、Hct＜15%：出血量＞2 500 mL。

56. 消化道出血患者收入重症监护病房（intensive care unit，ICU）治疗的指征有哪些？

消化道出血符合以下任何一条情况者，建议收入 ICU 进行治疗：意识障碍；脉搏增快，＞100 次/分，脉搏细弱或不能触及；收缩压＜90 mmHg（或在未使用药物降压的情况下收缩压较平时水平下降＞30 mmHg）；四肢湿冷、皮肤花纹、黏膜苍白或发绀；尿量＜30 mL/h 或无尿，以及持续的呕血或便血。

57. 哪些情况应考虑消化道有活动性出血？

由于肠道内积血需经约 3 天才能排尽，故黑便不提示继续出血。下列情况应考虑有消化道活动性出血：① 反复呕血，或黑粪（血便）次数增多，肠鸣音活跃。② 周围循环状态经充分补液及输血后未见明显改善，或虽暂时好转而又恶化。③ 血红蛋白浓度、红细胞计数与血细胞比容继续下降。④ 补液与尿量足够的情况下，血尿素氮持续或再次升高。

58. 消化道大量出血的首要治疗原则是什么？

消化道大量出血病情急、变化快，抗休克、迅速补充血容量治疗应放在一切医疗措施的首位。补充血容量的操作原则为：尽快建立有效的静脉输液通道和补充血容量，必要时留置中心静脉导管；立即查血型和配血，在配血过程中，可先输平衡液或葡萄糖盐水甚至胶体扩容剂；输液量以维持组织灌注为目标，尿量是有价值的参考指标；应注意避免因输液过快、过多而引起肺水肿，原有心脏病或老年患者必要时可根据中心静脉压调节输入量。

59. 上消化道出血有哪些治疗措施？

① 抑制胃酸分泌：血小板聚集及血浆凝血功能所诱导的止血作用需在 pH＞6.0 时才能有效发挥，而且新形成的凝血块在 pH＜5.0 胃液中会迅速被消化；因此，抑制胃酸分泌，提高胃内 pH 具有止血作用。② 内镜治疗：包括注射药物、热凝止血及机械止血。③ 介入治疗：内镜治疗不成功时，可通过血管介入栓塞胃十二指肠动脉。④ 手术治疗：上述治疗仍不能止血、持续出血将危及病人生命时，必须不失时机地进行手术。

60. 什么是 Mallory‐Weiss 综合征？有哪些常见临床表现？

Mallory‐Weiss 综合征又称食管贲门黏膜撕裂综合征，是指剧烈的干呕、呕吐等原因，使得腹腔内的压力突然上升，造成胃贲门、食管远端黏膜或者黏膜下层的撕裂并发大量出血。其主要临床表现先有干呕或者恶心的动作，随后呕血。大多数患者仅表现为无痛性出血，如果出血量巨大、病情严重甚至可以引起休克和死亡。

61. 什么是急性肠系膜血管缺血性疾病？

急性肠系膜血管缺血性疾病实际是一组疾病的统称，主要是指肠系膜上动脉和肠系膜上静脉的缺血性病变，包括动脉栓塞、动脉和静脉血栓形成以及非闭塞性肠缺血所导致肠壁血液灌注减少或丧失，导致肠管急性血液循环障碍的疾病，从而影响肠管的营养和代谢。

62. 肠系膜缺血性疾病常见原因有哪些？

（1）肠系膜上动脉栓塞：栓子多来自心脏，也可来自主动脉壁上的粥样斑块；栓塞可发生在肠系膜上动脉自然狭窄处，常见部位在结肠中动脉出口以下。

（2）肠系膜上动脉血栓形成：大多在动脉硬化性阻塞或狭窄的基础上发生，常涉及整个肠系膜上动脉，也有较局限者。

（3）肠系膜上静脉血栓形成：可继发于腹腔感染、肝硬化门静脉高压致血流淤滞和高凝状态等。

63. 监测肠系膜缺血性疾病有哪些实验室指标？

急性肠系膜血管缺血性疾病目前缺乏有效的实验室筛查手段。近些年 D-乳酸、肠型脂肪酸结合蛋白（intestinal fatty acid-binding protein，I-FABP）、D-二聚体等指标研究较多：① D-乳酸水平：肠黏膜通透性增加时，D-乳酸通过受损的肠黏膜入血，故监测血中 D-乳酸水平可及时反映肠黏膜受损害的程度和通透性变化。② I-FABP：是早期肠黏膜损伤的生化指标，检测血和尿 FABP 能较好地判断肠缺血情况。③ D-二聚体：为排除性监测手段，其阴性结果对于急性血栓性疾病的排除有重大意义。

64. 肠系膜缺血性疾病的临床表现有哪些？

一般发病急骤，早期表现为突然发生的腹部剧烈绞痛，难以用一般药物所缓解，可以是全腹性或局限性。其后出现肠坏死，疼痛转为持续，多数伴有频繁呕吐，呕吐物多为血性。随着肠坏死和腹膜炎的发展，腹胀渐趋明显，肠鸣音消失，出现腹部压痛、腹肌紧张等腹膜刺激征。剧烈腹痛、强烈胃肠道排空症状（频繁呕吐和腹泻）以及既往器质性全身血管阻塞病史（冠心病、肢体血管闭塞、脑梗死等）合称为急性肠系膜动脉栓塞三联征（Bergan 三联征）。

65. 肠系膜缺血性疾病的治疗原则有哪些？

肠系膜缺血性疾病的治疗要素包括复苏、快速诊断和早期的血运重建。关键是在充分复苏的基础上尽早开通肠系膜血管，进行早期血运重建，去除已经发生不可逆性坏死的肠袢和组织，阻断毒素吸收并减少毒素被吸收后引起全身中毒症状。

66. 短肠综合征指什么？ 主要临床表现有哪些？

短肠综合征是指小肠被广泛切除后，残存的功能性肠管不能维持患者营养需要的吸收不良综合征。短肠综合征患者早期最主要的临床表现为腹泻、水和电解质失衡，以及营养不良。后期腹泻逐渐趋减少，根据残留肠管的长度与代偿情况，患者的营养状况可得到维持或逐渐出现营养不良、各种维生素与电解质缺乏的症状，以及胆结石和肾结石发生率升高。

67. 如何区分单纯性还是绞窄性肠梗阻？

有下列表现者,应考虑绞窄性肠梗阻的可能,必须尽早进行手术治疗:腹痛发作急骤,初始即为持续性剧烈腹痛,或在阵发性加重之间仍有持续性疼痛;病情发展迅速,早期出现休克,抗休克治疗后改善不明显;有腹膜炎的表现,体温上升、脉率增快、粒细胞计数增高;腹胀不对称,腹部 X 线呈孤立扩大的肠袢;呕吐出现早而频繁,经积极的非手术治疗症状体征无明显改善。

68. 肠扭转的好发部位有哪些？ 常见的临床特点有哪些？

肠扭转是闭袢性肠梗阻加绞窄性肠梗阻,发病急骤,发展迅速。其好发部位是小肠和乙状结肠。

小肠扭转临床表现为突然发作剧烈腹部绞痛,常为持续性疼痛阵发性加剧,呕吐频繁,腹胀以某一部位特别明显,肠鸣音减弱,可闻及气过水声。乙状结肠扭转多见于有便秘的老年人,患者有腹部持续胀痛,左腹部明显膨胀,可见肠型,腹部压痛及肌紧张不明显。

69. 如何治疗肠扭转？

肠扭转是一种较严重的机械性肠梗阻,可在短时间内发生肠绞窄、坏死。及时的手术治疗,将扭转的肠袢回转复位可降低死亡率,更可减少小肠大量切除后的短肠综合征。复位后应细致观察血液循环恢复情况。对有怀疑的长段肠袢应设法解除血管痉挛,观察其生机,争取保留较长的小肠。明确有坏死的肠段应切除,小肠应做一期吻合;坏死的乙状结肠切除后,一般将断端外置造口,以后作二期手术。

（张圆　曹迎亚　余剑波）

参考文献

［1］　Portelli M, Jones CD. Severe acute pancreatitis: pathogenesis, diagnosis and surgical management[J]. *Hepatobiliary Pancreat Dis Int*, 2017, 16(2): 155 - 159.

［2］　Hines OJ, Pandol SJ. Management of severe acute pancreatitis [J]. *BMJ*, 2019, 36716227.

［3］　Leppaniemi A, Tolonen M, Tarasconi A, et al. 2019 WSES guidelines for the management of severe acute pancreatitis[J]. *World J Emerg Surg*, 2019, 1427.

［ 4 ］　Arvanitakis M，Ockenga J，Bezmarevic M，et al. ESPEN guideline on clinical nutrition in acute and chronic pancreatitis［J］. *Clin Nutr*，2020，39(3)：612 – 631.

［ 5 ］　Stravitz RT，Lee WM. Acute liver failure［J］. *Lancet*，2019，394(10201)：869 – 881.

［ 6 ］　Lee GH. Hepatic encephalopathy in acute-on-chronic liver failure［J］. *Hepatol Int*，2015，9(4)：520 – 526.

［ 7 ］　Mohsenin V. Assessment and management of cerebral edema and intracranial hypertension in acute liver failure［J］. *J Crit Care*，2013，28(5)：783 – 791.

［ 8 ］　Rajaram P，Subramanian R. Management of Acute Liver Failure in the Intensive Care Unit Setting［J］. *Clin Liver Dis*，2018，22(2)：403 – 408.

［ 9 ］　Garcia MJ，Bendjelid K. Artificial liver support systems：what is new over the last decade? ［J］. *Ann Intensive Care*，2018，8(1)：109.

［10］　Mendizabal M，Silva MO. Liver transplantation in acute liver failure：A challenging scenario［J］. *World J Gastroenterol*，2016，22(4)：1523 – 1531.

［11］　Chadha R，De Martin E，Kabacam G，et al. Proceedings of the 25th Annual Congress of the International Liver Transplantation Society［J］. *Transplantation*，2020，104 (8)：1560 – 1565.

［12］　Kok B，Dong V，Karvellas CJ. Graft Dysfunction and Management in Liver Transplantation［J］. *Crit Care Clin*，2019，35(1)：117 – 133.

［13］　Kramer DJ，Siegal EM，Frogge SJ，et al. Perioperative Management of the Liver Transplant Recipient［J］. *Crit Care Clin*，2019，35(1)：95 – 105.

［14］　EASL Clinical Practice Guidelines for the management of patients with decompensated cirrhosis［J］. *J Hepatol*，2018，69(2)：406 – 460.

［15］　Romanelli RG，Stasi C. Recent Advancements in Diagnosis and Therapy of Liver Cirrhosis［J］. *Curr Drug Targets*，2016，17(15)：1804 – 1817.

［16］　Soulaidopoulos S，Cholongitas E，Giannakoulas G，et al. Review article：Update on current and emergent data on hepatopulmonary syndrome［J］. *World J Gastroenterol*，2018，24(12)：1285 – 1298.

［17］　Qin YS，Li QY，Yang FC，et al. Risk factors and incidence of acute pyogenic cholangitis［J］. *Hepatobiliary Pancreat Dis Int*，2012，11(6)：650 – 654.

［18］　Lan CWD，Christophi C，Muralidharan V. Acute cholangitis：current concepts［J］. *ANZ J Surg*，2017，87(7 – 8)：554 – 559.

［19］　Rockey DC. Occult and obscure gastrointestinal bleeding：causes and clinical management［J］. *Nat Rev Gastroenterol Hepatol*，2010，7(5)：265 – 279.

［20］　Tilsed JV，Casamassima A，Kurihara H，et al. ESTES guidelines：acute mesenteric ischaemia［J］. *Eur J Trauma Emerg Surg*，2016，42(2)：253 – 270.

第十二章

第十三章

泌尿系统危重病的监测与诊治

1. 急进性肾小球肾炎的分类是什么?

急进性肾小球肾炎分类包括：① 病因不明的称为原发性急进性肾炎；② 有明确原发病的称为继发性肾小球肾炎，如系统性红斑狼疮、弥漫性血管炎、肺出血—肾炎综合征、过敏性紫癜等；③ 还有部分为继发于原发性肾小球肾炎的某些类型，如：膜增生性小肾小球肾炎、膜性肾病、IgA 肾病等。

2. 肾病综合征的诊断标准有哪些?

肾病综合征（nephroticsyndrome，NS）的诊断标准为：① 大量蛋白尿：尿蛋白＞3.5 g/24 h，以白蛋白为主；② 低白蛋白血症：白蛋白＜30 g/L，血浆白蛋白水平与尿蛋白丢失量不平行；③ 水肿：肾小球滤过率低于正常值的 50%，血浆白蛋白浓度大于 20 g/L，高血压，提示原发性肾性钠潴留导致水肿；④ 高脂血症。前两项是诊断肾病综合征的必要条件，后两项为次要条件。临床上只要满足上述 2 项必要条件，肾病综合征诊断即成立。

3. 急性肾损伤的定义?

急性肾损伤（acute kidney injury，AKI）是一种常见的临床综合征，主要表现为肾功能快速下降及代谢废物的蓄积。其诊断有赖于血清肌酐（Scr）升高和尿量减少。AKI 定义为下面任意一条：① 48 h 内血肌酐升高＞26.5 mmol/L（0.3 mg/dL）；② 已知或推测血肌酐在过去一周的时间内比基线水平升高 1.5 倍；③ 尿量在 6 小时内＜0.5 mL/（kg·h）。

4. 导致急性肾损伤的肾前性因素有哪些?

导致急性肾损伤的肾前性因素包括：① 有效血容量减少常见于各种原因导致

的液体流失和出血,如腹泻、呕吐、利尿剂应用、消化道出血、大面积烧伤以及低蛋白血症等;② 心排血量减少见于急性心肌梗死、严重心律失常、心肌病、心脏瓣膜病以及严重肺心病等导致的急性心功能下降;③ 全身血管扩张多见于脓毒症、药物(如降压药)、过敏及麻醉意外等;④ 肾血管严重收缩见于脓毒症、药物(如非甾体抗炎药)等;⑤ 肾动脉机械性闭锁见于手术、血栓、栓塞等。

5. 导致急性肾损伤的肾实质性因素有哪些?

　　① 急性肾小管坏死多见于急性肾缺血、肾毒性药物应用及重金属中毒等;② 间质性肾炎见于药物过敏、感染、肾移植急性排异反应及系统性疾病等;③ 肾小管阻塞见于结晶沉积、蛋白沉积等;④ 肾血管性疾病见于系统性血管炎、恶性高血压、DIC、肾动脉机械闭塞及肾静脉血栓形成等;⑤ 肾小球疾病见于急进性肾炎、感染后肾炎、IgA 肾病及膜增殖性肾炎等;⑥ 继发性肾病如狼疮性肾炎等;⑦ 感染、浸润等。

6. 导致急性肾损伤的肾后性因素有哪些?

　　① 肾外原因常见于输尿管肿瘤、结石、腹膜后和盆腔恶性肿瘤、腹膜后纤维化及腹主动脉瘤等;② 膀胱相关原因见于前列腺增生、肿瘤及结石等;③ 尿道原因见于尿道狭窄、包茎等。

7. 急性肾损伤的 KDIGO 分期标准如何?

　　① 1 期:Scr 在 48 小时内达到基础值的 $1.5\sim1.9$ 倍或升高$\geqslant26.4$ mmol/L(0.3 mg/dL);尿量<0.5 mg/(kg・h),持续 $6\sim12$ 小时。② 2 期:Scr 在 48 小时内达到基础值的 $2\sim2.9$ 倍;尿量<0.5 mg/(kg・h),持续 12 小时以上。③ 3 期:Scr 在 48 小时内达到基础值的 3 倍及以上或升高至$\geqslant353.6$ mmol/L(4 mg/dL)或需要启动肾脏替代治疗,或患者不足 18 岁,GFR 降低至<35 mL/(min・1.73 m^2);尿量<0.3 mg/(kg・h),持续 24 小时以上,或无尿持续 12 小时以上。

8. 急性肾损伤肾脏功能监测包括哪些内容?

　　① 尿液检查:尿比重、渗透压、尿钠浓度及钠排泄分数等尿液指标是诊断和评价急性肾损伤的重要指标;② 血液生化检查:血尿素氮、血肌酐及血 β_2 微球蛋白等可以评价肾脏功能;③ 肾脏清除率试验。

9. 急性肾损伤监测尿量的临床意义是什么？

重症患者以及手术后患者持续尿量监测除了可以反映患者的容量状况、终末器官的灌注以外，可提示早期肾脏功能的损害。尿量可作为肾功能损害的监测指标，如发现成年患者尿量 24 小时尿量＜400 mL 称少尿；24 小时尿量＜100 mL 称无尿或尿闭；成人 24 小时尿量＞2 500 mL 称多尿。病理性多尿可因肾小球滤过率增加（如输入大量生理盐水）或肾小管对水的重吸收减少（糖尿病、尿崩症、急性肾衰竭多尿期、肾移植恢复循环后短时间内）所致。

10. 急性肾损伤监测尿渗透压有什么临床意义？

正常情况下，每日从尿中排出 400～800 mOsm 溶质，肾脏最大浓缩能力可使尿液达 1 200 mOsm/kgH$_2$O，因此每日最少需排尿 400 mL 才能排出最低限度的溶质。尿渗量持续＜400 mOsm/kgH$_2$O 为低尿渗量，见于肾衰竭和尿崩症；尿渗量＞800 mOsm/kgH$_2$O 为高尿渗量，见于循环衰竭、脱水、糖尿病等。无条件检测尿渗量时可用尿比重来估计尿中溶质数，尿比重持续＜1.015，意义与低尿渗量相同，尿比重持续＞1.020，通常提示高尿渗量。

11. 急性肾损伤监测血清肌酐的意义是什么？

血液中肌酐来自肌肉中磷酸肌酸的代谢，成人正常值 70.7～132.6 μmol/L。由于 Cr 不被肾小管重吸收，也很少受肾外因素影响，故作为肾功能指标优于尿素氮（urea nitrogen，BUN）。双肾功能丧失，血清肌酐每日上升 88.4～176.8 μmol/L，低于此值表明肾仍有功能；如上升率＞265.2 μmol/L，证明有异常肌酐产生。血清 Cr 基本能反映肾小球滤过率。但由于肾小球滤过率降至正常 1/3 时，Cr 才明显升高，故不能作为早期诊断指标。此外，血清 Cr 也易受容量过负荷、营养状态、类固醇激素以及肌肉创伤等影响。

12. 尿与血肌酐比值有什么临床意义？

在临床上可用于鉴别肾衰竭的原因。肾前性肾衰竭时，尿与血肌酐比值＞40，肾性肾衰竭时，尿与血肌酐比值＜10。

13. 急性肾损伤少尿期可能发生哪些电解质紊乱？

① 高钾血症：最严重的并发症之一，是少尿期的首位死因；② 低钠血症：多因水过多导致的稀释性低钠血症，也有失钠性低钠血症；③ 高磷血症：高分解代谢或

急性肾损伤伴大量细胞坏死时明显；④ 低钙血症：GFR 降低导致磷潴留，骨组织对甲状旁腺激素抵抗和活性维生素 D_3 水平降低；⑤ 高镁血症：可引起心律失常，心电图可见 P - R 间期延长；⑥ 低镁血症：常见顺铂、两性霉素 B 与氨基糖苷类抗生素引起肾小管损伤。

14. 急性肾损伤治疗原则是什么？

　　① 加强液体管理：早期积极恢复有效循环血量；少尿期适当控制入量；多尿期保持液体平衡；② 维持内环境稳定：调节钠、钾等电解质及酸碱平衡，严密监测，及时处理；③ 控制感染：充分引流及选择敏感抗生素；④ 肾替代治疗：有效纠正水电解质酸碱平衡紊乱，及早清除毒素对各系统的损害，利于损伤细胞修复；⑤ 积极治疗原发病，及早发现危险因素，迅速去除，促进肾小管上皮细胞再生修复。

15. 急性肾损伤少尿期的治疗原则是什么？

　　① 严格控制水和钠摄入量，坚持"量出为入"的原则；② 供给足够的热量，以减少蛋白质分解。适当限制蛋白质摄入，静脉补充必需氨基酸。饮食中应含有较丰富维生素，减少钠、钾含量；③ 纠正代谢性酸中毒，严重酸中毒患者经补碱紧急处理后，宜立即透析治疗；④ 纠正高钾血症，轻度高钾血症（<6 mmol/L）需密切观察和严格限制含钾量高的食物和药物使用。血钾明显升高时应及时处理，必要时须透析治疗；⑤ 肾替代治疗。

16. 急性肾损伤多尿期的治疗原则是什么？

　　① 如有代谢产物蓄积，以排泄为主，必要时需透析，应观察每日尿的量和质的变化；② 维持水电解质平衡：补充电解质的同时应补充因尿量过多而丢失的液体；③ 注意心、肺及消化道并发症：尤其是消化道出血；④ 重视营养：以肠内营养为主，还应大量补充多种维生素；⑤ 控制感染：尽量去除可能引起感染的因素。

17. 临床上有哪些预防措施可以有效降低急性肾损伤的发病率？

　　① 维持肾脏灌注压：维持合适收缩压、及时的液体复苏、严密监测血流动力学、尽可能避免使用肾毒性药物比如氨基糖苷类、两性霉素 B、多黏菌素等抗生素及非甾体抗炎药等；② 积极寻找感染源，彻底清除感染灶，合理应用抗生素，控制感染；③ 早期积极液体复苏可减轻肌红蛋白尿的肾毒性；④ 严格限制造影剂剂量，预防造影剂肾损伤。

18. 临床上维持肾脏灌注压的具体措施有哪些？

① 避免收缩压<90 mmHg,维持心排血量、平均动脉压与血管容量,保证肾灌注;② 选择复苏液体时,胶体溶液并非优于晶体溶液;③ 需要血管升压药逆转全身血管扩张时首选去甲肾上腺素;④ 严密监测血流动力学,及时有效 ICU 复苏,预防腹腔内高压。

19. 肾脏替代治疗的紧急指征包括哪些？

肾脏替代治疗(Renal replacement therapy,RRT)的紧急指征包括 严重并发症经药物治疗等不能有效控制者:具体包括:① 容量负荷过多,如急性心力衰竭;② 电解质平衡紊乱,如高钾血症(血钾>6.5 mmol/L);③ 代谢性酸中毒:血气分析示 pH<7.15。

20. 肾脏替代治疗的肾性适应证有哪些？

肾脏替代治疗的肾性适应证包括:急性肾功能损伤合并心力衰竭;急性肾功能损伤并脑水肿;急性肾功能损伤合并高分解代谢;肾移植急性肾功能损伤合并多脏器功能障碍综合征;肾移植;急性肾功能损伤/慢性肾功能不全合并以下情况:① 血流动力学不稳定;② 需要完全胃肠外营养的患者。

21. 肾脏替代治疗的非肾性适应证有哪些？

肾脏替代治疗的非肾性适应证包括:全身炎性反应综合征或脓毒症、急性呼吸窘迫综合征、急性坏死性胰腺炎、泵衰竭或充血性心力衰竭失代偿期、严重电解质紊乱、药物或毒物中毒、挤压综合征、肝性脑病或肝移植术后、心肺分流术、各种原因所致顽固性水肿、乳酸性酸中毒、控制体温、肿瘤溶解综合征。

22. 慢性肾衰竭可能发生哪些电解质紊乱？

① 代谢性酸中毒;② 水钠代谢紊乱:肾功能不全时,肾脏对钠负荷过多或容量过多的适应能力逐渐下降;③ 钾代谢紊乱;当 GFR 降至 20~25 mL/min 或更低时,肾脏排钾能力逐渐下降,此时易于出现高钾血症;尤其当钾摄入过多、酸中毒、感染、创伤、消化道出血等情况发生时,更易出现高钾血症;④ 钙磷代谢紊乱;主要表现为钙缺乏和磷过多。

23. 慢性肾衰竭患者发生营养物质代谢紊乱时有哪些临床表现？

① 蛋白质代谢紊乱一般表现为蛋白质代谢产物蓄积、氮质血症,尿微量白蛋白是慢性肾脏病的早期信号,而持续性微量白蛋白尿或蛋白尿则提示肾损伤;② 糖代谢紊乱主要表现为糖耐量减低,主要与胰高血糖素升高,胰岛素受体障碍等因素有关,可表现为空腹血糖水平或餐后血糖水平升高,但一般较少出现自觉症状;③ 脂肪代谢紊乱表现为轻到中度高三酰甘油血症,少数患者表现为轻度高胆固醇血症,或两者兼有。

24. 慢性肾衰竭患者会出现哪些心血管系统临床表现？

① 高血压和左心室肥厚,高血压可引起动脉硬化、左心室肥厚和心力衰竭。贫血和血液透析用的内瘘,会引起心高排血量状态,加重左心室负荷和左心室肥厚;② 心力衰竭是尿毒症患者最常见死亡原因;③ 心肌病,部分患者可伴有冠状动脉粥样硬化性心脏病;④ 心包积液,轻者可无症状,重者则可有心音低钝、遥远,少数情况下还可有心脏压塞;⑤ 血管钙化和动脉粥样硬化,动脉粥样硬化往往进展迅速,血液透析患者的病变程度比透析前患者为重。

25. 慢性肾衰竭患者会出现哪些呼吸系统临床表现？

① 气短、气促,严重酸中毒可致呼吸深长,多由体液过多或酸中毒引起;② 肺水肿或胸腔积液体液过多,由心功能不全可引起;③ 尿毒症肺水肿:由尿毒症毒素诱发的肺泡毛细血管渗透性增加、肺充血可引起尿毒症肺水肿,肺部 X 线检查可出现蝴蝶翼征。

26. 慢性肾衰竭患者会出现哪些消化系统临床表现？

主要表现有食欲减退、恶心、呕吐、口中有尿味。消化道出血也较常见,其发生率比正常人明显增高,多是由于胃黏膜糜烂或消化性溃疡,尤以前者为最常见。

27. 慢性肾衰竭患者会出现哪些血液系统临床表现？

慢性肾衰竭患者血液系统异常主要表现为肾性贫血和出血倾向。大多数患者一般有轻、中度贫血,其原因主要由于红细胞生成素缺乏,故称为肾性贫血;如同时伴有缺铁、营养不良、出血等因素,可加重贫血程度。

28. 早中期慢性肾衰竭有哪些防治措施?

① 及时有效地控制高血压,血压一般控制在 120～130/75～80 mmHg 以下;② 使用 ACEI 和 ARB:血管紧张素转化酶抑制剂(ACEI)和血管紧张素受体拮抗剂(ARB)具有降压、减低高滤过、减轻蛋白尿的作用;③ 控制血糖:使糖尿病患者空腹血糖控制 5.0～7.2 mmol/L(睡前 6.1～8.3 mmol/L),糖化血红蛋白<7%;④ 控制蛋白尿:蛋白尿<0.5 g/24 h;⑤ 饮食治疗:低盐饮食,每日钠摄入量<90 mmol(<2 g),低蛋白质、低磷饮食;⑥ 其他:积极纠正贫血、减少尿毒症毒素蓄积、应用他汀类降脂药、戒烟等。

29. 慢性肾衰竭患者发生高钾血症的原因?

残余肾单元减少,肾脏对钾的排泄降低;应用抑制肾排钾的药物如醛固酮类药物、血管紧张素转化酶抑制剂(ACEI)等;摄入钾增多或输库存血;代谢性酸中毒。

30. 如何防治慢性肾衰竭引起的高钾血症?

① 积极纠正酸中毒,除口服碳酸氢钠外,必要时(血钾>6 mmol/L)可静脉给予碳酸氢钠 10～25 g,根据病情需要 4～6 小时后还可重复给予;② 给予袢利尿剂,静脉或肌内注射呋塞米 40～80 mg(或布美他尼 2～4 mg);③ 应用葡萄糖-胰岛素溶液输入(葡萄糖 4～6 g 中加胰岛素 1 U);④ 口服降钾树脂,一般每次 5～20 g,每日 3 次,增加肠道钾排出;⑤ 对严重高钾血症(血钾>6.5 mmol/L),且伴有少尿,利尿效果欠佳者,应及时给予血液透析治疗。

31. 慢性肾衰竭的治疗要点是什么?

慢性肾衰竭的治疗要点包括:治疗原发病纠正加重慢性肾衰竭的因素;营养治疗;控制高血压和肾小球内高压力;贫血的治疗;纠正水、电解质、酸碱平衡失调;控制感染;替代疗法如血液透析疗法、肾移植等。

32. 慢性肾衰竭的治疗原则是什么?

① 治疗基础疾病和使慢性肾衰竭恶化的因素可使肾功能有不同程度的改善;② 延缓慢性肾衰竭的发展:主要有饮食治疗,例如,高热量摄入的前提下限制蛋白质饮食、低磷饮食,应用必需氨基酸等;③ 治疗并发症:包括纠正水、电解质和酸碱平衡失调,控制高血压、心力衰竭,应用红细胞生成素纠正肾性贫血,控制感染等;④ 替代治疗:有透析指征时可选择透析与肾移植。

33. 延缓慢性肾衰竭发展的措施有哪些?

① 治疗基础疾病和使慢性肾衰竭恶化的因素可使肾功能有不同程度的改善; ② 饮食治疗:高热量摄入的前提下限制蛋白质饮食,给予低磷饮食; ③ 必需氨基酸或其 α 酮酸混合制剂的应用; ④ 控制全身性和(或)肾小球内高压力:首选 ACEI 和 ARB,减少蛋白尿和抑制肾组织细胞炎症反应和硬化的过程,延缓肾功能减退; ⑤ 应积极治疗高脂血症; ⑥ 中医药疗法:使用大黄能延缓肾衰的进展。

34. 简述慢性肾衰竭进行性恶化的机制?

① 基础疾病的活动性; ② 剩下的"健存"肾单位代偿性发生肾小球毛细血管的高灌注、高压力和高滤过使肾小球损伤、肥大,继而发生硬化,使蛋白尿增加并损伤肾小管间质,使肾功能不断恶化; ③ 血管紧张素Ⅰ增多,导致肾小球毛细血管压力增高、肾小球肥大,细胞外基质过度蓄积,引起肾小球硬化; ④ 蛋白尿是肾衰进行性恶化的一个重要因素; ⑤ 肾衰恶化速度与遗传有关,如血管紧张素转换酶基因与肾功能减退的速度有重要关系。

35. 促使肾功能恶化的因素有哪些?

① 血容量不足:肾小球滤过率下降,加重肾衰竭,常见于有钠水丢失的患者; ② 感染:常见呼吸道感染、尿路感染;败血症伴低血压时对肾衰影响尤大; ③ 尿路梗阻:最常见的是尿路结石; ④ 心力衰竭和严重心律失常; ⑤ 肾毒性药物:如使用氨基糖苷类抗生素等; ⑥ 急性应激状态:如严重创伤、大手术; ⑦ 高血压:如恶性高血压或高血压的降压过快过剧; ⑧ 高钙血症、高磷血症或转移性钙化。

36. 急性肾损伤血液透析的适应证有哪些?

急性肾损伤血液透析的适应证包括:利尿剂难以纠正的容量超负荷,尤其氧需求不断增加的患者,如心力衰竭、肺水肿、明显水肿;严重高钾血症(血钾>6.5 mmol/L)或钾水平每日上升 1~2 mmol/L;无尿 2 天或少尿 4 天以上;尿毒症征象如心包炎、脑病或其他原因不明的意识状态改变;严重代谢性酸中毒(pH<7.1);可透析药物的中毒性剂量。

37. 慢性肾衰竭血液透析的适应证有哪些?

慢性肾衰竭血液透析的绝对适应证:尿毒症心包炎或尿毒症胸膜炎;尿毒症脑病:认知功能明显改变且没有其他病因;CFR>5 mL/(min·1.73 m²)时通常不

会发生。一般适应证包括：营养状况恶化、持续的或难以纠正的容量超负荷、乏力和不适、轻度认知功能障碍、难治性酸中毒、高钾血症和高磷血症。

38. 透析过程中出现低血压的原因有哪些？

透析中低血压的常见原因包括快速或过度超滤、血浆渗透压迅速降低、制定的目标体重过低、自主神经病变以及心脏储备减少。其他因素包括使用降压药或者在透析前即刻或在透析期间进食。在少数情况下，透析诱导性低血压患者可能存在全身性感染、心律失常、心脏压塞、心脏瓣膜病、心肌梗死、溶血、出血、空气栓塞和对透析膜有反应等情况。

39. 透析过程中出现低血压的处理措施有哪些？

透析期间发生低血压的患者应当停止超滤；初始治疗包括将患者置于头低脚高仰卧位、氧疗和快速静脉给予等张盐水 250～500 mL。进一步评估心脏功能；低温透析；延长透析时间。对于采用上述措施后仍有透析中低血压的患者，建议应用米多君，一般在透析前 15～30 分钟给予 2.5～5 mg 米多君。或改用其他透析方式；使用红细胞生成刺激剂纠正贫血至目标水，可通过改善心脏功能而降低透析中低血压的发生率。

40. 血液灌流的临床应用指征有哪些？

（1）在药物中毒患者中血液灌流应适用于以下情况：强化支持治疗后，病情仍进行性恶化；重度中毒伴中脑功能抑制，导致通气不足、低体温和低血压；出现昏迷相关的并发症（如肺炎或败血症）以及存在并发症的基础疾病（如阻塞性气道疾病）。

（2）还适用于：肝、心或肾功能不全引起的正常药物排泄功能受损；当存在代谢和（或）延迟效应的物质中毒时；肝功能衰竭；终末期肾病合并铝中毒。

41. 急性肾小管坏死的临床分期有哪些？

急性肾小管坏死（acute tubular necrosis，ATN）的临床分期包括：① 起始期：多受各类高危因素影响，但未发生明显肾实质损伤，此阶段 AKI 可预防；② 维持期（少尿期）：一般 1～2 周，短至数日，长至 4～6 周。此期 GFR 可保持在低水平，多数患者出现少尿或无尿症状，但也有部分患者尿量＞400 mL/d（非少尿型 AKI）病情轻且预后好；③ 恢复期：GFR 逐渐恢复正常或接近正常范围，少尿型患者开始出现多尿,日尿量可达 3～5 L 甚至更多,通常 1～3 周逐渐恢复,肾小管上皮细胞需数月恢复。

42. 血液净化治疗技术常见的 3 种清除溶质方式是什么?

① 弥散:驱动力是半透膜两侧的溶质浓度差。小分子溶质如血肌酐、尿素氮、尿酸等由于膜内外浓度差大,易于扩散;② 对流:驱动力是跨膜压,在跨膜压作用下,液体从高压力一侧透过半透膜向低压力一侧移动称为超滤;液体中的溶质随之通过半透膜;③ 吸附:溶质分子通过正负电荷相互作用或范德华力与半透膜发生吸附作用,吸附只对某些溶质有作用,与溶质化学性质及半透膜吸附面积有关。吸附作用饱和时,清除效率随之下降。

43. 血液净化治疗中的抗凝方式有哪些?

针对无出血风险的重症患者采取全身抗凝,一般用普通肝素或低分子肝素持续给药;对接受血液净化治疗的有出血风险患者,采取局部抗凝,可用肝素/鱼精蛋白法或枸橼酸盐/钙剂法;对高危出血风险者,血液净化时可不使用抗凝剂。

44. 连续性血液净化的特点是什么?

连续性血液净化(continuous blood purification,CBP)的特点包括:血流动力学稳定;纠正酸碱紊乱;溶质清除率高;营养支持;清除炎症介质。

45. 连续性血液净化期间的注意事项有哪些?

连续性血液净化期间的注意事项包括:① 血管通路阻塞:单针双腔导管致血液再循环增加了血黏滞度,使滤器内凝血,影响超滤;② 空气栓塞:尤其在管道连接不良时发生;③ 液体量及电解质失衡。

46. 连续性血液净化的并发症可能有哪些?

连续性血液净化的并发症包括:① 出血:肝素用量过多,或拔除导管压迫不当,管道连接不良时意外脱管等;② 感染:穿刺过程中消毒不合格,大量置换液污染,患者本身感染经体外循环后血行播散;③ 体温升高或下降;④ 生物相容性过敏反应。

47. 心肾综合征的定义是什么？

心肾综合征是指由于心力衰竭引起肾功能不全时的一种临床综合征。狭义上讲，心肾综合征是指慢性心力衰竭患者出现进行性肾功能不全，表现为治疗过程中血肌酐渐进性升高。广义上讲，心肾综合征是指心脏或肾脏功能不全时相互影响、相互加重导致心肾功能急剧恶化的一种临床综合征。

48. 肝肾综合征的定义是什么？有哪些临床表现？

肝肾综合征是指严重肝脏疾病患者体内代谢产物的损害，血流动力学的改变以及血流量的异常，导致肾脏血流量的减少和滤过率降低所引起，而其肾脏并无解剖和组织学方面的病变。肝肾综合征的临床表现：包括肝硬化失代偿期及功能性肾衰竭两方面的症状和体征，患者常有门脉高压症、脾大、大量腹水、黄疸、氮质血症、少尿、低钠血症等。大部分肝硬化晚期患者出现肾损害。

49. 慢性肾衰竭有哪些临床表现？

（1）水、电解质酸碱平衡失调：① 水潴留；② 低钠血症；③ 高钾血症；④ 钙磷平衡失调；⑤ 高镁血症；⑥ 酸中毒，代谢性酸中毒最常见。

（2）消化系统：患者最早出现的症状常在消化系统。

（3）心血管系统：患者最常见的死亡原因是心血管系统疾病。

（4）血液系统：多为正常细胞正色素性贫血，主要原因是肾脏产生、分泌促红细胞生成素（EPO）减少所致。

（5）神经、肌肉系统：尿毒症性脑病和周围神经病变症状。

（6）肾性骨营养不良。

50. 肾性贫血的原因是什么？

肾性贫血的原因包括：① 主要是肾发生红细胞生成素减少；② 铁的摄入减少，叶酸缺乏；③ 血液透析过程中的失血或频繁的抽血化验；④ 肾衰时红细胞生存时间缩短；⑤ 体内缺乏卵白质；⑥ 尿毒症毒素对骨髓的抑制等。

51. 慢性肾衰竭时肾性骨质营养不良的发病机制是什么？

（1）钙磷代谢障碍和继发性甲状旁腺功能亢进：慢性肾衰竭患者由于高血磷导致血钙水平下降，后者刺激甲状旁腺功能亢进，分泌大量 PTH 致使骨质疏松；

（2）维生素 D 代谢障碍：$1,25 - (OH)_2D_3$ 减少，钙吸收减少；

（3）长期酸中毒促进骨盐溶解，并干扰 $1,25-(OH)_2D_3$ 的合成。

52. 慢性肾衰竭如何分期？

肾功能代偿期：Ccr（50～80）mL/min、Scr（133～177）μmoL/L；

肾功能失代偿期：Ccr（20～50）mL/min、Scr（186～442）μmoL/L；

肾功能衰竭期：Ccr（10～20）mL/min、Scr（451～707）μmoL/L；

尿毒症期：Ccr＜10 mL/min、Scr≥707 μmoL/L。

53. 慢性肾衰竭急性加重的危险因素有哪些？

累及肾脏的疾病复发或加重；血容量缺乏；肾脏局部血供急剧减少；严重高血压；肾毒性药物；泌尿道梗阻；严重感染；其他：高钙血症、严重肝功能不全等。

54. 急性肾衰竭血液透析指征有哪些？

急性肾衰竭血液透析指征包括：无尿 2 天或少尿 3 天；每日体重增加 2.0 kg以上；伴水肿、肺水肿、胸水；出现尿毒症症状，如恶心、呕吐、出血倾向及神经、精神症状；血肌酐≥530.4 mmol/L 或血尿素氮≥21.42 mmol/L；或血清尿素氮每日上升量≥10.71 mmol/L，血清钾每日上升量＞1.0 mmol/L；血钾＞6.5 mmol/L；血清 HCO_3^-＜15 mmol/L。

55. 尿毒症可能会出现哪些临床症状？

（1）胃肠道症状出现最早、最常见，表现为食欲下降、恶心、呕吐，严重者出现应激性溃疡，消化道出血；

（2）心血管系统症状主要表现为高血压和心力衰竭，是由于患者未能控制好水钠摄入造成心脏负荷过重所致；

（3）神经系统症状主要表现为头痛、嗜睡、睡眠颠倒、烦躁不安、精神失常、惊厥、昏迷；

（4）血液系统可表现为正细胞、正色素性贫血，白细胞计数升高、核左移，血小板减少等，严重患者可出现 DIC。

56. 尿毒症脑病（肾性脑病）的定义是什么？

肾衰竭，特别是急性起病或快速进展时，可引起脑病或昏迷伴过度换气和明显的不自主运动表现，包括震颤、扑翼样震颤、肌阵挛和手足搐搦。局灶性或全面性癫痫发作及局灶性神经体征常见,可出现去皮质或去大脑强直姿势。

57. 尿毒症脑病(肾性脑病)的发病机制是什么?

（1）尿毒症毒素在血脑中蓄积,抑制脑细胞正常代谢活动,引起脑电图、肌电图及脑诱发电位异常,从而出现一系列神经精神症状;

（2）水、电解质、酸碱平衡失调,失水,水潴留,脑水肿等;

（3）脑代谢障碍:慢性肾衰竭时氧和葡萄糖的利用率均下降,导致多种酶的功能障碍;

（4）神经细胞和胶质细胞的跨膜离子交换异常;

（5）β_2 微球蛋白在体内蓄积与尿毒症脑病有关;

（6）其他因素如血脑屏障通透性改变、代谢性酸中毒、脑水肿等。

58. 肾移植术后高尿酸血症的病因是什么?

（1）尿酸排泄下降,主要因素包括:肾功能不全、多囊肾、隐匿性糖尿病、高血压、饮酒、甲状旁腺功能亢进、甲状腺功能减退、药物(利尿药、环孢素、他克莫司、乙胺丁醇、吡嗪酰胺等);

（2）尿酸合成增多,主要因素包括药物(硫唑嘌呤、咪唑立宾)、淋巴增殖性疾病、真性红细胞增多症、横纹肌溶解、运动、饮酒、肥胖、高嘌呤饮食等。

59. 肾移植术后急性排斥反应的临床表现有哪些?

主要以少尿、无尿、血肌酐迅速升高、体重增加为主要临床特点,体温为低热或中等热,血压升高;自觉全身不适,烦躁不安,腹胀,呃逆;触摸移植肾区:移植肾变硬,张力增加,移植肾区肿胀、压痛;彩超发现移植肾体积增大,锥体长大,移植肾血流阻力指数增高。

60. 肾移植术后常见的并发症有哪些?

肾移植术后常见的并发症有:急性排斥反应;急性肾小管坏死;移植肾血栓;移植肾动脉狭窄;假性动脉瘤;其他如移植肾积水、移植肾结石、肾周积液、血肿等。

61. 嗜铬细胞瘤危象的定义是什么?

嗜铬细胞瘤危象是危及生命的内分泌急症之一,由于嗜铬细胞瘤释放大量儿茶酚胺入血,导致高血压危象、低血压休克及严重心律失常等危重的临床综合征,死亡率可高达 85%。

62. 嗜铬细胞瘤危象的诊断依据是什么?

在骤发高血压或持续性高血压阵发性加剧的基础上,同时伴有下列一项或多项症状,可诊断嗜铬细胞瘤危象:① 发作时有剧烈头痛、呕吐、视力下降且血压>29.3 kPa/23.9 kPa(220 mmHg/180 mmHg)者;② 均有短暂意识丧失、抽搐、脑出血等明显高血压脑病症状者;③ 严重心律失常、心力衰竭、心肌损害等心脏损害者;④ 剧烈腹痛、消化道出血、急性溃疡穿孔等消化道急症者;⑤ 高热(>39℃)者;⑥ 出现休克或高、低血压反复交替出现者。

63. 嗜铬细胞瘤高血压危象的临床表现是什么?

患者血压突然升高,可达 300/50~210 mmHg 或以上,同时伴有头痛、面色苍白、大汗淋漓、恶心呕吐、心动过速、心律失常、心前区紧缩感、视物模糊、四肢发凉等交感神经亢进症状。严重者可出现高血压脑病和脑血管病症候群,如脑出血、蛛网膜下隙出血等,此时可出现剧烈头痛、躁动、抽搐、呕吐、颈强直、意识丧失,甚至死亡。

64. 嗜铬细胞瘤患者出现低血压休克的原因是什么?

(1)高血压发作时注射利血平类降压药或使用大量 α 受体阻滞剂而未充分补足血容量。儿茶酚胺释放骤停后,突然血压降低;

(2)肿瘤突然释放大量儿茶酚胺导致高血压发作,儿茶酚胺释放停止后,血管扩张,血容量严重不足及心肌损害造成休克,血压降低后又刺激肿瘤释放儿茶酚胺,血压再度骤升;

(3)手术前缺乏充分内科治疗准备,术中失血失液未充分补偿,结扎肿瘤血管或肿瘤切除后血压突然下降至休克;

(4)肿瘤内急性出血坏死,造成儿茶酚胺衰竭。

65. 嗜铬细胞瘤危象对心肌有哪些损害?

高浓度儿茶酚胺直接损伤心肌,出现急性左心衰和频发性、多源性室性期前收缩。后者是严重心律失常的先兆,可引起室扑、室颤、阿-斯综合征甚至猝死。可出现各种传导阻滞甚至房室分离。大量儿茶酚胺释放使冠状动脉负荷增大,或因为发作性低血压使冠状动脉供血不足,使心肌缺氧发生心绞痛或心肌梗死。

66. 血液透析的定义是什么?

血液透析是肾脏替代治疗方式之一。它通过将体内血液引流至体外,由透析器通过弥散、超滤、吸附和对流原理进行物质交换,清除体内的代谢废物,维持电解质和酸碱平衡。同时,清除体内过多的水分,并将经过净化的血液回输的整个过程。

67. 透析中出现血压升高的原因有哪些?

透析中出现血压升高的原因包括:由于患者对疾病认识不足而产生紧张的情绪,导致交感神经兴奋;失衡综合征、硬水综合征;水分超滤不足,每次透析结束没有达到目标体重;降压药在透析过程中被透出;肾素依赖型高血压;透析时肾上腺皮质激素分泌过多。

68. 透析中出现血压升高的应急预案是什么?

(1)紧急处理:对有症状的高血压应立即处理,如适当降低透析液中钠的浓度,选择合适的降压药。

(2)积极寻找高血压病因,对因治疗。

(3)预防措施:严格限制水、钠摄入,控制体重增长在 1 kg/d 以内,盐的摄入量<2 g/d,充分进行透析;药物治疗包括利尿剂、血管紧张素转换酶抑制剂、钙通道阻滞剂、血管扩张剂等;加强宣教,取得患者配合,定期测量血压,按时服药;注意休息,戒烟戒酒;改变透析方式,特别严重者应中止透析。

69. 透析中出现心力衰竭的应急预案是什么?

(1)紧急处理:取半卧位或坐位,两腿下垂,减少回心血量,减轻心脏负担,降低心肌耗氧量;高流量吸氧;给予单纯超滤,排除体内过多水分;给予强心剂和血管扩张药。

(2)寻找心力衰竭的原因,对因治疗:动静脉流量过大;醋酸盐透析液对心血管产生不良影响;水、钠控制不严;透析不充分;低蛋白质血症;透析低氧血症;大量、快速输液、输血使循环血量增加过快;合并心脏器质性病变或有严重的贫血。

70. 血液灌流的定义是什么?

血液灌流就是使患者的血液流经体外含特制活性炭或树脂颗粒的筒型灌流器,通过吸附作用清除血液中的有害物质,灌流后的血液再经导管返回体内。影响这种治疗的核心部分就是吸附材料,最常用的吸附材料是活性炭和树脂。

(李治松　王凯利)

参考文献

［1］ 杨志寅.内科危重病学(第 3 版)［M］.北京:人民卫生出版社,2019.
［2］ 米勒.米勒麻醉学(第 9 版)［M］.北京:北京大学医学出版社,2017.
［3］ 李春盛.急危重症医学进展:2017［M］.北京:人民卫生出版社,2017.
［4］ 兰肯.ICU 诊疗精要(第 2 版)［M］.北京:中国科学技术出版社,2017.
［5］ 毕伽特洛.麻省总医院危重病医学手册［M］.北京:人民卫生出版社,2009.
［6］ 李树生.重症医学临床诊疗指南［M］.北京:科学出版社,2013.
［7］ 马里诺.MARINO ICU 诊疗学:精华版［M］.北京:中国科学技术出版社,2019.
［8］ 巴特沃斯.摩根临床麻醉学［M］.北京:北京大学医学出版社,2020.
［9］ 邓小明.现代麻醉学(第 5 版)［M］.北京:人民卫生出版社,2020.

第十三章

第十四章

内分泌系统危重病的
监测与诊治

1. 1 型糖尿病及 2 型糖尿病的区别是什么？

1 型糖尿病占糖尿病总人群的 5%～10%，由于患者自身免疫性因素导致胰腺 β 细胞破坏，产生绝对胰岛素缺乏。2 型糖尿病占糖尿病总人群的 90%～95%，患者在胰岛素抵抗的基础上，β 细胞胰岛素分泌逐渐丧失；患者通常缺乏典型的"三多一少"症状，较少出现酮症酸中毒的情况，但发生大血管和微血管并发症的风险很高。此外，还有其他特殊类型（如单基因病）的糖尿病。

2. 糖尿病药物治疗的种类有哪些？ 其机制是什么？

（1）双胍类：通过肝细胞膜 G 蛋白恢复胰岛素对腺苷环化酶的抑制，减少糖异生和糖输出。

（2）磺脲类：刺激胰岛 β 细胞分泌胰岛素。

（3）α 糖苷酶抑制剂：抑制糖类分解，延缓葡萄糖和果糖吸收。

（4）噻唑烷二酮：增强胰岛素在外周组织的敏感性。

（5）二肽基肽酶-4(DPP-4)抑制剂：抑制内源性 DPP-4 被降解，提高胰升糖素肽的作用时间。

3. 糖尿病患者术前用药如何调整或停止时间？

磺脲类药物由于刺激胰岛素分泌，第二代该类药物需在手术当日晨停药，第一代药物由于半衰期长，需在手术前一日晨停药。二甲双胍由于其较长的作用时间及乳酸中毒的风险，需在术前 8 小时停用。α 糖苷酶抑制剂只有在进食时才起效，所以手术当日需停用。注射短效胰岛素患者手术当日晨继续注射全量，长效胰岛素注射常规上午剂量的 80%，中效为上午剂量的 50%，混合为上午剂量的 50%。

4. 糖尿病的主要慢性及急性并发症有哪些？

　　① 慢性并发症：视网膜病变、糖尿病肾病、高血压及冠脉病变、外周及脑血管病变、外周及自主神经病变；② 急性并发症：糖尿病酮症酸中毒、高渗性高血糖状态、低血糖。

5. 糖尿病患者术前血糖评估的标准是什么？

　　建议糖尿病患者术前 4～6 周检测 HbA1c，HbA1c≤7％提示血糖控制满意；对既往无糖尿病病史患者，术前随机血糖＞11.1 mmol/L 建议筛查 HbA1c；如果年龄≥45 岁或体重指数 BMI≥25 kg/m²，同时合并高血压、高血脂、心血管疾病及糖尿病等高危因素，行高危手术患者，也推荐术前筛查 HbA1c。

6. 术中糖尿病酮症酸中毒的治疗原则是什么？

　　感染或酗酒可能是诱发糖尿病酮症酸中毒（diabetic ketoacidosis，DKA）的原因，对于未确诊的 1 型糖尿病患者，DKA 可能是其首发症状。治疗原则为纠正严重的容量不足，高血糖和低钾。治疗通常采用持续输注含钾等渗液体和胰岛素，血糖的降低目标为 4.2～5.5 mmol/L 或 10％/h，由于钾离子会随葡萄糖一同往细胞内转移，因此在治疗过程中应该频繁检测血钾与血糖。

7. 高渗性高血糖昏迷的治疗原则及方法是什么？

　　高渗性高血糖昏迷表现为高血糖利尿而引起的脱水和高渗状态，严重脱水可能造成肾衰竭、乳酸酸中毒和血栓形成倾向，诱发神经元脱水，治疗方法包括使用生理盐水进行液体复苏，并补充相对小剂量的胰岛素和钾。

8. 糖尿病患者自主神经病变对麻醉有什么影响？

　　合并高血压的糖尿病患者中有 50％合并自主神经病变，自主神经病变降低了患者对血容量变化的代偿能力，导致心血管系统不稳定，如直立性低血压、静息状态心动过速等，可能造成诱导后严重低血压甚至心源性猝死。另外，自主神经病变可引发胃排空延迟、无痛性心肌缺血等，患者无主观症状，常在心电图中发现异常。

9. 糖尿病患者术前气道评估的要点是什么？

　　慢性高血糖状态可导致组织蛋白糖基化以及关节活动度降低，因此术前应该评估糖尿病患者的颞下颌关节以及颈椎的活动度，其中 1 型糖尿病患者的插管困难的发生率高达 30%，因此需提前评估气道并准备相应的插管工具。

10. 围术期高血糖对患者预后有哪些影响？

围术期高血糖对于患者预后有不良影响，包括心血管事件及 30 天内死亡率显著增高，伤口感染、呼吸、泌尿系统及血行感染概率增加。研究表明，非糖尿病患者围术期高血糖关联的不良预后较已诊断糖尿病的患者更高，一些研究也表明围术期高血糖可能与肿瘤不良预后相关联。

11. 术中高血糖的处理原则及方法是什么？

当术中血糖高于 10 mmol/L 时，需要对血糖进行处理，推荐围术期血糖控制于 7.8～10 mmol/L，可通过静脉单次注射或静脉泵入胰岛素控制血糖。除短小手术外，静脉泵入可以更精确的控制胰岛素使用，一般将胰岛素与生理盐水配成 1 U/mL 的溶液，起始泵速为 (U/h)＝血糖(mmol/L)/5.56，根据血糖变化速度调整泵速，同时密切监测血钾并适当补钾。

12. 胰岛素瘤切除术的麻醉管理要点是什么？

全麻期间尽量选用对血糖影响小的药物及外源性葡萄糖，可在手术日晨或手术开始前抽取基础血糖及胰岛素作为参照。术中应按需监测血糖，一般认为肿瘤切除后血糖升高至术前 2 倍或上升至 5.6 mmol/L，可认为完全切除。如血糖无明显升高，应进一步探查是否有残存肿瘤组织。术中血糖应维持在 3.3 mmol/L 以上，维持正常的 PaO_2 及 $PaCO_2$，避免过度通气引发的脑血流量下降。

13. 甲亢的主要病因及临床表现是什么？

导致甲亢的原因有 Graves 病、毒性结节性甲状腺肿、分泌 TSH 的垂体瘤、甲状腺腺瘤以及甲状腺激素替代治疗过量等。临床表现包括消瘦、不耐热、肌无力、腹泻、反射亢进以及焦躁。查体可发现眼球突出或甲状腺肿大。心脏征象包括心动过速、新发房颤乃至充血性心力衰竭。

14. 甲状腺激素的功能是什么？

甲状腺激素可提高大多数组织的耗氧率，增加产热效应，使得基础代谢率增高；促进蛋白质合成，肝糖原分解；维持神经系统的兴奋性，使得心肌收缩性增强。在婴儿时期促进骨骼、脑和生殖器官的生长发育，如缺乏甲状腺激素可能导致呆小病。

15. 甲亢各项指标的意义是什么？

　　T4 为甲状腺素，T3 绝大多数为 T4 在外周转化而来，因而血清 T4 较 T3 能更好体现甲状腺功能。FT3 和 FT4 为判断是否合并妊娠期甲亢的主要指标。TSH降低提示为原发性甲亢，升高则为继发性甲亢，而甲减的判断与之相反。如甲状腺抗体升高提示自身免疫性原因，抗体正常则提示病因可能为炎症或是摄入含碘食物及药物过量等。

16. 甲亢患者术前评估的要点是什么？

　　择期手术患者术前 T3 及 T4 均应在正常范围之内，且无静息下心动过速；患有巨大甲状腺肿患者，需进行 CT 和 MRI 检查以评估是否延伸到纵隔，是否需要进行胸骨切开；因半衰期较短，丙硫氧嘧啶和甲巯咪唑，手术日晨应继续使用。

17. 甲亢患者诱导时的要点是什么？

　　甲亢患者长期处于低血容量状态，麻醉诱导时可能出现严重低血压；应避免使用麻黄碱及其他可能刺激交感的药物；使用喉镜前，麻醉应达到足够深度，以避免心动过速、高血压以及室性心律失常。

18. 甲亢患者术中管理的要点是什么？

　　甲亢患者应常规检测心血管功能及体温；避免使用氯胺酮等刺激交感神经的药物；甲状腺毒症可能导致肌病及重症肌无力的发生率增加，因此使用肌肉松弛药时需谨慎；突眼症增加了角膜擦伤和溃疡的风险，应注意眼部保护。

19. 甲亢未控制急诊患者的麻醉要点是什么？

　　如确需进行急诊手术，输注艾司洛尔控制患者过快的心室率，改善循环高动力状态；术中做好体温监测及循环管理，及时识别甲状腺危象并及时处理，并与恶性高热做鉴别。

20. 甲亢性心脏病的临床表现有哪些？

　　（1）心律失常：包括窦性或阵发性心动过速、新发房颤及早搏等；
　　（2）心脏增大，通常发生于病史超过 5 年的患者；
　　（3）心衰：甲亢患者充血性心衰的发生率大约为 6％，多发于老年人；
　　（4）心绞痛及心梗：合并冠心病的患者由于高代谢，易诱发心肌缺血。

21. 甲状腺危象的临床表现及与恶性高热的鉴别诊断是什么？

甲状腺危象表现为高热、心动过速、意识改变（如躁动、谵妄、昏迷）以及低血压，发生时间通常为术后 6～24 小时，亦可在术中发生。与恶性高热不同的是，甲状腺危象无肌肉强直，肌酶升高，严重代谢性酸中毒及呼吸性酸中毒表现。

22. 甲状腺危象患者的治疗原则及方法是什么？

甲状腺危象的治疗包括补液及降温，输注艾司洛尔或其他 β 受体阻滞剂，将心率控制于 100 次/分以内，每隔 6 小时 1 次口服或胃管入 250～500 mg 丙硫氧嘧啶后静脉输注碘化钠。此外，需纠正甲状腺危象的诱因（如感染），以及使用氢化可的松（100～200 mg 每隔 8 小时 1 次）预防肾上腺抑制导致的相关并发症。

23. 甲状腺患者术后呼吸道梗阻的原因是什么？如何处理？

（1）术后出血、血肿压迫；如遇此情况需紧急拆除缝线，清除血肿，解除对气管的压迫。

（2）喉头水肿，气道痉挛；应立即半坐位，加大吸氧量，吸痰并静脉注射地塞米松。

（3）气管软化，塌陷；预防气管塌陷关键在于做好术前评估气管塌陷的可能性。

（4）双侧喉返神经损伤：术中做好神经监测及细致操作。

24. 甲减患者的术前注意事项是什么？

（1）严重甲减及黏液性水肿昏迷患者禁止行择期手术，如需急诊手术前应静脉给予 T3 治疗。

（2）术前镇静应给予最小剂量，避免药物引起的呼吸抑制。

（3）平时服用甲状腺激素的患者手术日晨也应服用。

25. 甲减患者的诱导及术中麻醉管理是什么？

（1）诱导药物：甲减患者更易受到麻醉诱导时低血压的影响，因此使用氯胺酮及依托咪酯作为麻醉诱导药物。

（2）困难气道：甲减患者因舌体肥大可能导致插管困难，需预先评估并准备好相应的插管工具。

（3）体温保护：甲减患者因基础代谢率低可能导致低体温，应做好体温监测以及体温保护。

（4）电解质紊乱：甲减患者可能合并有低血糖、贫血及低钠血症；需做好术中电解质管理，维持内环境稳态。

26. 甲减患者的呼吸管理有哪些注意事项？

甲减患者低体温、呼吸抑制以及代谢率低可能导致苏醒延迟、机械通气时间增加；由于甲状腺功能减退患者更容易出现呼吸抑制，因此推荐使用多模式镇痛以减少阿片类药物的用量。

27. 黏液性水肿昏迷的临床表现及治疗方法是什么？

黏液性水肿昏迷的两个主要表现为神志丧失及低体温，但低血压、心动过缓、低钠血症、低血糖及呼吸抑制也常出现。甲状腺激素替代治疗是根本的治疗措施，具体用法为 T4 在 5～10 分钟之内静脉注射 300～500 μg；续以每 24 小时静脉注射 100 μg；以口咽通气道结合呼吸机进行辅助通气治疗，效果不佳时应及时行气管插管；其他治疗包括静脉注射葡萄糖以纠正低血糖，每隔 8 小时 1 次静脉注射氢化可的松以补充肾上腺皮质激素，保温及纠正内环境紊乱。

28. 甲状旁腺激素的功能有哪些？

甲状旁腺激素是体内钙稳态的主要激素，其主要功能为促进骨骼及牙齿对钙的重吸收，限制肾脏钙的排泄，刺激肾合成维生素 D 以增加钙的胃肠吸收，促进血钙升高的同时血磷水平下降。

29. 甲状旁腺功能亢进的病因及分类有哪些？

（1）原发性甲旁亢：甲状旁腺腺瘤、甲状旁腺增生、甲状旁腺癌。

（2）继发性甲旁亢：终末期肾病、肠吸收不良。

（3）异位甲旁亢：异位甲状旁腺、支气管肺癌、肝癌、其他恶性肿瘤。

30. 甲状旁腺功能亢进患者的临床表现是什么？

（1）心血管系统：高血压、室性心律失常、Q－T 间期短或 T 波增宽。

（2）泌尿系统：多尿、肾结石、肾浓缩功能障碍、脱水、烦渴。

（3）胃肠道：恶心、呕吐、厌食、便秘、消化道溃疡、胰腺炎。

（4）骨骼肌肉：肌肉无力、骨质疏松。

（5）神经系统：意识状态改变：包括谵妄、精神错乱、昏迷。

31. 甲旁亢患者的术中管理要点有哪些？

（1）维持血钙水平于可接受范围（3.5 mmol/L）内。

（2）避免通气不足：可导致呼吸性酸中毒，使离子钙增加。

（3）体位保护：患有严重骨质疏松的患者，在操作及摆放体位时避免患者骨折。

32. 高钙危象的临床表现是什么？高钙危象的处理原则及方法是什么？

血钙＞2.75 mmol/L 即为高钙血症，重度高钙血症为血钙＞3.5 mmol/L，同时可导致一系列严重临床症状，称为高钙危象。甲旁亢患者高钙危象通常可以用生理盐水补液及呋塞米利尿将血钙水平降到 3.5 mmol/L 以内，对于恶性肿瘤导致高钙血症的患者，静脉使用双磷酸盐如帕米磷酸二钠或依替磷酸盐。如仍无效，应使用普卡霉素、糖皮质激素、降钙素及血液透析以降低血钙。

33. 肾上腺分泌的激素种类及作用是什么？

（1）盐皮质激素（如醛固酮）：维持水和电解质平衡；使远端肾小管重吸收钠可造成液体潴留、血钾降低及代谢性碱中毒。

（2）糖皮质激素（如皮质醇）：促进糖异生、抑制外周葡萄糖利用等多种生理效应，均可使血糖升高；因结构与盐皮质激素有相似之处，因此也有促进水钠潴留的作用。

（3）儿茶酚胺（如肾上腺素）：其释放受支配肾上腺髓质的胆碱能交感神经节前纤维调节。

34. 醛固酮增多的病因及鉴别诊断是什么？

（1）原发性醛固酮增多症：肾上腺单侧腺瘤（醛固酮瘤）、双侧肾上腺增生、皮质癌（罕见）。

（2）继发性醛固酮增多症：充血性心力衰竭、肝硬化伴腹水、肾病综合征、肾动脉狭窄性高血压等。

鉴别诊断：继发性通过影响肾素-血管紧张素系统刺激醛固酮分泌，因此只有继发性醛固酮增多症才有肾素活性增高。

35. 糖皮质激素增多的病因及临床表现是什么？

（1）病因：肾上腺皮质功能亢进（肾上腺皮质腺瘤）、垂体腺瘤过量分泌（Cushing病）、异位ACTH综合征。

（2）临床表现：肌肉萎缩及无力、骨质疏松、向心性肥胖、腹部紫纹、糖耐量减低、月经失调、高血压、意识状态改变等。

36. 糖皮质激素增多患者的麻醉注意事项有哪些？

（1）体位保护：骨质疏松的患者需要在体位摆放时注意保护。

（2）水电解质平衡：可能会有容量过负荷、低血钾性碱中毒。

（3）激素替代治疗：术中需要糖皮质激素替代治疗。

（4）手术并发症：大量出血、气胸等。

37. 肾上腺功能不全的病因及鉴别诊断是什么？

（1）原发性肾上腺功能不全（Addison病）：通常为醛固酮和皮质醇同时缺乏。临床表现为低钠、低血容量、低血压、高血钾、代谢性酸中毒（醛固酮缺乏表现）；乏力、疲劳、低血糖、低血压及消瘦（皮质醇缺乏表现）。

（2）继发性肾上腺功能不全：主因垂体分泌ACTH不足，最常见原因为外源性糖皮质激素摄入，通常能分泌足够的盐皮质激素，因此无水及电解质紊乱。

38. 肾上腺危象的临床表现及处理原则是什么？

（1）病因：肾上腺危象是因感染、创伤、手术、妊娠或突然停用激素等诱发肾上腺皮质功能急剧降低；表现为精神委靡、乏力、高热、中重度脱水、消化道症状、血压下降乃至循环衰竭等。

（2）处理原则：保持气道通畅，建立输液通路，维持呼吸及循环稳定。静脉补充皮质激素，即刻给予氢化可的松100 mg，之后每6小时给予100 mg至病情好转，第2～3天总量减至300 mg，随病情好转再次减量。如血压仍不能回升，可肌内注射去氧皮质酮每12小时1～3 mg。纠正水电解质紊乱，体温保护，积极治疗原发病。

39. 使用激素患者的肾上腺抑制及其治疗方法是什么？

长期使用激素的患者可能会导致肾上腺皮质的抑制，因此患者如接受小手术时，应在围术期继续服用常规剂量的激素，骤然停用会有发生肾上腺皮质危象的可能。中等手术则需要在常规剂量外再给予 50 mg 氢化可的松静脉滴注,之后每隔 8 小时 1 次追加 25 mg;而对于心脏等大手术患者,则在常规剂量外再给予 100 mg 氢化可的松静脉滴注,之后每隔 8 小时 1 次追加 50 mg,24 小时之后每日减半直至术前剂量。

40. 嗜铬细胞瘤患者的临床表现及术中表现是什么?

常见临床表现为阵发性或持续性高血压、头痛、大汗、心悸、心动过速等;也可发生低血压或直立性低血压等。基础代谢率增高可导致发热及消瘦。消化系统表现可为便秘、肠扩张、胆结石等。术中腹部操作时出现意外高血压和心动过速需要警惕未诊断的嗜铬细胞瘤。

41. 嗜铬细胞瘤术前激素指标如何选择?

嗜铬细胞瘤肿瘤分泌 1 种或以上儿茶酚胺类物质:去甲肾上腺素、肾上腺素及多巴胺,这些产物由于脉冲式分泌,会被体内一些酶所降解。因此,近年来国内外相关指南中均推荐血浆游离或尿液儿茶酚胺代谢物质甲氧基肾上腺素(MNs)为首选监测指标,但仍需监测上述儿茶酚胺类物质以帮助诊断。其中尿儿茶酚胺反映的是 24 小时相关激素释放的总和,较血儿茶酚胺相对稳定,其特异性更高。

42. 儿茶酚胺性心肌病的临床表现及处理原则是什么?

25%～50%嗜铬细胞瘤患者患有儿茶酚胺性心肌病,表现为心律失常、充血性心衰及急性肺水肿,心电图常提示左心室肥厚、传导异常及 T 波改变;超声心动图提示室壁运动异常或 EF 下降。阻断 α 受体或切除肿瘤可部分改善症状及心电图改变。

43. 嗜铬细胞瘤患者的 10% 指的是什么?

(1) 10% 位于肾上腺外(副神经节瘤)。

(2) 10% 双侧发病。

(3) 10% 为恶性肿瘤。

(4) 10% 发生于儿童。

(5) 10% 为家族性。

44. 嗜铬细胞瘤患者术前评估的要点是什么？

（1）肿瘤分泌激素的类型、肿瘤的位置大小、数量及与周围脏器的关系。

（2）关注是否有儿茶酚胺性心肌病的征象，以及是否有肾脏及脑受累。

（3）关注患者是否完成了足够的术前准备：包括接受足量的 α 受体拮抗剂（酚苄明）和容量替代治疗，HCT 至少下降 5% 并有体重增加，卧立位血压、心电图及心脏征象得到改善。

45. 嗜铬细胞瘤患者术中应进行哪些监测？

（1）术中有创动脉监测非常重要，特别是诱导和处理瘤体时，术中也需要对 PPV、血糖等进行监测。

（2）一般均需要进行中心静脉置管，除了无心脏疾病的年轻患者（但仍需建立足够大的外周静脉通道）。

（3）对于合并心脏疾病的患者，进行中心静脉置管及术中经食管超声是有益的。

46. 嗜铬细胞瘤患者瘤体切除后低血压的原因及处理原则是什么？

瘤体切除后，患者可能因低血容量及高水平儿茶酚胺的耐受性发生低血压，此时需及时调整液体复苏量并评估循环容量，按需用 Bolus 及持续泵注的方式给予去氧肾上腺素或去甲肾上腺素。

47. 多发性内分泌肿瘤综合征的定义是什么？如何分型？

多发性内分泌肿瘤综合征（multiple endocrine neoplasia，MEN）是指同一位患者身上同时或先后出现在病因上有联系的内分泌腺体肿瘤而产生的一类临床综合征，可分为 MEN - 1、MEN - 2 及混合型。

MEN - 1 主要累及甲状旁腺、胰腺及垂体；MEN - 2A 主要表现为甲状腺髓样癌、嗜铬细胞瘤及甲状旁腺瘤；MEN - 2B 除了 2A 的表现外，尚有黏膜神经瘤（舌、眼睑、胃肠道），类 Marfan 综合征形态。

48. 肢端肥大症患者的气道如何评估？

肢端肥大症患者常出现呼吸睡眠暂停综合征，发生率约 40%，由于舌体肥厚以及咽喉松弛、呼吸道管腔狭窄，因此在诱导阶段通气、插管均较为困难。同时有一部分患者合并糖尿病，造成关节活动度受限，术前胰岛素样生长因子-1（IGF-1）是困难插管的独立危险因素。

49. 垂体危象的临床表现是什么？如何分类？

　　垂体危象主要临床表现为肾上腺皮质危象及黏液性水肿昏迷，其主要可分为低血糖昏迷型、休克型、药物诱导昏迷型、低温昏迷型、低钠血症或水中毒昏迷型、垂体切除或卒中后昏迷型。

50. 垂体危象的治疗原则及方法是什么？

　　除积极治疗原发病外，还需积极进行激素替代治疗，其中糖皮质激素优先补充，其次按需补充甲状腺激素，纠正低血糖、低血钾和低血压，对因休克和感染起病的患者给予抗休克及抗感染治疗，做好体温保护，维持生命体征及循环平稳，慎用镇静剂、催眠药及降糖药。

51. 肥胖患者术前访视及评估的要点是什么？

　　（1）肥胖患者误吸风险增加，术前可运用抑酸药。
　　（2）避免大量使用呼吸抑制药物。
　　（3）进行血气分析评估患者氧合与电解质状况。
　　（4）做好穿刺困难的准备，提前选择动静脉通路的位置。
　　（5）肥胖患者颞下颌关节及寰枕关节活动受限、下颌和胸骨脂肪垫距离缩短，可能出现插管困难，因此需提前准备相应的插管工具并摆好体位。

52. 肥胖患者麻醉药物的注意事项是什么？

　　（1）由于吸入性麻醉药会进入脂肪，因此可能出现诱导时间延长以及苏醒缓慢。
　　（2）由于分布容积非常大，芬太尼和舒芬太尼几乎不受到肥胖的影响。
　　（3）为避免药物过量，水溶性药物（如神经肌肉阻滞剂）用量应基于患者的理想体重。
　　（4）对于椎管内麻醉，由于患者硬膜外脂肪增多且静脉扩张，肥胖患者通常在每个阻滞节段需要减少 $20\%\sim25\%$ 局部麻醉药用量。

53. 肥胖对内分泌系统有哪些主要影响？

　　肥胖对内分泌系统有显著影响，肥胖的伴发病主要有 2 型糖尿病、高血压、高血脂、冠心病、阻塞性呼吸睡眠暂停、骨关节炎、胆石症等。对女性而言，肥胖与多囊卵巢综合征相关联，导致不易受孕，肥胖还与某些肿瘤的发生有相关性。

54. 减肥手术的术后并发症有哪些?

胃减容手术对于病态性肥胖患者的预后有改善,现已在多家医院成功开展。由于患者体重较大,术后可能会存在伤口感染、胃食管反流、维生素、叶酸缺乏、贫血、深静脉血栓形成、肺栓塞、胃肠道瘘等并发症。

55. 类癌综合征的定义及临床表现是什么?

类癌综合征是因分泌血管活性物质(如 5-羟色胺、激肽释放酶、组胺)的肾上腺素肿瘤引起的综合征,肠道类癌瘤因释放产物经过门脉而在肝内被提前代谢,但非肠道肿瘤其分泌产物一般不经过门脉系统,因此会产生一系列临床症状。临床表现:皮肤潮红、支气管痉挛、严重腹泻、动脉血压急剧波动以及室上性心律失常、右心瓣膜病等。

56. 术中类癌综合征的麻醉管理原则是什么?

应避免使用大剂量组胺释放药物(吗啡和阿曲库铵);术中应使用有创血压及经食管超声监测;术中应监测血糖,避免意外高血糖及低血糖;区域麻醉可限制围术期应激性激素的释放;必要时可请内分泌科医师会诊,评估药物对于特定患者的治疗作用。

(申乐　赵毅飞)

参考文献

[1] Katsarou A,Gudbjörnsdottir S,Rawshani A,et al. Type 1 diabetes mellitus[J]. Nature reviews Disease primers,2017,3(1):1-17.

[2] DeFronzo R A,Ferrannini E,Groop L,et al. Type 2 diabetes mellitus[J]. Nature reviews Disease primers,2015,1(1):1-22.

[3] Jinjing W,Kang C,Xufei L,et al. Chinese clinical practice guidelines for perioperative blood glucose management[J]. Diabetes/Metabolism Research and Reviews,2021,37(7):e3439.

[4] Dhatariya K K,Vellanki P. Treatment of diabetic ketoacidosis (DKA)/hyperglycemic hyperosmolar state (HHS):novel advances in the management of hyperglycemic crises (UK versus USA)[J]. Current diabetes reports,2017,17(5):1-7.

[5] Sharma J K,Rohatgi A,Sharma D. Diabetic autonomic neuropathy:a clinical update[J].

JR Coll Physicians Edinb，2020，50(3)：269 - 273.

[6] Nowcid L，Valentine E. Difficult airway in diabetes[J]. Transl Perioper Pain Med，2015，2(1)：19 - 21.

[7] Santha N，Madhusudan U，Viswanath P. Anesthetic management of a case of insulinoma [J]. Anaesthesia，Pain & Intensive Care，2019，272 - 274.

[8] Kravets I. Hyperthyroidism：diagnosis and treatment[J]. American family physician，2016，93(5)：363 - 370.

[9] Osuna P M，Udovcic M，Sharma M D. Hyperthyroidism and the Heart[J]. Methodist DeBakey cardiovascular journal，2017，13(2)：60.

[10] McAninch E A，Bianco A C. The history and future of treatment of hypothyroidism[J]. Annals of internal medicine，2016，164(1)：50 - 56.

[11] Wartofsky L，Klubo-Gwiezdzinska J. Myxedema coma [M]//the Thyroid and Its Diseases. Springer，Cham，2019，281 - 292.

[12] Bilezikian J P，Bandeira L，Khan A，et al. Hyperparathyroidism[J]. The Lancet，2018，391(10116)：168 - 178.

[13] Ahmad S，Kuraganti G，Steenkamp D. Hypercalcemic crisis：a clinical review[J]. The American journal of medicine，2015，128(3)：239 - 245.

[14] Rushworth R L，Torpy D J，Falhammar H. Adrenal crisis[J]. New England Journal of Medicine，2019，381(9)：852 - 861.

[15] Neumann H P H，Young Jr W F，Eng C. Pheochromocytoma and paraganglioma[J]. New England Journal of Medicine，2019，381(6)：552 - 565.

[16] Naranjo J，Dodd S，Martin Y N. Perioperative management of pheochromocytoma[J]. Journal of Cardiothoracic and Vascular Anesthesia，2017，31(4)：1427 - 1439.

[17] Zhang R，Gupta D，Albert S G. Pheochromocytoma as a reversible cause of cardiomyopathy：analysis and review of the literature [J]. International Journal of Cardiology，2017，249：319 - 323.

[18] Ramakrishna H. Pheochromocytoma resection：Current concepts in anesthetic management[J]. Journal of Anaesthesiology，Clinical Pharmacology，2015，31(3)：317.

[19] Norton J A，Krampitz G，Jensen R T. Multiple endocrine neoplasia：genetics and clinical management[J]. Surgical Oncology Clinics，2015，24(4)：795 - 832.

[20] Subramani Y，Singh M，Wong J，et al. Understanding phenotypes of obstructive sleep apnea：applications in anesthesia，surgery，and perioperative medicine[J]. Anesthesia and analgesia，2017，124(1)：179.

[21] Taylor C R，Dominguez J E，Habib A S. Obesity and obstetric anesthesia：current insights[J]. Local and regional anesthesia，2019，12：111.

[22] Ito T，Lee L，Jensen R T. Carcinoid-syndrome：recent advances，current status and controversies[J]. Current opinion in endocrinology，diabetes，and obesity，2018，25 (1)：22.

第十五章

休　　克

1. 什么是休克？

休克是在各种有害因子侵袭时发生的一种以全身有效循环血量下降，组织灌注不足为特征，进而引起细胞代谢和功能紊乱及器官功能障碍的病理生理过程。

2. 休克的病因有哪些？

休克常见的病因有：① 失血与失液，快速失血超过总血量的 20％左右即可引起休克；② 烧伤；③ 创伤；④ 感染；⑤ 过敏；⑥ 急性心力衰竭；⑦ 强烈的神经刺激，如剧烈疼痛，高位脊髓麻醉等。

3. 休克依据病理生理机制不同，其分类有哪些？

① 低血容量性休克；② 血流分布性休克；③ 心源性休克；④ 梗阻性休克。

4. 休克的病理生理基础是什么？

休克的病理生理基础是有效循环血量锐减，组织灌注不良而发生以氧供不足及氧摄取利用受限为特征的氧代谢障碍。出现微循环、氧代谢及细胞代谢的变化，进而导致器官功能损害。组织细胞缺氧是休克的本质，休克时严重的组织低灌注和细胞缺氧，糖的有氧代谢受阻，无氧酵解增强，三磷腺苷生成显著减少，乳酸生成显著增多并蓄积，导致乳酸性酸中毒，造成组织细胞和重要生命器官发生不可逆性损伤，直至发生多器官功能障碍综合征。

5. 休克的临床分期有哪些？各有什么临床特征？

（1）休克代偿期：有效循环血量降低 20％以上时，临床表现为精神紧张或烦躁、面色苍白、手足湿冷、心率加速、过度换气等；血压正常或稍高，脉压缩小，尿量正常或减少。

（2）休克期：患者神志淡漠、反应迟钝，甚至可出现神志不清或昏迷、口唇肢端发绀、出冷汗、脉搏细速、血压下降、脉压更缩小。

（3）休克晚期：对血管活性药物失去反应出现微循环衰竭期。同时也出现进行性呼吸困难、脉速、烦躁、发绀或咳出粉红色痰，动脉血氧分压降至 60 mmHg以下。

6. 休克所致血流动力学的变化特征包括哪些？

（1）动脉压：休克时血压常有不同程度降低，在一定情况下降程度和休克严重性成正比。

（2）心排血量：大部分心排血量均减少，特别是在心源性休克、低血容量性休克和部分脓毒性休克患者。

（3）总周围血管阻力：低血容量性休克和心源性休克时，总外周血管阻力升高，而某些脓毒性休克时则降低。

（4）中心静脉压：正常值为 $5\sim12$ cmH_2O，血容量不足或静脉回心血量降低时，CVP 降低；心脏射血功能减弱和肺动脉高压时，CVP 升高。

7. 在休克的弥散性血管内凝血期中，微循环如何发生变化？

各种休克的病因和休克本身均可激活凝血因子和血小板功能，使血液呈高凝状态。休克晚期血液逐渐浓缩，纤维蛋白原浓度增加，促进红细胞凝集，血液黏滞性增加，代谢障碍加剧，代谢性酸中毒加重。肝素在酸性环境下失活，内皮细胞受到损害，这些条件均促进弥散性血管内凝血（DIC）的发生。DIC 后期由于凝血因子和血小板减少、纤溶系统激活可引起广泛出血，从而使循环血量进一步减少，加重微循环障碍。

8. 血细胞比容在休克的不同时期有何变化？

血细胞比容（Hct）正常时为 $40\%\sim50\%$。低于 40% 时对血液黏度影响不大；大于 50% 时，若切变率低，即血流缓慢时，血黏度明显增加；Hct 达 80% 时血液几乎停滞。休克时 Hct 变化取决于毛细血管静水压和通透性。失血性休克早期，毛细血管静水压降低，组织间液被吸收入血管内，造成血液稀释，黏度降低，血管阻力减小，血流加快。反之，在淤血期则血液浓缩。在脓毒性休克和烧伤休克，因毛细血管通透性增加，血液发生浓缩，Hct 升高，血黏度升高。

9. 什么是氧摄取率?

氧摄取率(oxygen extraction ratio,O_2ER)表示组织从血液中摄取氧的能力,与组织氧需求量和血液氧供量的最适匹配有关,是组织利用氧的定量指标。静息状态下正常人 O_2ER 为 23%~32%,最大代偿性增高可达 75%~80%。静息下若 $O_2ER<$23% 表明氧摄取障碍,若 >32% 表明氧需求增加。

10. 休克时氧供(DO_2)和氧耗(VO_2)关系如何变化?

正常机体在生理性氧供依赖时,DO_2 与 VO_2 之间存在着呈线性相关的供氧依赖区及呈平台状非线性关系的供氧非依赖区,两区相交点为 cDO_2。失血性休克或心源性休克早期虽然出现持续的 DO_2 下降,但在降低到 cDO_2 之前 VO_2 仍可维持在正常基础值。当 DO_2 进一步降低至 cDO_2 以下时,VO_2 即随 DO_2 降低而减少。在休克后期,cDO_2 增高,此时即使将 DO_2 提高到高于原先的 cDO_2 水平,仍可能存在氧供依赖性氧利用问题,全身仍未达合适的 VO_2,即出现"病理性氧供依赖性氧耗"。

11. 休克时出现哪些临床表现需要警惕 DIC 发生?

① 严重或多发性出血倾向;② 不能用原发病解释的微循环障碍或休克;③ 广泛性皮肤、黏膜栓塞、灶性缺血性坏死、脱落及溃疡形成,或不明原因的肺、肾、脑等脏器功能衰竭;④ 抗凝治疗有效。

12. 休克时最容易受损的器官是什么?

各种类型休克后期最容易引发急性肾功能障碍,主要发病机制涉及肾血流降低、肾小管阻塞、肾小管损伤和肾小球滤过分数降低等。肾功能障碍大致可分为功能性和器质性两大类,前者主要与各种缩血管物质增多使肾血管收缩有关。因未发生肾小管坏死,肾血流一旦恢复,肾功能也容易逆转;后者主要是由于长时间缺血和毒素的作用造成肾小管坏死,即使肾血流恢复,也较难在较短的时间内恢复肾功能。

13. 什么是低血容量性休克?

低血容量性休克是休克中最常见的一种类型。由于全血的丢失、血浆量的减少或者自由水的丢失,引起血管内有效循环血容量急剧减少,最终导致血压下降和微循环障碍。

14. 产生低血容量的病因主要包括哪几类?

低血容量性休克按常见病因分为 4 类:① 失血性休克,大量失血引起的休克,常见于外伤如肝脾破裂,消化道大出血如消化性溃疡出血、食管曲张静脉破裂,妇产科疾病如异位妊娠破裂、动脉瘤破裂等情况;② 脱水性休克,严重呕吐、腹泻、肠梗阻、中暑,导致大量体液丢失,有效循环血量锐减引起的休克;③ 烧伤性休克,大面积烧伤伴有血浆大量丢失,可引起烧伤性休克;④ 创伤性休克,严重创伤引起如骨折、挤压伤、大手术等。

15. 严重创伤患者致命三联征是什么?

(1)低温:创伤后机体因开放伤口、大量失血、快速容量复苏、手术散热、腹腔冲洗等导致患者体温降低。

(2)凝血机制紊乱:低体温引起凝血酶、血小板量减少和功能损害,凝血因子 V、Ⅷ合成减少;纤溶系统激活;大量液体复苏引起的血液稀释及酸中毒又进一步加重了凝血障碍。

(3)代谢性酸中毒:持续低灌注状态下细胞能量代谢由需氧代谢转换为乏氧代谢,导致体内乳酸堆积;升压药物及低温所致心功能不全进一步加重酸中毒。

16. 创伤后的低体温将导致哪些问题?

体温过低将导致:① 全身细胞代谢障碍;② 血管收缩,心排血量减少;③ 寒战、耗能增加;④ 使氧离曲线左移,组织乏氧,代谢性酸中毒;⑤ 凝血酶及凝血因子活力降低,影响凝血功能等。

17. 如何根据临床症状进行创伤后失血的评估?

丧失 10%～15%血容量(约 750 mL):心动过速,而不改变血压和呼吸。快速输入 2 L 平衡液能有效恢复循环血容量和心排量;丧失 20%～25%血容量(1 000～1 250 mL):心动过速,收缩压降低,脉压减少,肾血管阻力增加,伴有滤过率和尿量降低。严重出血将快速丧失 30%～35%血容量:心动过速,末梢灌注减少和酸中毒、呼吸急促、脉压减少、低血压和尿少。致命性急性失血达到 40%～45%血容量(2～3 L):不急救会立即心跳停止。末梢和肾血管阻力会明显增加,表现皮肤湿冷和无尿。

18. 低血容量性休克患者的恢复需要经过哪 3 个阶段？

所有失血性休克患者的恢复过程，要经过 3 个不同的阶段：第一阶段是活动性出血阶段，从受伤开始经手术而完成止血。第二阶段是强制性血管外液体潴留。从出血停止开始至患者体重增加到最大时为止，反映液体在血管外间质的大量堆积。第三阶段是血管内再充盈和利尿期。从患者获得最大的体重时开始，直到随之而来的最大体重丧失时为止，反映肾脏排出大量从间质重新回到血管内来的液体。

19. 何为损伤控制性复苏？

损伤控制性复苏亦称为低血压性液体复苏或延迟液体复苏，是指机体有活动性出血的创伤性休克时，通过控制液体输注的速度，使机体血压维持在一个较低水平范围内，直至彻底止血。由于严重创伤患者迅速出现以"创伤凝血病、低体温、酸中毒"为特征的致命三联症，对此类患者应考虑是否实施损伤控制性手术并即刻展开损伤控制性复苏。损伤控制性复苏的中心内容包括在有效循环血容量接近正常的基础上，维持"允许性低血压"。

20. 什么是心源性休克？

心源性休克是由于各种严重心脏疾病引起的急性心功能衰竭所致，常见于大面积急性心肌梗死，还可见于弥漫性心肌炎、急性心包填塞、肺动脉栓塞、严重心律失常以及各种严重心脏病晚期。由于左心室不能泵出足够的血量维持最低限度的心排血量，导致全身微循环功能障碍，从而出现一系列以缺血、缺氧、代谢障碍及重要脏器损害为特征的病理生理表现。

21. 什么是脓毒性休克？

脓毒性休克是指脓毒症合并其他原因不可解释的、以低血压为特征的急性循环衰竭状态，经液体治疗后仍无法逆转。包括：① 收缩压<90 mmHg 或收缩压较原基础值减少>40 mmHg 至少 1 小时，或依赖输液及药物维持血压，平均动脉压<60 mmHg；② 毛细血管再充盈时间>2 秒；③ 四肢厥冷或皮肤花斑；④ 高乳酸血症；⑤ 尿量减少。其通常由革兰阴性杆菌引起，在新生儿、35 岁以上患者、孕妇或由原发病所致的严重免疫受损者或医源性治疗并发症的患者中较为常见。

22. 脓毒性休克导致的循环功能障碍主要表现为什么？

（1）低有效循环血量：小动脉和静脉扩张引起血容量相对不足，同时体液外丢失、毛细血管通透性增加引起血管内液向间质转移。

（2）心肌抑制：与细菌、内毒素激活的炎性细胞因子（如 TNF - α、IL - β 等）及 NO 的心肌负性作用相关，表现为心室扩张、射血分数降低。

（3）血管张力改变及血管低反应性：表现为区域性血管床张力改变，血中缩血管物质（儿茶酚胺、血管紧张素Ⅲ、内皮素、血栓素 A2 等）与扩血管物质（NO、前列腺素等）平衡失常。

23. 什么是神经源性休克？

神经源性休克是指调节循环功能的自主神经本身受到刺激或破坏引起的低血压状态。强烈的疼痛刺激、严重的脑损伤、缺血、深度麻醉、高位脊髓麻醉或损伤等都可引起神经源性休克。神经源性休克是体内血容量的异常分布，微循环灌流量并无明显减少，主要是全身血管运动张力丧失所致，使某些周围血管容量增加，导致组织淤积性缺血、缺氧。根据病程可分为两大类：急性反射性循环障碍和慢性麻痹性循环障碍。

24. 休克患者需采用何种体位？

去枕平卧位，采取头和躯干抬高 20°～30°、同时下肢抬高 15°～20°的休克体位以增加回心血量；如患者同时伴有心力衰竭，气促无法平卧，可采用半卧位。此外，患者如有呼吸困难，应尽可能避免采用头低脚高位，以防腹腔内脏器压迫膈肌影响；头应偏向一侧，以防呕吐物或分泌物误吸入呼吸道。

25. 休克患者需要密切监测哪些生命体征？

（1）体温：外周血液灌注情况可反映在皮肤温度及色泽上。

（2）脉搏和心率：早期脉搏细快，先于血压下降前发生。血压下降，心率由快变慢，脉搏细弱，说明心肌严重缺血，休克恶化。

（3）呼吸：早期表现为浅快呼吸，过度通气；随着休克发展和代谢性酸中毒的出现，呼吸幅度深而大；晚期可出现呼吸窘迫或呼吸困难。

（4）血压：一般认为动脉血压降低超过原基础血压 1/3 以上，脉压＜20 mmHg，并且有组织血流减少的表现，即可诊断为休克。

26. 血流动力学的监测包括哪几个方面？

（1）体循环监测参数：心率、血压、中心静脉压（CVP）、心排血量（CO）和体循环阻力（SVR）等；

（2）肺循环监测参数：肺动脉压（PAP）、肺动脉楔压（PAWP）和肺循环阻力（PVR）等；

（3）氧动力学与代谢监测参数：氧输送（DO_2）、氧消耗（VO_2）等；

（4）氧代谢监测参数：血乳酸、脉搏氧饱和度、混合静脉血氧饱和度（SvO_2）或中心静脉血氧饱和度（$ScvO_2$）的监测等。

严重休克时，传统监测指标往往不够敏感，故监测和评估全身灌注指标（DO_2、VO_2、血乳酸等）以及局部组织灌注指标很有必要。

27. 什么是休克指数？有何临床指导意义？

临床上，判断机体出血程度可用休克指数（SI）：SI＝HR/SBP［脉率/收缩压（mmHg）］。SI＝0.5，失血量＜10%；SI＝1.0，失血量为 20%～30%；SI＝1.5，失血量 30%～50%。SI＞2.0 为严重休克。但亦需注意心率变化的个体差异，有时心率变化与病情并不平行。

28. 休克治疗的基本原则是什么？

休克治疗强调早期诊断和干预，必须在尽早去除病因的同时，尽快恢复有效循环血量、纠正微循环障碍、纠正组织缺氧和氧债，防止发生 MODS。病因治疗是治疗休克的基础，针对不同的病因采取不同的治疗措施，制止休克进一步恶化。在继后支持治疗中，积极实施容量复苏等综合性治疗措施，此为治疗休克的关键。动态监测治疗效果，根据临床症状、组织器官灌注指标及氧代谢指标的监测随时调整治疗方案，评估休克，此为休克治疗的方向标。

29. 休克的复苏治疗过程可以分为哪几个阶段？

根据休克复苏治疗的目标，可将休克复苏治疗过程分为纠正血流动力学紊乱、氧代谢紊乱和防治 MODS 为目的的 3 个阶段。

（1）血流动力学恢复阶段：① 气道开放与机械通气，纠正组织缺氧；② 循环功能支持，合理实施容量复苏和选用血管活性药物。

（2）氧代谢恢复阶段：① 氧输送：维持较高氧输送，注意提高血红蛋白及血氧饱和度水平。② 氧摄取与利用：采取镇静、镇痛、降温等措施，降低机体氧需。

（3）MODS 防治阶段：包括防止自由基/再灌注损伤等。

30. 对于休克患者,保持循环稳定的最佳治疗治疗措施是什么?

合理实施容量复苏和选用血管活性药物是支持循环功能的重要措施。休克患者的容量复苏强调早期容量复苏,力争在休克发生后 6 小时内容量复苏达到预期目标;如经充分的容量复苏后,血压仍不能有效维持,组织灌注未得到有效改善,则有指征的使用血管活性药及正性肌力药。同时应注意,最好在应用输液泵输注血管扩张药的同时适当补充血容量,加强监测。

31. 对脓毒性休克组织低灌注最初 6 h 内的标准程序化复苏目标包括什么?

① 中心静脉压：8～12 mmHg；② 平均动脉压≥65 mmHg；③ 尿量≥0.5 mL/(kg·h)。中心静脉(上腔静脉)或者混合静脉氧饱和度分别≥70%或者≥65%。早期复苏治疗策略中,建议在 3 h 内予以 30 mL/kg 晶体液进行容量复苏,持续晶体液行容量复苏时应考虑加用白蛋白。经液体复苏后仍存在低血压或血乳酸≥4 mmol/L,应考虑应用血管活性药物。

32. 适用于液体复苏的液体种类有哪些?

（1）晶体液：可满足补充血容量和细胞外液的治疗要求。

（2）胶体液：包括人工胶体和血制品,人工胶体临床常用的有右旋糖酐、羟乙基淀粉及明胶多肽,血制品包括全血、成分血、血浆和白蛋白。胶体液可提高血浆胶体渗透压将组织间隙水分回吸入血管内,可迅速、有效、长时间维持有效血容量及心排血量。

（3）高渗溶液：高渗氯化钠溶液及高渗氯化钠-右旋糖酐溶液用于治疗失血性休克、感染性休克、内毒素休克等都有很好的疗效。

33. 休克的治疗过程中如何防治 MODS?

（1）防治自由基/再灌注损伤：预防性应用自由基清除剂、钙离子拮抗药。

（2）抑制炎症介质表达和释放：如使用皮质激素、炎症介质拮抗药以内毒素或肿瘤坏死因子单克隆抗体、IL-1 受体拮抗药和 IL-1 单克隆抗体,血液滤过、肺泡灌洗等清除血浆或组织中的炎症介质,但上述治疗策略在临床中的疗效有待进一步评价。

（3）控制肠道细菌/毒素移位：通过选择性消化道去污染(SDD)抑制肠道致病

菌繁殖,或通过积极肠道营养恢复肠道屏障功能。

34. 休克患者为何要及时输血?输血的指征是什么?

　　失血和补液会降低患者血细胞比容,影响血液携氧,及时输血以尽快恢复血容量和血细胞比容是最根本的治疗措施。对多数患者来说,输血指征是血红蛋白浓度 $7\sim8\,g/dL$(血细胞比容 $21\%\sim24\%$)。老年人或者有严重心肺疾病患者,血红蛋白浓度应该尽量维持在 $10\,g/dL$ 以上。

35. 去甲肾上腺素在休克患者的治疗作用是什么?

　　去甲肾上腺素具有兴奋 α 和 β 受体的作用,兴奋 α 受体作用较强,通过提升平均动脉压改善组织灌注,对 β 受体的兴奋作用为中度,可以升高心率和增加心脏做功。且其增加静脉回流充盈和对右心压力感受器的作用,可以部分抵消心率和心肌收缩力的增加,从而减少心肌氧耗。

36. 多巴酚丁胺在休克患者的治疗作用是什么?

　　多巴酚丁胺具有强烈的 $β_1$、$β_2$ 和中度 α 受体兴奋作用,$β_1$ 受体正性肌力作用可以使心输出量增加,$β_2$ 受体作用可以降低肺动脉楔压,有利于改善右心射血,提高心排血量。

37. 糖皮质激素在对各类型的休克有良好的治疗作用表现在哪几个方面?

　　(1)促进并增强心肌收缩效应,增加有效循环血量。
　　(2)大剂量有扩血管效应,有利于改善微循环和降低肺血管阻力。
　　(3)直接恢复和促进房室结传导效应。
　　(4)增强中枢神经系统应激反应,提高机体反应力。
　　(5)降低毛细血管通透性,抑制氧自由基释放,增加细胞氧摄取和保护内皮细胞完整性,减少休克全身反应。
　　(6)稳定溶酶体膜和线粒体膜,减少细胞损害。

38. 什么类型的休克患者应该慎用糖皮质激素?

　　对于心肌梗死导致的心源性休克患者,糖皮质激素可能会影响心肌愈合过程,应该慎用。

39. 为什么休克未纠正前禁止使用椎管内麻醉?

硬膜外麻醉或者蛛网膜下隙麻醉均产生交感神经阻滞,导致的血管扩张将减少静脉回流,减少心排量,降低外周血管阻力。尽管在阻滞部位以上可以出现反射性血管收缩,但动脉血压仍会下降。T₄以上高位阻滞时,心脏交感神经也被阻滞,使患者在外周血管扩张时不能产生代偿性心动过速,血压下降会更明显。处于代偿阶段的休克患者,其动脉血压在很大程度上依赖于血管收缩,椎管内麻醉使阻滞区域血管扩张可导致严重低血压。

40. 为什么休克患者吸入麻醉药诱导时间缩短?

目前使用的吸入麻醉药都有循环抑制作用且呈剂量依赖性,主要是由于其能抑制心肌收缩力、改变外周血管张力和影响自主神经活动。休克患者由于低心排和过度换气,吸入麻醉药肺泡浓度升高速度加快,麻醉诱导时间显著缩短。同时,休克患者对麻醉药耐受力降低,尤其在低血容量状态下皮肤和胃肠道血管收缩,心、脑等重要器官血流占心排血量的比例相对增加,少于正常用量的麻醉药即可维持麻醉状态,并可表现出心功能抑制等不良反应。

41. 氯胺酮对休克患者的循环功能有何影响?

氯胺酮是 NMDA(N-甲基-D-天冬氨酸)受体的非竞争性阻断药。离体实验表明氯胺酮对心脏有直接抑制作用,尤其在病情危重、出血性或脓毒性休克或处于强烈应激反应状态下等交感神经系统代偿能力下降、心血管功能维持在临界水平或儿茶酚胺已明显耗竭时,用药后偶可表现为血压下降和心排血量减少。对低血容量患者应用氯胺酮时,需补充血容量,否则在交感神经活性减弱的情况下,氯胺酮可抑制心肌功能,会使血压严重降低。

42. 依托咪酯对休克患者的循环功能有何影响?

依托咪酯对循环功能影响轻微,适用于并存低血容量和循环状态不稳定的休克患者。由于其降低脑代谢和脑血流,尤其适用于合并颅脑损伤的休克患者。依托咪酯可使动脉压轻度下降,末梢阻力稍减小,心排血量和心脏指数稍增加,心率略减慢,等容收缩期指标(dp/dtmax)轻微升高。依托咪酯对冠状血管有轻度扩张作用,使其阻力减小、血流增加、心肌耗氧量降低、心肌收缩力一般无明显改变。

43. 苯二氮䓬类药物对休克患者的循环功能有何影响?

地西泮单次用量在 0.3 mg/kg 以下对循环功能影响轻微。用量 0.5～1 mg/kg 时动脉血压、心排血量和外周血管阻力下降 10%～20%,与正常睡眠时相仿。但对压力感受器介导的心率加快反应有一定抑制作用,可能会影响休克患者对低血容量的正常代偿。咪达唑仑起效快、代谢灭活快、持续时间短,是目前麻醉中最常应用的苯二氮䓬类药物。静脉诱导剂量为 0.03～0.2 mg/kg,诱导前应基本纠正低血容量状态,危重患者减小用量。

44. 丙泊酚对休克患者的循环功能有何影响?

丙泊酚是一种快速强效的静脉全身麻醉药。丙泊酚可引起收缩压、舒张压和平均动脉压下降。其程度取决于剂量和输注速度,与年龄、ASA 分级、过度肥胖和其他药物联合作用有关。对心率的影响不明显,倾向于使心率减慢。丙泊酚导致血压下降主要由于外周血管阻力降低。循环尚稳定的患者诱导剂量要酌减,注射速度宜减慢。循环不稳定的患者不推荐应用。丙泊酚用于休克患者麻醉维持时,维持剂量应据具体患者及所需麻醉深度随时加以调整。

45. 非去极化肌肉松弛药对休克患者的循环功能有何影响?

罗库溴铵及中长效肌肉松弛药维库溴铵和泮库溴铵均无组胺释放,其作用对循环功能影响小。中效肌肉松弛药苯磺酸阿曲库铵经 Hoffman 消除自行降解,可用于肝肾功能障碍的患者,但有轻度组胺释放作用,少数患者会出现低血压和支气管痉挛。苯磺酸顺式阿曲库铵在保留阿曲库铵代谢优点的同时避免了组胺释放作用。长效肌肉松弛药哌库溴铵对心血管影响小且无组胺释放作用。循环处于代偿边缘的休克患者应用肌肉松弛药有可能导致血压下降,用药前后要注意观察。

46. 对休克患者进行液体复苏时,哪些血流动力学指标变化可以评价心脏对容量补充的反应性?

休克患者进行液体复苏时,可以应用以下血流动力学指标变化评价心脏对容量补充的反应性,力争达到:① CVP 8～12 mmHg;② 平均动脉压>65 mmHg;③ 尿量>0.5 mL/(kg·h);④ $ScvO_2$ 或 SvO_2>70%。若液体复苏后 CVP 达 8～12 mmHg,而 $ScvO_2$ 或 SvO_2 仍未达到 70%,需输注浓缩红细胞使 Hct 达到 30%以上,或输注多巴酚丁胺以达到复苏目标。对于自主呼吸的患者,中心静脉压的动态变化是评价心脏对容量反应的较好指标。而对于正压通气的患者应用每搏量变异指数(SVV)与脉搏压力变异指数(PPV)则可能具有更好的评价作用。

47. 休克患者的麻醉管理目标包括哪些?

(1) 呼吸管理:保证呼吸道通畅,吸氧浓度>40%。根据动脉血气结果调节吸氧浓度和各项呼吸指标。

(2) 循环管理:建立有创监测,麻醉诱导期间动态观察对药物的循环反应。术中依据循环耐受情况调节麻醉深度。应用血流动力学监测的各项指标,优化液体复苏与心血管药物治疗方案。

(3) 在实现呼吸动力学和血流动力学稳定的同时还包括:① 积极血糖控制;② 糖皮质激素应用;③ 实施机械通气患者,气道平台压<30 cmH$_2$O;④ 可试用活化蛋白 C。

48. 对休克患者的麻醉管理中需要防治哪些并发症?

(1) 手术区域广泛渗血。

(2) 呼吸功能不全:全身炎性反应可致肺水肿、肺透明膜形成和肺不张。

(3) 肾功能障碍:发病机制涉及肾血流降低、肾小管阻塞、肾小管损伤等。

(4) 心功能不全:出现不同程度的心泵功能障碍,甚至心力衰竭。

(5) 脑功能不全:休克早期脑供血未明显改变;休克期脑供血减少,出现神志淡漠;休克晚期因 DIC 而导致意识丧失。

(6) 胃肠道和肝功能障碍:由于循环血流量重新分布,易发生胃肠道及肝功能障碍。

49. 休克 DIC 的治疗原则包括哪些?

首先需要针对病因进行治疗:控制原发病、控制严重感染、纠正休克、补充血容量等;抗凝治疗:用药前需监测凝血时间,用药后凝血时间>30 min,出血加重,肝素超量需停用;补充凝血因子;纤溶活性调控;解除血管痉挛;纠正电解质和酸碱平衡紊乱;保证气道通畅,吸氧,增加组织供氧。

50. 什么是"休克肺"?

休克引发的全身炎症反应导致弥漫性肺毛细血管内皮和肺泡上皮损伤,血管通透性增高,进一步引发肺水肿、肺透明膜形成和肺不张。临床表现为以进行性呼吸困难和难以纠正的低氧血症为主要特点的急性呼吸衰竭。

51. 休克时呼吸功能不全的治疗原则包括哪些?

治疗原发病和控制感染、机械通气和维持体液平衡。机械通气是主要的治疗手段。目前提倡采用小潮气量($6 \sim 8$ mL/kg)或严格限制通气压(气道压$<$ 35 cmH$_2$O),加用适度 PEEP 的通气方式,满足患者呼吸需求。允许性高碳酸血症,只要能够维持正常的血液酸碱度即可。吸氧改善低氧血症,只要维持 PaO$_2$ 维持在 60 mmHg 以上即可。

52. 休克后肾功能障碍的治疗原则包括哪些?

去除引发肾衰竭的肾前性因素(特别要处理血容量不足),实验性输液治疗和利尿治疗等。若上述治疗效果不明显,或出现严重高钾血症、氮质血症和肌酐升高患者,应及早开始透析治疗。

53. 休克后心功能不全的主要机制包括哪些?

动脉血压降低和心率增快所引起的心室舒张期缩短,使冠脉血流减少,心肌供血不足;交感-肾上腺髓质系统兴奋引起的心率增快和心肌收缩力增强,使心肌耗氧增加,加重心肌缺氧;酸中毒及继发的高钾血症,通过影响心肌兴奋-收缩偶联过程,使心肌收缩力减弱;DIC 加重心肌组织微循环障碍;内毒素、心肌抑制因子等多种毒性因子抑制心功能。

54. 休克后心功能不全的治疗原则包括哪些?

除心源性休克伴有原发性心泵功能障碍外,在其他类型休克早期,由于冠脉本身的特点及机体的代偿作用,心泵功能一般无明显变化。但是,随着休克过程的发展,将会出现不同程度的心泵功能障碍,甚至发生心力衰竭,而且休克持续时间愈长,心力衰竭往往愈严重。因此,休克后心功能不全需要尽早去除原发病因,早期目标指导下的容量治疗和心血管活性药物的合理使用等。

55. 休克后脑功能不全的治疗原则包括哪些?

休克早期脑供血未明显改变,患者表现为烦躁不安;休克期因脑供血减少,患者出现神志淡漠;休克晚期可因 DIC 而导致昏迷或意识丧失。因此,休克后脑功能不全需要尽早去除原发病因、液体复苏、降低颅内压、低温、营养神经等。

56. 休克后脑功能不全的主要机制包括哪些?

休克早期,血液重新分布使脑血流量基本正常,但由于交感神经兴奋,患者表现为烦躁不安;随着休克的发展,血压进行性下降,脑内 DIC 形成,患者可因脑血流减少而出现甚至淡漠、反应迟钝、嗜睡,甚至昏迷。严重者由于脑能量代谢障碍,可出现脑水肿和颅内高压。

57. 休克后胃肠道和肝功能障碍的治疗原则包括哪些?

休克后由于循环血流量重新分布,容易发生胃肠道及肝功能障碍。表现为胃黏膜糜烂、应激性溃疡、酸中毒等。因此休克后胃肠道和肝功能障碍需要尽早去除原发病因,及时进行液体复苏,抗感染,使用质子泵抑制剂保护胃黏膜,能量支持等。

58. 休克后胃肠道和肝功能障碍的主要机制包括哪些?

主要发生机制包括:休克时胃肠道缺血、瘀血及 DIC 形成、胃肠道屏障功能受损和细菌的大量繁殖;休克时肝脏缺血、瘀血可发生肝功能障碍,不能将乳酸转化为葡萄糖;来自肠道的内毒素可直接损伤肝细胞。

(吴晓丹 汤奕洁)

参考文献

[1] 金惠铭主编. 微循环与休克. 上海:上海医科大学出版社,1993,1-109.

[2] 王迪泡主编. 病理生理学. 北京:人民卫生出版社,1994,301-355.

[3] 弥散性血管内凝血诊断与治疗中国专家共识(2012 年版)[J]. 中华血液学杂志,2012 (11):978-979.

[4] 招伟贤,肖广钧. 休克治疗中氧代谢监测与调控[J]. 中华麻醉学杂志,2000,20(6):382-384.

[5] Lelubre C, Vincent JL. Mechanisms and treatment of organ failure in sepsis[J]. Nat Rev Nephrol. 2018,14(7):417-427.

[6] Standl T, Annecke T, Cascorbi I, et al. The Nomenclature, Definition and Distinction of Types of Shock[J]. Dtsch Arztebl Int. 2018,115(45):757-768.

[7] 创伤失血性休克诊治中国急诊专家共识[J]. 中华急诊医学杂志,2017,26(12):1358-1365.

［8］ Cannon JW，Khan MA，Raja AS，et al. Damage control resuscitation in patients with severe traumatic hemorrhage：A practice management guideline from the Eastern Association for the Surgery of Trauma［J］. J Trauma Acute Care Surg，2017，82(3)：605－617.

［9］ van Diepen S，Katz JN，Albert NM，et al. Contemporary Management of Cardiogenic Shock：A Scientific Statement From the American Heart Association［J］. Circulation，2017，136(16)：e232－e268.

［10］ Batzofin BM，Sprung CL，Weiss YG. The use of steroids in the treatment of severe sepsis and septic shock. Best Pract Res Clin Endocrinol Metab，2011，25(5)：735－743.

［11］ 邓小明，姚尚龙，于布为，黄宇光. 现代麻醉学(第 4 版)［M］. 北京：人民卫生出版社，2014.

［12］ 吴在德，吴肇汉. 外科学(第 7 版)［M］. 北京：人民卫生出版社，2008.

［13］ 陈孝平，汪建平，赵继宗. 外科学(第 9 版)［M］. 北京：人民卫生出版社，2018.

［14］ 中国严重脓毒症/脓毒性休克治疗指南(2014)［J］. 中华内科杂志，2015，54(06)：557－581.

［15］ Evans Laura，et al. Executive Summary：Surviving Sepsis Campaign：International Guidelines for the Management of Sepsis and Septic Shock 2021［J］. Critical Care Medicine 49.11(2021).

［16］ Gourd NM，Nikitas N. Multiple Organ Dysfunction Syndrome［J］. Intensive Care Med，2020，35(12)：1564－1575.

［17］ 创伤失血性休克诊治中国急诊专家共识［J］. 解放军医学杂志，2017，42(12)：1029－1038.

［18］ Annane D，Ouanes-Besbes L，de Backer D，DU B，et al. A global perspective on vasoactive agents in shock［J］. Intensive Care Med，2018，44(6)：833－846.

［19］ 张世林，张巧香. 多巴酚丁胺的临床应用综述［J］. 海峡药学，2006，(01)：139－141.

［20］ Patel GP，Balk RA. Systemic steroids in severe sepsis and septic shock［J］. Am J Respir Crit Care Med，2012，185(2)：133－139.

第十六章

多器官功能障碍综合征

1. 什么是多器官功能障碍综合征？

　　多器官功能障碍综合征（multiple organ dysfunction syndrome，MODS）是指机体在遭受严重创伤、休克、感染及外科大手术等急性疾病过程中，可以同时或相继出现两个或两个以上进行性、可逆性的器官或系统的功能障碍，从而影响全身内环境的稳定。这种序贯性渐进性可逆的临床综合征，称为多器官功能障碍综合征。

2. MODS 的主要病因有哪些？

　　临床上，MODS 的病因包括感染和非感染两大类。

　　（1）感染性因素：MODS 病例中多数由全身感染引起，病死率极高。腹腔内感染是引起 MODS 的主要原因。

　　（2）非感染性因素：严重的组织创伤包括大面积烧伤、多发创伤、多处骨折或重大手术合并大量失血；严重的组织器官坏死或损伤（如出血坏死性胰腺炎）；休克，复苏不充分或延迟复苏，基础脏器功能失代偿，年龄≥55 岁；医源性因素，如输血、补液、用药或呼吸机应用失误。

3. 哪些危险因素可诱发 MODS？

　　复苏不充分或延迟复苏；持续存在感染病灶；年龄≥55 岁；大量反复输注库血；创伤严重度评分≥25 分；各种类型的休克；基础器官功能失常；酗酒；营养不良；肠道缺血性损伤；外科手术意外事故；糖尿病；糖皮质激素的使用；恶性肿瘤；抑制胃酸药物；高血糖、高血钠、高渗血症、高乳酸血症。

4. MODS 的发生发展过程中，各器官系统的病理生理的表现是什么？

　　① 肺：肺泡毛细血管通透性增高；肺泡Ⅱ型细胞代谢障碍；肺血管内皮细胞损

伤;肺微血管循环障碍;② 肾：肾血流灌注不足;③ 胃肠：缺血-再灌注损伤致肠屏障损害、细菌移位;④ 肝：缺血缺氧、细菌毒素进入肝脏;缺血-再灌注损伤;药物性肝损伤;⑤ 心：心肌抑制因子抑制收缩;钙离子代谢异常;⑥ 脑：微循环改变、血脑屏障损伤;神经递质和氨基酸改变;氧化应激、线粒体功能障碍、细胞凋亡;大脑信号传递紊乱;⑦ 凝血：凝血酶生成、纤溶系统抑制。

5. MODS 发病机制中共同的病理生理变化是什么？

MODS 发病机制中共同的病理生理变化为组织缺血-再灌注损伤和全身炎性反应、细胞凋亡失控。

6. 什么是全身炎症反应综合征？

全身炎症反应综合征(systemic inflammatory response syndrome，SIRS)是指机体对感染、创伤、烧伤、手术以及缺血-再灌注等感染性或非感染性因素的严重损伤所产生的全身性的非特异性炎症反应，最终导致机体对炎症反应失控所表现的一组临床症状。

7. 什么是代偿性抗炎反应综合征？

促炎反应与抗炎反应作为对立的双方，正常时两者保持动态平衡，维持机体内环境稳态。当促炎反应占优势时，则出现 SIRS，表现为全身炎症瀑布、细胞凋亡，而抗炎反应占优势时则表现为代偿性抗炎反应综合征（compensatory anti-inflammatory response syndrome，CARS），表现为机体对各种应激的反应低下及免疫系统受抑制，对感染的易感性增加。

8. MODS 中肠黏膜屏障的损害以及细菌移位是怎样发生的？

肠黏膜屏障是存在于肠道内的具有高效选择性功能的屏障系统，主要由机械屏障、生物屏障、化学屏障和免疫屏障组成。危重病情况下多种原因使肠黏膜萎缩、肠屏障损伤通透性增加，大量的细菌和内毒素经过门静脉系统进入肝脏，刺激库普弗细胞(Kupffer cell)和网状内皮系统释放大量的炎性介质、氧自由基等，导致 SIRS，引起全身多器官系统的功能损害。

9. MODS 的肺代谢变化有哪些？

MODS 时，肺是最易受累的器官。急性肺损伤的形态变化特点有肺水肿、肺出血、肺不张和肺泡透明膜形成。急性肺损伤所致的肺功能变化表现为出现发绀、进行性低氧血症和呼吸窘迫，即产生急性呼吸窘迫综合征，严重时可致呼吸衰竭。

10. MODS 的肾功能变化有哪些？

急性肾功能障碍的发生率仅次于肺和肝。肾功能障碍严重时主要表现为急性肾衰竭，临床表现为少尿、无尿，同时伴有高钾血症、代谢性酸中毒和氮质血症。重度低血容量休克引起的急性肾衰竭多发生在休克后的 1～5 天内属于速发单型。由于休克时血液重分布特点，肾脏是最早被牺牲而易受损害的器官之一。休克初期交感-肾上腺系统兴奋以及致密斑受到高钠刺激，引起肾素-血管紧张素过多释放导致肾灌流不足，发生肾前性功能性肾衰竭。

11. MODS 的心功能变化有哪些？

MODS 患者心功能障碍发生率较低，高动力循环主要表现为高心排血量和低外周阻力，可以加重心脏工作负荷。心功能障碍的发生主要是由于高代谢、高心排血量，增加了心脏负担，心肌和其他组织一样摄取氧的能力降低，心肌细胞缺氧，导致心肌收缩功能的降低。此外，血浆中的白细胞介素-1（IL-1）和肿瘤坏死因子（tumor necrosis factor，TNF）的协同作用引起心功能障碍。

12. MODS 的脑功能变化有哪些？

休克早期，由于血液重新分布和脑循环的自身调节，可保证脑的血液供应，因而患者神志清醒，除了因应激引起的烦躁不安外没有明显的脑功能障碍表现。随着休克进一步发展，休克晚期血压进行性降低可引起脑的供血不足，再加上出现弥散性血管内凝血（DIC），使脑循环障碍加重，脑组织严重缺血、缺氧，能量衰竭，乳酸等有害代谢物的积聚，细胞内外离子运转紊乱，导致一系列神经功能损害。

13. MODS 的凝血-纤溶系统功能变化表现是什么？

出现凝血-抗凝血平衡的紊乱，部分患者出现 DIC。开始时血液高凝，通常不易察觉而漏诊；以后由于凝血因子的大量消耗，继发性纤溶亢进发生，患者可有较为明显和难以纠正的出血或出血倾向。由于组织因子（tissue factor，TF）在内皮细胞和单核细胞表面的表达，血管内皮细胞和血细胞的抗凝表面在 SIRS 时变成促凝表面。

14. MODS 的肝功能的变化有哪些？

MODS 早期，促进糖原异生和急性相蛋白合成；蛋白质分解代谢和氨基酸增加助长了高代谢状态。随着病情的发展，肝细胞的分泌、合成和生物转化功能进一步恶化以及糖原的消耗将导致低血糖、高三酰甘油及胆红素、尿素和乳酸水平的增高。血氨基转移酶水平的升高，可反映出肝实质的损害。

15. 凝血系统紊乱与 MODS 的关系是什么？

凝血功能紊乱，特别是 DIC，早被认识到其既是靶器官，又是其他脏器损伤的病理基础。近年来研究发现：细胞膜内层的磷脂酰氨基酸在细胞受损后，由内层转移到外层而激活血管内凝血系统，引起红细胞下降，白细胞下降，纤维蛋白溶解，还可启动补体旁路激活系统等。因此认为：凝血系统瀑布样激活是造成组织器官损伤的原因之一，是 MODS 形成的重要环节。

16. 细胞凋亡与 MODS 的联系有哪些？

细胞凋亡（apoptosis）是生理程序性细胞死亡（programmed cell death，PCD），可发生在病理状态下，其均为基因调控下细胞主动自身毁灭过程。导致 MODS 发生的主要诱因亦均能影响几乎所有类型细胞的凋亡，其中包括实质细胞和微血管内皮细胞在内的器官特异性细胞的凋亡。因此，细胞凋亡率的增加可能是 MODS发生的一个重要病理生理机制，可能是免疫炎症细胞凋亡紊乱及靶器官实质细胞大量凋亡的结果。

17. MODS 发病机制是什么？

MODS 发病机制复杂，涉及神经、体液、内分泌和免疫等。目前 MODS 的确切发病机制不明确，主要有以下几种学说：① 炎症反应失控学说；② 二次打击及双相预激学说；③ 缺血-再灌注学说；④ 胃肠道屏障功能障碍学说；⑤ 基因多态性假说。

18. 什么是炎症反应失控学说？

炎症早期发生细胞因子介导的全身炎症反应综合征，继而机体释放抗炎物质介导代偿性抗炎反应。若炎症与抗炎反应的强度达到平衡，全身性炎症反应可望减轻。若炎症反应占优势，则引起器官损伤，抗炎作用占优势，可产生免疫抑制，导致对感染的易感性增强。这种炎症反应一旦失控，将不断地自我强化而损伤自身细胞,造成广泛的组织破坏,从而启动 MODS。

19. 什么是二次打击及双相预激学说?

创伤、休克或感染等第一次打击较轻,可能不足以引起严重的损伤,但却使机体免疫细胞处于被激活的状态,以后再出现第二次打击(细菌感染或移位)时,即使程度不严重,也易使处于激发状态下的免疫-内皮细胞系统发生超强反应,超量释放各种炎症介质和细胞因子,引起"瀑布样效应",导致炎症反应失控,最终发生MODS。

20. MODS 的缺血再灌注和自由基学说包括哪些内容?

缺血再灌注和自由基学说也是导致 MODS 的重要机制之一。MODS 的缺血再灌注和自由基学说主要包括 3 个方面:

(1)氧输送不足导致组织细胞直接的缺血缺氧性损害。

(2)缺血再灌注促发自由基大量释放。

(3)白细胞与内皮细胞的互相作用,导致组织和器官损伤,最终发生 MODS。从根本上来看,自由基学说也是炎症反应学说的重要组成部分。

21. SIRS 和 CARS 失衡导致 MODS 可分为哪 3 个阶段?

(1)局限性炎症反应阶段:炎症细胞向局部聚集,促进病原微生物清除和组织修复,对机体发挥保护性作用。

(2)有限全身炎症反应阶段:少量炎症介质进入循环诱导 SIRS,内源性抗炎介质释放增加导致 CARS,使 SIRS 与 CARS 处于平衡状态,局部防御增强。

(3)SIRS 和 CARS 失衡阶段:表现为 2 个极端,一个是内源性抗炎介质释放过多而导致 CARS;另一个是大量炎症介质释放入循环,刺激炎症介质瀑布样释放,内源性抗炎介质不足以抵消其作用,导致 SIRS。

22. SIRS 与 CARS 的关系失衡是如何导致 MODS 的发生?

感染、损伤等因素均可促进体内生成炎症介质,引起 SIRS。SIRS 发展过程中随促炎介质的增多,体内开始产生内源性抗炎介质,产生抗炎反应。抗炎介质释放过量,则引起免疫功能降低及对感染的易感性增高,导致 CARS。无论哪一反应过强均导致炎症反应失控,使细胞因子由保护性作用转为损伤性作用,局部组织及远隔器官均遭到损伤,导致 MODS;或由于全身免疫功能严重低下而引发全身性感染及 MODS,即 SIRS/CARS 失衡的严重后果。

23. 补体激活对 MODS 形成的作用是什么?

创伤、感染等可引起补体系统激活,补体激活过程中产生的 C3a、C5a(即过敏毒素)以及 C5b‐9 在 MODS 形成中具有重要作用:

(1)激活白细胞:使血中白细胞贴壁、与内皮细胞黏附并淤滞,激活的白细胞产生活性氧增多,损伤血管内皮细胞;还可释放溶酶体酶入血,损伤组织器官。这些均可促成 MODS 形成。

(2)激活巨噬细胞:C3a、C5a 等激活巨噬细胞,释放大量细胞因子,如 TNF‐α、IL‐1、血小板活化因子(platelet-actirating factor,PAF)等,损伤组织器官。C5b‐9 也可通过前列腺素 E2(PGE2)、血栓素 A2(TXA2)、白三烯 B4(LTB4)等作用,促进 MODS 形成。

24. MODS 的临床类型有哪些?

MODS 的临床过程有两种类型。

Ⅰ 期速发型:是指原发急症发病 24 小时后有两个或更多的器官系统同时发生功能障碍。

Ⅱ 期迟发型:是先发生一个重要系统或器官的功能障碍,常为心血管、肾或肺的功能障碍,经过一段近似稳定期,继而发生多器官系统的功能障碍。

25. 如何诊断 MODS?

(1)循环:收缩压(SBP)<90 mmHg 持续>1 小时,或需药物支持。

(2)呼吸:急性起病,氧合指数(PaO_2/FiO_2)≤200 mmHg(应用 PEEP),X 线见双侧肺浸润,肺毛细血管楔压(PCWP)≤18 mmHg 或无左房压力升高的证据。

(3)肝脏:胆红素(BIL)>34.1 μmol/L,转氨酶升高>正常值 2 倍以上,或出现肝性脑病。

(4)肾脏:血肌酐(Cr)>176.8 μmol/L 伴有少尿或多尿,或需要血液净化治疗。

(5)胃肠:上消化道出血,24 小时出血量>400 mL,或胃肠蠕动消失,消化道穿孔或坏死。

(6)代谢:糖耐量降低,需要用胰岛素;或出现骨骼肌萎缩、无力等表现。

(7)血液:血小板(PLT)<50×10⁹/L 或降低 25%,或出现 DIC。

（8）中枢神经：Glasgow 评分＜7 分。

26. MODS 的血液检查指标是什么？

（1）进行性低氧血症：$PaCO_2$＞65 mmHg，PaO_2＜40 mmHg，PaO_2/FiO_2＜200 mmHg。

（2）凝血功能受损：PT、APTT＞正常值的 1.5 倍。

（3）肾脏功能受损：代谢产物潴留，电解质平衡紊乱，排除氨的能力下降，血尿素氮（BUN）≥35.7 mmol/L，血 Cr≥176.8 μmol/L。

（4）肝脏功能受损：总胆红素＞85.5 μmol/L 及天冬氨酸氨基转移酶（SGOT）或乳酸脱氢酶（LDH）为正常值 2 倍以上。

（5）低灌注表现的检测指标：血乳酸 2～10 mmol/L、血清 pH＜7.2（$PaCO_2$ 不高于正常值）。

（6）其他：心肌酶增高，血浆蛋白合成低，酮体增加等。

27. MODS 的呼吸监测包括哪些内容？

（1）症状监测：体位、呼吸肌的协调运动、呼吸频率、胸廓运动幅度、发绀和出汗等。

（2）呼吸功能及呼吸力学监测：潮气量、分钟通气量、气道压、最大吸气压力、肺顺应性等。

（3）肺影像学监测：床边 X 线胸片检查，每 24～48 小时复查 1 次。

（4）动脉血气分析：pH、PaO_2、$PaCO_2$、PaO_2/FiO_2 等。

28. MODS 急性肺损伤（acute lung injury，ALI）诊断标准是什么？

（1）急性起病。

（2）PaO_2/FiO_2≤300 mmHg（不管 PEEP 水平）。

（3）胸片示双肺纹理增多，边缘模糊，斑片状或大片状密度增高影等间质性或肺泡性水肿、浸润影。

（4）PCWP≤18 mmHg，或无左心房压力增高的临床证据。

29. MODS 的诊断依据是什么？

（1）有导致 MODS 的诱发因素，如严重创伤、烧伤、感染、休克等。

（2）有 SIRS 的临床症状及体征。

（3）存在 2 个或 2 个以上的器官系统功能障碍。

（4）除外其他疾病引起的多器官系统损害。

（5）高分解代谢且外源性营养不能阻止其自身消耗。

（6）病理学改变缺乏特异性，主要是广泛的炎症反应。

（7）一旦治愈，可不遗留器官系统损伤的痕迹。

30. MODS 可以区别其他疾病致功能衰竭的特点有哪些？

（1）原发致病因素是急性，非慢性疾病器官退化失代偿时期。

（2）受损器官在远隔原发伤部位。

（3）初次打击到器官功能障碍有一定间隔时间，>24 小时。

（4）发病前器官功能基本正常，或相对稳定的生理状态，功能损害可逆，发病机制被阻断，器官功能可望恢复。

（5）器官功能障碍是多发的、进行性的、动态过程病理变化缺乏特异性。

31. MODS 受累器官系统的相应临床表现是什么？

（1）**肺脏受累：**早期为呼吸急促、呼吸性碱中毒及低氧血症，病程进展出现呼吸性酸中毒、ARDS 的症状和体征。

（2）**胃肠道受累：**表现为中毒性肠麻痹、肠道菌群移位和内毒素血症及应激性溃疡。

（3）**肝肾功能受累：**肝脏损伤表现为黄疸，胆汁淤积，高胆红素血症及 P－T 延长，转氨酶增高，肝性昏迷。肾脏损伤表现为少尿、血尿或无尿、肌酐清除率下降、氮质血症、有血液透析指征。

（4）**心脏受累：**表现为心输出量（CO）下降，需要依赖血管活性药来维持血压，混合静脉血血氧饱和度（SvO_2）上升。

32. APACHE Ⅱ 评分引入 MODS 评分系统对 ICU 危重症患者预后的预测价值有哪些？

APACHE Ⅱ 评分是临床中对于 ICU 患者预后进行预测的良好评分系统，能够很好地预测疾病的病死率和危险程度，评分结果与病情的严重程度呈正比关系，但对于合并 MODS 患者的预测结果不是十分理想，因此，在临床中将 APACHE Ⅱ 评分引入 MODS 评分系统，能提高预测的完整性和准确性，对于 ICU 患者的治疗和监测具有良好的作用，能够有效地控制疾病发展，降低疾病的病死率。

33. Marshall 的 MODS 评分包括哪些内容?

（1）PaO_2/FiO_2 比值的计算不考虑是否应用机械通气,机械通气的模式,也不考虑 PEEP 数值。

（2）血清肌酐浓度,不论患者是否接受透析治疗。

（3）血清胆红素浓度。

（4）压力调整后的心率(PAR)计算公式: PAR＝心率(HR)×右房压(RAP)/平均动脉压(MAP)。

（5）血小板计数。

（6）Glasgow 昏迷评分时应尽量谨慎(对于接受镇静药物或肌肉松弛药物的患者,应假设患者的正常反应,除非有证据说明患者神志存在障碍)。

34. MODS 的治疗原则是什么?

尽快进行有效的抢救、清创,防止感染,防止缺血再灌注损伤,采用各种支持治疗;减轻应激反应,减轻和缩短高代谢和糖皮质激素受体的幅度和持续时间;重视患者的呼吸和循环,及早纠正低血容量和缺氧;防止感染是预防 MODS 的重要措施;尽可能改善患者的全身营养状况;及早治疗任何一个首发的器官功能衰竭。

35. 如何治疗 MODS?

（1）原发病治疗:去除病因是关键,对重症感染患者必须清除或引流感染灶。

（2）液体复苏:根据病因进行液体复苏,低血容量患者应积极补充液体。

（3）血管活性药物:经液体复苏后血压不恢复者,需应用多巴胺升高血压。

（4）控制和预防感染:合理使用抗生素。对怀疑脓毒症者,需立即进行血培养或其他标本培养、加强病房管理,严格无菌操作。

（5）免疫治疗。

（6）器官功能支持。

（7）抗感染治疗:预防性应用抗生素,或应用高效、广谱抗生素控制严重全身感染。

36. 器官功能支持治疗 MODS 主要有哪些方面?

（1）循环支持:去甲肾上腺素和多巴胺是抗休克一线药物,血管加压素用于合并急性肾衰竭的脓毒性休克患者可改善预后;采用主动脉球囊反搏或 ECMO 作为心源性休克的辅助循环。

（2）呼吸支持：对严重低氧血症、ARDS 患者予肺保护性机械通气策略。

（3）肾脏支持：维持血压，保证肾脏灌注。

（4）肝脏支持：补充热量、蛋白质及热量物质；避免应用对肝有损害的药物；肝脏替代疗法。

（5）营养支持：尽早肠内营养支持，减少胆汁淤积，保护胃肠黏膜屏障功能。

37. MODS 早期液体复苏的原则是什么？

及时补充血容量，做到"需多少补多少"；紧急情况时，可采取"有什么补什么"的原则，不必苛求液体种类而延误复苏抢救。心源性休克要限制液体，并使用强心和扩张血管药治疗。抗氧化剂和氧自由基清除剂的使用，抗氧化治疗在早期休克复苏中的意义较大。临床上推荐使用的有维生素 C、维生素 E、谷胱甘肽等，其用药原则是：早期和足量使用。

38. MODS 控制感染的原则是什么？

在创伤、大手术、休克复苏后、重症胰腺炎等无感染的情况下可预防性地使用抗生素。其原则是：① 必须充分覆盖污染或感染高危期；② 所选药物抗菌谱要广；③ 剂量要充足；④ 应用时间要短。危重患者出现发热、白细胞计数升高等可疑感染症状，应立即使用抗生素。应根据最为可能的感染灶和该部位感染最常见的病原菌来决定选用一种或一组抗生素，于 72 小时后判断其疗效。一般不宜频繁更换抗生素，以免造成混乱，尽量减少侵入性诊疗操作。

39. MODS 的治疗方法有哪些？

（1）呼吸系统：保持气道通畅、吸氧、呼吸机支持疗法、防治肺水肿。

（2）循环系统：维持有效循环血容量、应用血管活性药物、其他循环功能支持疗法。

（3）肝脏：在恢复血容量，保证肝脏血液供应的基础上，加强支持疗法。

（4）肾脏：使用利尿药、透析疗法、避免应用对肾脏有损害的药物。

（5）血液系统：可输浓缩血小板或新鲜冰冻血浆。纤维蛋白原下降＜1 g/L时，应补充纤维蛋白原。

40. 如何预防 MODS 的发生？

加强器官系统功能的监测与护理积极；合理支持，改善全身情况，维持内环境稳定；积极治疗原发病：原发病是发生 MODS 的根本原因；及时有效控制感染：原发严重感染和创伤后继发感染均可引发 MODS；防止休克及缺血-再灌注损伤；保持良好的呼吸和循环；支持相关器官系统功能，阻断病理的连锁反应；特异性治疗；基因治疗；中医中药治疗。

41. MODS 的代谢支持治疗包括哪些内容？

（1）纠正代谢功能紊乱。

（2）提供合理营养底物。

（3）通过特殊营养物调节机体的免疫反应。代谢支持的着眼点在于保持正氮平衡，而非普通热量平衡，热量过多和结构比例不当同热量缺乏一样，有害无益，合理的代谢支持，可提供足够的热量，减少氨基酸作为热量的消耗，减少肌肉蛋白质分解，促进蛋白质的合成。

42. 如何提高 MODS 患者的免疫功能？

使用胸腺肽及免疫球蛋白；加强营养和代谢支持；使用谷氨酰胺，危重症时谷氨酰胺是小肠唯一的供能物质，谷氨酰胺缺乏是肠黏膜功能障碍的重要原因，使用生长激素促进蛋白质合成；禁用皮质激素、免疫抑制剂进行免疫调理等。

43. MODS 患者如何选择性消化道去污染？

基于肠源性感染对高危病人构成威胁的认识进行消化道去污染，以控制肠道—人体最大的细菌库。口服或灌服不经肠道吸收、能选择性抑制需氧菌尤其是革兰阴性需氧菌和真菌的抗生素。研究表明，引起肠源性感染常见需氧菌或真菌，很少有厌氧菌。最常用的配伍是多黏菌素 E、妥布霉素和两性霉素 B。作为肠道优势菌群的双歧杆菌、乳杆菌等是构成肠黏膜定植抗力的主体，能减少条件致病菌的黏附和移位，应当得到保护和扶持，不用抗厌氧菌制剂。

44. 如何进行 MODS 的外科处理？

早期清创是预防感染最关键的措施。如伤口的清创，脓腔的引流，坏死组织的清除，空腔脏器破裂的修补、切除或转流（如肠造口）。对 MODS 患者应当机立断，在加强脏器功能支持的同时尽快手术，以免丧失最后的机会。对危重患者，选择简单、快捷的手术方式，以迅速帮助患者摆脱困境。

45. 如何进行循环功能支持——改善心脏功能和血液循环？

严密监测心功能及前、后负荷和有效血容量，确定输液量、输液速度，晶体与胶体、糖液与盐水、等渗与高渗液的科学分配，血管活性药合理搭配，在扩容基础上联合使用多巴胺、多巴酚丁胺和酚妥拉明加硝酸甘油、硝酸异山梨酯（消心痛）或硝普钠、白蛋白、新鲜血浆及人工胶体等，不仅补充血容量有利于增加心搏量，而且维持血压胶体渗透压，防止肺间质和肺泡水肿，增加免疫功能。

46. MODS 肾脏功能的支持治疗包括哪些内容？

扩容和血压维持，避免或减少用血管收缩药，保证和改善肾血流灌注。多巴胺和酚妥拉明、硝普钠等扩肾血管药物，具有保护肾脏功能阻止血液中尿素氮、肌酐上升。床旁血液透析和持续动静脉超滤（continuous arteriovenous hemofiltration dialysis，CAVHD）以及血浆置换内毒素清除循环中的细胞因子以减轻和治疗MODS。呋塞米等利尿药对防治急性肾衰有一定疗效，但注意过大剂量反而有损于肾实质。

47. MODS 患者少尿期与多尿期的治疗原则是什么？

（1）少尿期：以维持内环境相对平衡为总原则。① 控制输入液量，"量出为入"，防止水中毒、肺水肿、脑水肿和心力衰竭发生；② 纠正高钾血症；③ 纠正酸中毒；④ 控制氮质血症：限制蛋白质摄入量，滴注葡萄糖和必需氨基酸，以减少蛋白质分解和促进蛋白质合成；⑤ 预防并积极抗感染等。

（2）多尿期：首先要控制输液量。按照量出为入原则，应该密切观察，防止脱水。一般补充前一天尿量2/3 或1/2。纠正电解质紊乱和酸中毒，及时进行血钾监测还有中心静脉压（CVP）监测。

48. 胃肠道管理与支持包括哪些内容？

血管活性药物改善全身血液循环的同时也改善胃肠道血液灌流；早期肠内营养，使用肠道营养激素、生长激素、补充谷氨酰胺、保护胃肠黏膜，促进胃肠黏膜细胞再生；合理应用抗生素，以维持菌群生态平衡；微生态制剂恢复肠道微生态平衡，双歧杆菌；中药大黄对 MODS 时胃肠功能衰竭治疗有明显的疗效。

49. 弥散性血管内凝血（DIC）防治措施有哪些？

首先需要针对病因进行治疗。控制原发病，控制严重感染，纠正休克，补充血容量等;抗凝治疗:用药前需监测凝血时间,用药后凝血时间>30 min,出血加重,肝素超量需停用;纤溶活性调控;解除血管痉挛;纠正电解质和酸碱平衡紊乱;保证气道通畅,吸氧,增加组织供氧。

50. MODS 营养与代谢管理的内容是什么?

MODS 机体常处于全身炎性反应高代谢状态。热量消耗极度增加,机体糖类和脂肪利用障碍。体内儿茶酚胺、肾上腺素、胰高血糖素等升血糖激素分泌亢进,内源性胰岛素阻抗和分泌相对减少。

51. 大黄治疗 MODS 的主要机制是什么?

(1) 大黄对胃肠道的保护作用,大黄能抑制肠道内细菌毒素的移位;提高肠道跨膜电位,促进肠蠕动的恢复;增加胃肠黏膜血流灌注,加固胃肠黏膜屏障功能;促进肠黏膜杯状细胞增生,加速损伤胃肠黏膜的修复。

(2) 保护肝、肺功能,阻断肠源性感染的病理环节。

(3) 调节机体免疫功能,抑制 SIRS 时炎症介质释放,目前进行的中药单体治疗 MODS 的研究包括人参皂苷、雷公藤等将是今后研究的方向。

52. MODS 肝功能支持治疗包括哪些内容?

急性肝衰竭:一般治疗:营养:富含支链氨基酸制剂及葡萄糖,中/长链脂肪乳,补充白蛋白,口服肠道抗生素减少肠道菌群。尽量肠内营养。左旋多巴利于大脑功能恢复。肝性脑病降低血氨:每日蛋白质摄入量应低于 0.5 g/kg。口服诺氟沙星抑制肠菌繁殖,减少氨的产生。谷氨酸钾、钙,在体内与氨结合形成无毒谷氨酰胺而排出。氢氯精氨酸通过鸟氨酸循环降低血氨。

53. 如何进行 MODS 消化道出血治疗?

(1) 一般治疗:使用硫糖铝、铝碳酸镁降低胃酸和保护胃黏膜。胃肠减压抽出胃液。

(2) 手术治疗:合并急性非结石性胆囊炎、消化道穿孔、弥漫性腹膜炎者宜积极手术。

(3) 非手术治疗:① 冰盐水洗胃,局部凝血酶;② 静滴 H_2 受体阻断剂法莫替丁;③ 静脉滴注质子泵抑制剂奥美拉唑;④ 静脉滴注生长抑素善宁、思他宁;⑤ 腹腔动脉插管注入垂体后叶加压素;⑥ 内镜作电凝止血治疗。

54. 中医治疗 MODS 的优点体现在哪些方面？

治疗中应树立整体的观念，防止在支持某一脏器功能的同时对其他脏器产生不良影响，注重平衡脏器功能。祛除病因，严密监测，综合救治：① 整体性：防止专科诊治局限性；② 主次性：要抓住病因和触发因子这对主要矛盾，兼顾次要矛盾的治疗；③ 连续性：ICU 中急危重症应行昼夜监测与救治，发现新矛盾及时分析处理，重视各项指标的动态改变；④ 预见性：临床医师应考虑下一步会发生什么并发症和新矛盾，需抓紧预防和处理。

55. 近年来人们对 MODS 有什么新的认识？

MODS 是器官由早期功能障碍到晚期功能衰竭的进行性动态过程，它是 SIRS 的严重结局。MODS 从病程发展的总体上动态地看待多个器官功能障碍的发生发展，有利于人们及早发现及时治疗。MODS 的确切发病机制不明确，目前认为 MODS 发病基础是全身炎症反应综合征。保护性炎症反应异常放大或失控时，使机体从保护性转变为损害性，导致自身组织细胞死亡和器官衰竭。感染、创伤等是机体炎症反应的促发因素，而机体炎症反应失控，是最终导致 MODS 的根本原因。

（倪新莉　高宇博）

参考文献

［1］ 邓小明,李文志.危重病医学(第 4 版)[M].北京：人民卫生出版社,2016.

［2］ 马林·柯勒夫,沃伦·伊萨科.华盛顿危重病医学手册[M].天津：天津科技翻译出版有限公司,2015.

［3］ 毕格特罗.麻省总医院危重病医学手册[M].北京：人民卫生出版社,2012.

［4］ 朱蕾,樊嘉.围术期重症监测与治疗[J].北京：人民卫生出版社,2014.

［5］ 李慧珍,张海英,赵艳伶.APACHE Ⅱ 评分引入 MODS 评分系统对 ICU 危重症患者预后的预测价值[J].河北医学,2017,23(4)：5.

［6］ 李春盛.多脏器功能障碍综合征与细胞凋亡[J].中国危重病急救医学,2000(10)：581-583.

第十七章

心 肺 脑 复 苏

1. 什么是心肺脑复苏？

现代医学认为,因急性原因所致的临床死亡在一定条件下是可逆的。使心跳呼吸恢复的抢救措施称为心肺复苏(cardiopulmonary resuscitation,CPR)。近年来人们认识到,复苏时,既要考虑心肺功能,更要考虑到脑,只有脑功能的最终恢复才能称为完全复苏,故而把逆转临床死亡的全过程称为心肺脑复苏(cardiopulmonary cerebral resuscitation,CPCR)。

2. 什么是心搏骤停？

心搏骤停(cardiac arrest,CA)是指心脏因一过性急性原因突然丧失有效的排血功能而导致循环和呼吸停顿的临床死亡状态。心搏骤停是在未有预见的情况下突然发生的心跳停止,因此,严重心脏病终末期或其他慢性疾病晚期发生的心跳停止均不属于此范围。

3. 心搏骤停的类型有哪些？

依据心电图、肉眼观察或手触摸,CA 可表现为 3 种形式：心搏停止(asystole,AS)或称为心室停顿、心室纤颤(ventricular fibrillation,VF)以及电机械分离(electrical mechanical dissociation,EMD)。CA 最初表现为何种类型因病而异,3 种类型可互相转化,可先为 VF 或 EMD,后转为 AS,也可先为 AS,在 CPR 过程中转化为 VF 或室性心动过速(ventricular tachycardia,VT)。

4. 心搏骤停的病因是什么？

CA 有原发的,也有继发的。原发的 CA 较常见,有冠状动脉缺血、药物不良反应、触电(低压交流电)或心导管刺激应激性增高的心内膜牵引所引起的 VF,或麻醉药物过量、牵拉内脏引起的迷走反射,急性高钾血症。继发的 CA 常见于肺泡缺氧、急性气道梗阻或呼吸停顿及快速大量失血、低血容量性休克。

5. 怎样诊断为心搏骤停?

原有心电图和直接动脉压监测者,发生的瞬间即可诊断,否则可凭以下征象 30 s 内确定:原来清醒的患者神志突然丧失、呼之不应;摸不到大动脉(颈、股动脉),测不到血压,心音消失;自主呼吸在挣扎一两次后随即停止;瞳孔散大、对光反射消失。但全麻患者不存在意识突然丧失及自主呼吸,因此可依摸不到大动脉(颈、股动脉)、测不到血压、心音消失而判断心搏骤停。

6. 院内心搏骤停的高危因素有哪些?

院内心搏骤停的高危因素主要有:严重低氧血症,低血容量性休克,心包填塞、张力性气胸,严重酸碱失衡及电解质紊乱,严重的心律失常(如频发室早、短阵室速、多源性室速、R on T 现象)等。

7. CPCR 包括哪 3 个阶段?

阶段Ⅰ:基础生命支持(basic life support,BLS),目的是徒手或应用取之即得的设备,用简单易行的措施建立人工呼吸和循环支持。阶段Ⅱ:进一步生命支持(advanced life support,ALS):本阶段的目的是在更有效的呼吸及循环支持的基础上,争取心脏复跳,呼吸恢复,稳定循环和呼吸功能,为脑复苏提供良好的前提和基础。阶段Ⅲ:延续生命支持(prolonged life support,PLS):在 CPR 的基础上,以脑复苏为中心,采取针对脑和其他器官缺血、缺氧损害的防治措施。

8. CPCR 包括哪几个步骤?

为了记忆和普及训练,CPCR 的步骤按其英文首字母分为以下步骤:A:气道控制;B:呼吸支持;C:循环支持;D:用药或输液,建立静脉通路,选用肾上腺素等药物处理;E:心电图监测;F:处理心室纤颤;G:判断完全复苏的可能性;H:脑复苏;I:加强医疗,多脏器支持。

9. 什么是胸外心脏按压的心泵机制?

传统观念认为,在胸外心脏按压(external chest compression,ECC)的按压期,胸骨下陷,心室内压增高,瓣膜关闭,左、右心室的血液被分别驱入主动脉和肺动脉,并驱动原在其中的血液,犹如正常心搏的收缩期,形成体循环和肺循环;胸骨按压放松,支撑胸骨的肋骨反弹,胸廓恢复原形,左、右心室内压降低并重新充盈,相当于正常心脏的舒张期。在此过程中,心脏犹如由人工操作的血泵,在人工呼吸的配合下,供应心、脑及其他脏器血流,即 ECC 的心泵机制。

10. 什么是胸外心脏按压的胸泵机制?

20 世纪 70 年代末和 80 年代初,人们对 ECC 的机制重新研究中发现,认为 ECC 形成体循环和肺循环的动力来自胸腔内压均匀性间断升高,各心腔和血管普遍受压而使血压随之增高,与胸外动、静脉的压差增大,形成体循环收缩压和血流,同时肺内的血量被动地挤至左心,经主动脉补充到体循环中;胸骨受压停止,胸廓回弹,胸内压降低,受压缩小的心腔和血管重新充盈,肺血管床成为贮血库,此即所谓 ECC 的胸泵机制。

11. 胸外心脏按压的正确按压部位在哪里?

操作者以示指和中指摸清患者肋骨下缘,移向中线摸到剑突,另手摸清胸骨上缘,两处距离中点以下即为按压部位。也可以先摸到剑突尖端,在其向上两指宽处之上即为按压部位,即以一手掌根部按在胸骨下 1/2 的中轴线上,另手平行地按压在该手的手背上,手指伸直并相互交叉。非医务人员可以将手掌根置于两乳头连线中间的胸骨上即可。

12. 成人胸外心脏按压的按压力度和频率是什么?

两臂伸直,上身前倾,使两臂与前胸壁呈 90°,利用上身的重量,通过两臂垂直地有节奏地下压,胸骨下陷的幅度 5～6 cm,然后立即放松,胸廓自行回弹(两手勿离开按压部位),按压、放松的时间比为 1：1,按压频率 100～120 次/分,每 2 分钟换按压者或感到疲乏时立即换人。

13. 小儿胸外心脏按压的按压力度和频率是什么?

婴儿因心脏位置较高,胸廓小,施救者可将 2 个手指放在乳房连线的胸骨柄以下,按压深度≥1/3 胸廓前后径(约 3 cm);在儿童,用一只手或两只手按压胸骨的下半部分,按压深度≥1/3 胸廓前后径(约 5 cm),保证胸廓完全回弹。按压频率为 100～120 次/分。

14. 胸外心脏按压与人工呼吸怎样配合？

单人 CPR,每按压 30 次,俯下做口对口(鼻)人工呼吸 2 次;双人 CPR,一人做 ECC,另一人在头侧维持呼吸道通畅,做口对口(鼻)人工呼吸,心脏按压和人工呼吸的比例为 30∶2(新生儿除外)。高级气道通气:6 秒进行 1 次人工呼吸(10 次/分),同时进行持续胸部按压。

15. 怎样判断胸外心脏按压的质量？

高质量 ECC 可使脑灌注压(cerebral perfusion pressure,CPP)>15～20 mmHg、动脉舒张压>25 mmHg、呼气末二氧化碳分压(partial pressure of end-tidal carbon dioxide,$P_{ET}CO_2$)>20 mmHg、更好的脉搏血氧饱和度波形。

16. CPR 有效的指标是什么？

自主呼吸及心跳恢复:可听到心音,触及大动脉搏动,心电图示窦性心律、房性或交界性心律,即使为心房扑动或颤动也是自主心跳恢复的表现;瞳孔变化:散大的瞳孔回缩变小,对光反射恢复;按压时可扪及大动脉搏动;收缩压达 60 mmHg 以上;发绀的面色、口唇、指甲转为红润;脑功能开始好转的迹象。

17. 开胸心脏按压的指征有哪些？

心搏骤停的时间较长或 ECC 效果不佳(表现为摸不到大动脉搏动持续 10 分钟以上);估计存在胸内情况,如胸内出血、胸部穿透伤、胸部挤压伤、连枷胸、张力性气胸、心包填塞和心脏外伤等;胸廓或脊柱畸形伴心脏移位者;多次胸外除颤无效的顽固 VF 或室性 VT,需针对原因进行处理者,例如肺动脉大块栓塞便于碎栓或取栓、意外低温便于直接心脏复温和除颤;在手术中发生的心跳停止,尤其是已经开胸者。

18. 开胸心脏按压的部位和频率？

开胸切开的部位为左胸第 4～5 肋间隙,前起胸骨左缘旁开两指,后止于腋中线,以右手伸进胸腔,拇指及大鱼际在前,余四指在后,在心包外按压心脏左、右心室,也可伸出两手,一手在前,一手在后按压;在膈神经前纵行切开心包后做心脏按压,感觉心肌张力和选取左心尖无血管区穿刺至心腔内注药,按压频率为 60～80 次/分。

19. 口对口人工呼吸的机制是什么?

正常人呼出气前段 100 mL 左右来自气道无效腔,是未经气体交换的部分,其 PaO_2 为 150 mmHg,在口对口人工呼吸时,这部分气体首先进入患者的肺泡,呼出气的平均氧浓度为 16％～28％,CO_2 浓度为 2％～4％,以这种气体做人工呼吸,可使患者的 PaO_2 达 75～85 mmHg,$PaCO_2$ 仅为 30～40 mmHg。

20. 口对口人工呼吸的操作要领有哪些?

将患者头部后仰,一手按住患者前额,另手托颈部;倘若患者口唇闭合,下颌松弛,可将托颈的手改托下颌使口轻度张开并保持上呼吸道畅通。吸气后,以口唇包紧患者的口部(在儿童,则口、鼻都包在内),将呼出气吹入,一般持续 2 秒。在成人吹气用力宜稍大,儿童宜轻吹(在婴幼儿只需在面颊上吹气)。为避免吹入气经鼻腔逸出,可用按前额的手捏住患者的鼻孔或在吹气时用面颊紧贴患者鼻孔。吹气潮气量为 10 mL/kg。

21. 什么时候终止心肺复苏?

患者已恢复自主呼吸和心跳;确定患者死亡;心肺复苏进行 30 分钟以上,检查患者仍无反应、无呼吸、无脉搏、瞳孔无回缩。

22. 缓慢型室上性心律失常应该怎样处理?

缓慢型室上性心律可能起源于窦房结或房室交界,也可由二度或三度房室传导阻滞引起。无论什么类型的心动过缓,都可能会导致动脉血压明显降低、心排量减少,或引起心室肌的异常去极化,并向致命性心律失常发展。首先应静脉注射阿托品 0.5～1.0 mg,如有必要,每隔 3～5 分钟重复给药,总剂量不超过 3 mg。对于成人,阿托品的剂量低于 0.5 mg 可能会减慢心率。

23. 什么是心室纤颤(VF)?

心室呈不规则蠕动。凡张力弱、蠕动幅度小者为"细纤颤";张力强、幅度大者为(粗纤颤)。前者 ECG 为不规则的锯齿状小波,后者波幅较大。

24. 先进行电击还是先进行 CPR?

早期指南推荐对未及时发现 CA、CA 至开始复苏超过 4 分钟患者,在除颤之前先实施 CPR。但是,有文章表明,在除颤之前常规实施 90～180 秒 CPR 是不够的，且未能证明在除颤之前实施 CPR 有利于恢复自主循环或提高出院率。回顾性研究结果证实，在除颤之前实施 CPR，可改善患者 30 天和 1 年的神经功能恢复。另一项研究也证明，院外发生 CA 患者的存活率可能会因为胸外按压次数的增加而改善。而在实践中遇到发生 CA 者，应立即实施胸外按压直到使用充电完毕的 AED 准备除颤。

25.　为什么要早期进行电除颤？

早期体表电除颤是心脏停搏后存活的关键，其理由如下：① 目击下心脏停搏最常见的初始心律是室颤；② 电击除颤是治疗室颤的有效手段；③ 除颤成功的可能性随时间推移而迅速降低（从患者倒地至首次电击的时间每延迟 1 分钟，死亡率增加 7%～10%）；④ 若不能及时终止室颤，有可能在数分钟内转变为心室停顿等更加难治的心律失常。

26.　电除颤的适应证有哪些？

室颤/无脉搏的室速（可电击性心律）是电除颤治疗的适应证。没有证据表明电除颤对治疗心室停顿等（非可电击性心律）有益，相反重复电击可能导致心肌损害。目前除颤仪一般具有快速监测和诊断功能，确定是否存在室颤，不必要进行盲目除颤。

27.　除颤仪的类型有哪些？

除颤机制是以一定能量电流瞬间通过心肌，使绝大部分心肌细胞发生同步去极化，从而恢复窦性节律。目前用于 CA 抢救的除颤仪均为非同步体表除颤仪，有手动除颤仪和自动体表除颤仪（AEDs），按所输出的除颤电流特征分为单相波和双相波除颤仪。双相波除颤是近年来应用日益广泛的技术，其优点是除颤成功率高、除颤电能小、心肌损害轻微，已逐渐取代单相波除颤。AEDs 是专门为非急救专业人员设计的一种小型便携式除颤仪，适用于公众场所或家庭。

28.　电除颤应在什么时间进行？

传统上，在心电图监测下突发的 VF（或 VT），应在 30 秒内即行胸外电除颤。否则，宜先行心肺复苏中的 C、A、B（即循环支持、气道支持、呼吸支持）至少 2 分钟，可同时静脉注射肾上腺素使细纤颤变成粗纤颤，并静脉注射 $NaHCO_3$ 1 mmol/L 以调整 pH。

29. 怎样进行胸外直流电除颤?

关闭除颤仪的同步开关,打开电源开关;充电至所需电能读数,一般为 3 J/kg;接通电极板,其直径在成人为 10 cm,儿童为 8 cm,婴儿为 4～5 cm;在电极板上涂满导电胶。左手持阴电极紧压在右胸上部锁骨下胸壁,右手持阳电极紧压在左胸乳头下侧胸壁;确定 ECG 诊断,清除患者周围物品,保证患者不与其他人或金属物体接触。暂停 ECC,在人工呼吸的呼气末按下放电钮除颤;首次除颤后,因心律恢复有一滞后,应继续进行 CPR,直到能触及颈动脉搏动。

30. 电除颤时能量怎样选择?

一般首次除颤电能为 200 J,第二次可加至 200～300 J,第三次可增加至 360 J,这是平常的最大量。只有少数肥胖粗壮成人需增至 400 J。若 VF 较为顽固,可连续进行 3 次除颤。儿童首次电除颤电能为 2 J/kg,第二次可加至 4 J/kg,后续≥4 J/kg,最高 10 J/kg 或成人电能。

31. 植入式心脏除颤仪放置的 I 类适应证有哪些?

因 VF 或血流动力学不稳定的持续室性心动过速(sustained ventricular fibrillation,SVT)引发的 CA 事件的幸存者,评估诊断除外完全可逆病因;结构性心脏病和自发 SVT;临床相关的不明原因晕厥,电生理检查时血流动力学波动明显的室性心动过速或 VF;由原发性心肌梗死引起,EF<35% 至少 40 天,NYHA 心功能分级 II 级或 III 级;非缺血性扩张性心肌病 EF≤35% 和 NYHA 心功能分级 II 或 III 级;由原发性心肌梗死引起,EF<30% 至少 40 天,NYHA 心功能分级 I 级;心肌梗死,EF<40% 的非 SVT 和电生理检查时诱发 VF 或 SVT。

32. CPR 期间给药的目的是什么?

CPR 期间给药的目的包括:提高心脏按压效果,激发心脏复跳,增强心肌收缩力;提高外周血管阻力,增加心肌灌注(myocardial blood flow,MBF)和脑血流量(cerebral blood flow,CBF);降低除颤阈值,利于除颤和防止 VF 的复发;纠正酸血症或电解质紊乱。防治脑水肿和利尿可延至 CPR 初步成功后再考虑。

33. CPR 首选的给药途径是什么?

静脉给药是心肺复苏过程中首选的给药途径,复苏时用药的目的是为了激发心脏恢复自主搏动并增强心肌收缩力,防止心律失常,调整急性酸碱失衡,补充液体和电解质,尽快使药物到达心脏发挥作用最重要。同时需兼顾损伤和是否方便,心内注射快、损伤重,气管内给药不方便,静脉注射更加方便快捷。

34. CPR 期间应用肾上腺素的目的及用法是什么?

CPR 期间应用肾上腺素,预期药效是兴奋 β 受体为主,以增强心肌张力和自律性扩张冠状动脉,增加心肌灌注(MBF)。肾上腺素兼具较强的 α_1 受体兴奋作用(外周血管阻力增高)和适当的 β_1、β_2 受体兴奋作用(使心肌收缩力增强和扩张冠状动脉),经验和实验结果证实,肾上腺素使停搏或 VF 的心肌张力增强、舒张压、MAP 提高和冠脉血流增加,为心脏复跳创造条件。肾上腺素可每 3~5 分钟经静脉/骨内注射 1 mg。

35. CPR 期间应用利多卡因的适应证是什么?

适应证有:经电除颤和肾上腺素治疗后未能纠正的顽固性 VF 或无脉搏型 VF;多发性、多形性室性早搏;血流动力学稳定型 VT。在 CA 患者,为使利多卡因快速达到治疗浓度,可静脉注射 1~1.5 mg/kg,若为顽固性 VT 或 VF,可每 3~5 分钟追加 0.5~0.75 mg/kg,但总量不超过 3 mg/kg,或 1 小时内不超过 200~300 mg。若可以应用胺碘酮,利多卡因可作为二线药物。

36. 心肺复苏期间怎样应用碳酸氢钠?

当 pH 低于 7.20 时,容易发生顽固性室颤,使心肌收缩力减弱,使拟交感类药物的作用减弱,因而影响复苏效果。如果心脏停搏时间短暂,则不需要用碳酸氢钠,如果心脏停搏发生之前已证实存在代谢性酸中毒,以碱性药物纠正对复苏是有利的。应根据血液 pH 及动脉血气分析结果指导碱性药物的应用,当碱剩余(base excess,BE)达到 10 mmol/L 以上时,才以碳酸氢钠来纠正。用量可以按以下公式计算:碳酸氢钠(mmol)=BE×体重(kg)/4。

37. 为什么不能盲目大量使用碳酸氢钠对复苏?

盲目大量使用碳酸氢钠对复苏十分不利。可引起低钾血症和氧解离曲线左移,损害组织对氧的摄取;引起高钠血症;CO_2 的产生增加不仅可导致高碳酸血症,并可弥散到心肌细胞和脑细胞内而引起功能抑制。只有当各种复苏措施已采用,如有效的人工呼吸和心脏按压等,才考虑应用碳酸氢钠。静脉注射碳酸氢钠的速度不宜过快,应匀速输注,成人注射 5% 碳酸氢钠以 15 mL/min 左右的速度为宜。

在用碳酸氢钠的同时,应进行过度通气以免 CO_2 蓄积。

38. 心脏复跳后还需要哪些后续处理?

稳定循环功能:心跳恢复后,往往因 CPR 时注入的肾上腺素或其他儿茶酚胺类药物还在发挥作用,致使一过性血压升高,随后常可呈现持续的低血压,要力争在短时间内(不超过 2～3 小时)使循环达到稳定状态;调整酸碱平衡;呼吸功能的维护;稳定其他脏器功能、防止多器官功能障碍综合征。

39. 循环功能达到稳定状态的标准是什么?

循环功能达到稳定状态的标志为:不依赖任何升压药,而血压仍能维持在正常水平;分次、小量试探性静脉注射丙嗪类药物时,血压不明显下降,而脉压差明显增大;静脉注入渗透性利尿剂及袢利尿剂后,尿量明显增多。

40. 脑复苏成败的关键是什么?

脑复苏成败的关键包括 3 个方面:实施有效的 CPR,尽量缩短脑循环停止的绝对时间;采取有效的支持措施,为脑复苏创造良好的全身生理环境;在降低颅内压、降低脑代谢和改善脑循环的基础上,采取特异性脑复苏措施阻止或打断病理生理进程,促进脑功能恢复。

41. 怎样增加脑血流和改善脑供氧?

主要包括以下 3 点:增加脑血流:脑复苏后积极防治低血压有助于改善脑血流;提高 MAP,维持血压于缺血前水平或稍高于缺血前水平;降低颅内压,通过 20％甘露醇或白蛋白脱水减轻脑细胞内水肿。改善脑微循环:适度的血液稀释,使血细胞比容在 0.30～0.35,降低血黏度,改善微循环。充分给氧,提高血液氧浓度。

42. 脑复苏时为什么要进行降温处理?

脑缺血后体温升高可增加脑代谢率、加重脑缺氧、破坏血脑屏障的完整性、增加兴奋性氨基酸的释放、加剧细胞内钙超载和促进氧自由基产生的不良反应,加重脑缺血再灌注损伤。体温越低,脑耗氧量越少。体温超过 37℃时用冰袋、冰帽给予全身和头部降温,尽量使体温降至 37℃以下,体温在 37℃以下时应继续给予头部以冰袋或冰帽降温。

43. 低温的脑复苏机制是什么?

降低脑氧耗量(cerebral oxygen metabolic rate,$CMRO_2$):体温从 37℃ 降至 28℃,脑血流量(CBF)无明显减少,而 $CMRO_2$ 降至正常的 50% 以下;及早恢复能量代谢,减轻乳酸堆积;保护血脑屏障(blood-brain barrier,BBB)功能:及早降温至 33℃～31℃ 能显著减轻 BBB 损伤及早期高血压反应;抑制花生四烯酸(arachidonic acid,AA)代谢:抑制其他内源性损伤因子的释放。

44. 低温综合疗法的实施要点有哪些?

及早降温:在心跳恢复并稳定后即刻开始,若延迟至 6 h 后才开始降温即无效;监测鼻咽温、食管下段及直肠温以分别了解脑温、心温及全身其他部位温度,争取在 3～6 h 内使鼻咽部温度达 28℃ 上下,食管和直肠温度不低于 28～32℃;降温到底:降温以恢复听觉为"底";在恢复循环后静脉注射 20% 甘露醇或山梨醇 0.5～1.0 mg/kg 进行脱水治疗;控制抽搐和寒战;调节血管张力和血压;调控呼吸和酸碱状态,在 FiO_2 0.4 条件下,保持 PaO_2 在 150 mmHg 左右,$PaCO_2$ 在 30～35 mmHg,pH 在 7.35 左右。

45. 脑复苏的最终结局分为几级?

根据 Glasgow - Pittsburg 总体情况分级(OPC):OPC 1 级——脑及总体情况优良:清醒、思维清晰,能从事工作和正常生活,可能有轻度神经及精神障碍;OPC 2 级——轻度脑和总体残废:清醒,可自理生活,能在保护环境下参加工作或伴有其他系统的中度功能残废,不能参加竞争性工作;OPC 3 级——中度脑和总体残废:清醒,但有脑功能障碍,依赖旁人料理生活,轻者可自行走动,重者痴呆或瘫痪;OPC 4 级——植物状态(或大脑死亡):昏迷,无神志,可自行睁眼或发声;OPC 5 级——脑死亡。

46. 怎样初步判断脑死亡?

凡具备以下征象者可初步判定为脑死亡:自主呼吸迟迟不恢复;瞳孔持续散大、无反射;在足量补充血容量及其他循环支持措施后,仍不能停止升压药,甚至加量方能勉强维持血压;全身肌肉软瘫无抽搐;未经物理降温而体温自行下降至 35℃ 以下。

47. 新生儿窒息的原因有哪些?

(1) 母体因素:高血压、低血压、缺氧、子宫动脉收缩、贫血、心肌病或瓣膜病等心肺疾病、感染、肾衰竭、糖尿病、甲状腺功能亢进或减退、肥胖；妊娠或分娩异常；分娩期应用麻醉性镇痛药、巴比妥类、安定类、镇静药、吸入麻醉药、局部麻醉药等。

（2）胎儿因素：早产、先天性畸形、脐带压迫或脱垂、宫内感染、胎粪吸入、多胎。

（3）新生儿因素：生产时窒息、低体重、新生儿休克、低温等。

48. 什么是 Apgar 评分？

1953 年，Apgar 提出用 5 项指标（心率、呼吸情况、肌肉张力、神经反射和皮肤色泽）来评估新生儿出生时情况，每项指标分 0 分、1 分、2 分三类，10 分为满分，表示新生儿情况良好，称为 Apgar 评分法。评分 8～10 分，提示新生儿情况良好，5～7 分为轻度抑制，3～4 分为中度抑制，0～2 分为重度抑制，需立即气管插管复苏。由于方法简便实用，在出生后 1 分钟及 5 分钟分别评分，还可评估复苏效果。

49. 新生儿复苏设备有哪些？

新生儿复苏设备主要包括：红外线辐射保温床、听诊器、吸引器及吸引管、新生儿面罩、呼吸囊（250 mL、500 mL、750 mL 各一个）、婴儿口咽通气管、喉镜及气管插管导管（内径 2.5 mm、3.0 mm、3.5 mm）、氧及氧气管、肩垫、揩拭羊水用的棉垫、纱布、静脉穿刺套管针、股动静脉穿刺插管包、注射器、三通管、手套、剪刀、胶布、胃管、药物如肾上腺素、碳酸氢钠、多巴胺、葡萄糖注射液、复苏记录单等。

50. 为什么新生儿出复苏时要保暖？

新生儿出生后由于产房及手术室温度远低于子宫内温度，新生儿体温调节不健全，且体表面积大，全身皮肤为羊水湿润，出生后经蒸发大量散热，很易导致体温下降。新生儿对寒冷环境耐受性差，在寒冷环境下，代谢亢进，全身氧耗量增加，体温下降使肺血管收缩，增加右向左分流，加重了窒息新生儿的低氧血症和代谢性酸中毒。体温下降使新生儿对复苏的反应降低或推迟，甚至毫无反应，故新生儿复苏中保暖的好坏直接关系到复苏的成败。

51. 新生儿呼吸复苏的主要措施有哪些？

新生儿呼吸复苏的主要措施是吸引、面罩及呼吸囊加压吸氧、气管插管和张肺。首先要保证呼吸道通畅，建立有效通气，关键是吸出呼吸道液体及胎粪，及早张肺,必要时应施行气管插管吸引及给氧。根据 Apgar 评分,8～10 分的新生儿仅需进行呼吸道吸引,5～7 分者给予一般刺激及吸氧,3～4 分者需用面罩加压吸氧,必要时行气管插管。0～2 分者须立即气管插管加压给氧。

52. 新生儿应用面罩及呼吸囊加压给氧的指征是什么?

新生儿用面罩及呼吸囊加压吸氧可以获得足够的通气。其应用指征是:① 呼吸暂停;② 心率<100 次/分;③ 虽经鼻导管吸氧,新生儿仍有中枢性发绀。应用时面罩应小并能紧贴新生儿面部,面罩下无效腔应<5 mL,面罩应覆盖口鼻部而不遮没眼球,这样可获得足够通气量。

53. 怎样应用面罩及呼吸囊给新生儿加压给氧?

新生儿潮气量小,为避免并发症,开始加压通气时用较低容量(潮气量 20 mL),逐渐增加至 40 mL,辅助呼吸频率为 40～60 次/分。大部分新生儿肺膨胀开始时需 30～40 cmH$_2$O 压力,有时需加压至 60 cmH$_2$O,但以后压力应降低到 10～20 cmH$_2$O,以免肺泡破裂。如面罩加压通气良好,心率可增快(≥100 次/分),呼吸恢复,面色转为红润,可停止加压通气。如心率仍慢(60～80 次/分),呼吸恢复不佳,应作胸部心脏按压及气管插管给氧。

54. 新生儿复苏时,气管插管的指征是什么?

遇有下列情况,应进行气管插管:① Apgar 评分 0～3 分,病情严重,单纯面罩吸氧常不能改善,只有气管插管加压吸氧才能使病情迅速改善。② 评分 4～6 分经面罩或一般吸氧未迅速出现呼吸,且患儿仍呈缺氧窒息者。③ 个别评分 7～10 分经 1～5 分钟后病情恶化,评分明显降低者。④ 用来进行呼吸道吸引,特别是呼吸道液体黏稠及羊水胎粪污染者,直接经气管导管清除可以明显降低呼吸窘迫的发生率和死亡率。⑤ 经气管给药。

55. 新生儿复苏时应用碳酸氢钠纠正酸中毒有什么潜在风险?

5％碳酸氢钠是高渗液,快速大量输注时,可扩张血管内容量,并引起新生儿颅内出血;碳酸氢钠与氢离子作用后产生二氧化碳,50 mmol 碳酸氢钠可产生二氧化碳约 1.25 L,窒息新生儿通气不良,PaCO$_2$ 可迅速增高,可能导致室颤及颅内压增高;碳酸氢钠输注可诱发低血压,因酸中毒伴低血容量的新生儿,外周血管强烈收缩以维持血压,酸中毒纠正后降低了循环阻力,由于血容量不能充盈扩张的血管,引起低血压。

56. 新生儿复苏的指征是什么？

需复苏的新生儿全身缺氧，导致酸中毒，酸中毒时心肌收缩力差，心排血量降低，同时心动过缓，严重窒息时甚至引起心搏骤停。新生儿心脏复苏指征与成人有所不同，除心搏骤停须行心脏胸外按压外，苍白窒息伴心率≤80～100 次/分，对吸氧无反应时，即应开始胸外心脏按压。

57. 怎样进行新生儿的心肺复苏？

胸外心脏按压与人工呼吸之比为 5∶1，新生儿心肺复苏通常不需电击除颤。胸外心脏按压方法与成人也有区别，操作时两拇指放在胸骨中部，其余四指放在背后支持，加压深度 1～2 cm，按压频率 100～150 次/分，不可压胸骨下部，以免损伤腹腔器官。

58. 什么情况说明新生儿复苏满意？

当心率≥120 次/分，血压达 80/20 mmHg 时，心脏复苏满意，此时瞳孔应缩小并在中间位。如瞳孔扩大，提示脑部血流及氧合不足。收缩压低及舒张压＜10 mmHg，可引起冠状血管灌注不足。当复苏效果欠佳时，应加用药物治疗，存在酸中毒时，应同时纠正。

（李超　雍芳芳）

参考文献

［1］ 邓小明,姚尚龙,于布为,等. 现代麻醉学［M］. 北京：人民卫生出版社,2014.
［2］ 2020 American Heart Association Guidelines for Cardiopulmonary Resuscitation and Emergency Cardiovascular Care［J］. Circulation. 2020；142：S337 - S604.
［3］ Ronald D. Miller. 米勒麻醉学［M］. 北京：北京大学医学出版社,2017.

第十八章

ICU 及 AICU

1. 什么是重症医学?

重症医学(critical care medicine，CCM)是在医学科学中逐渐形成的临床学科,主要研究重症的发生和发展规律及其临床诊疗方法。使用各种先进的监测设备和技术,通过对生理功能的连续监测和对监测参数的科学分析,对疾病早期诊断和及时处理。

2. 什么是重症监护治疗病房?

加强医疗病房(intensive care unit，ICU)是集中各有关专业的知识和技术,先进的监测和治疗设备,对重症患者的生理功能进行严密监测、调控和及时有效治疗的专门单位。

3. ICU 的主要诊治范围有哪些?

加强医疗病房(ICU)主要诊治范围包括:急危重患者的抢救和延续性生命支持;多脏器功能障碍患者的预防、治疗与器官功能支持;对一些重要生命脏器高危患者的围术期监护、预防与治疗。

4. ICU 主要的收治对象有哪些?

① 急性可逆性危及生命脏器功能障碍的患者。② 可能发生病情变化、具有潜在生命危险的高危患者。③ 慢性疾病急性发作且危及生命的患者。④ 发生公共事件时造成疾病急性集中发作或重大人员伤亡。

5. 目前的专业 ICU 主要有哪些?

ICU 的专业化已是近年来的发展趋势,主要包括外科加强医疗病房(SICU)、烧伤加强医疗病房(BICU)、神经科加强医疗病房(NICU),内科系统有冠心病加强医疗病房(CCU)和呼吸加强医疗病房(RICU),还有麻醉科加强医疗病房(AICU)、新生儿 ICU、器官移植 ICU 等。

6. 患者在 ICU 常规需要进行哪些监测?

对重症患者和休克患者常用的监测参数约有 20 多项,按其应用频率排列顺序如下:动脉血压、心率、心电图、体温、呼吸频率、脉搏氧饱和度、血红蛋白和血细胞比容、尿量、中心静脉压、电解质(K^+,Na^+,Cl^- 等)、动脉血气分析和 pH、潮气量和分钟通气量、肺动脉压和肺动脉楔压、心排出量、呼气末二氧化碳、脑电图等。

7. ICU 常用的血流动力学监测有哪些?

心排出量的监测包括肺动脉漂浮导管(Swan – Ganz 导管)、脉搏指示持续心排出量(pulse indicator continuous cardiac output,PiCCO)、Flotrac 传感器或锂稀释法和脉搏轮廓分析技术的 LiDCO 监测。组织灌注监测,目前临床应用的有胃黏膜 pH(pHi)监测和舌下黏膜 CO_2(sublingual capnometry,$PslCO_2$)分压监测等。

8. 神经危重症患者在 ICU 需行哪些监测?

神经危重患者除了常规监测循环与呼吸之外,还需要重点监测神经功能,如观察神志、瞳孔及格拉斯哥昏迷评分(Glasgow coma scale,GCS)。颅内压监测对颅脑外伤、颅内血肿或颅脑大手术的患者也是必要的。部分患者还需要持续监测脑电图(EEG)及诱发电位(包括视觉诱发电位、听觉诱发电位和体感诱发电位)用于诊断评估患者并判断预后。蛛网膜下隙出血患者有时需要通过经颅多普勒超声(transcranial doppler,TCD)观察脑血流,判断是否存在脑血管痉挛。

9. ICU 病房应如何布局?

专科 ICU 应邻近本专科的病房,外科加强医疗病房(SICU)应靠近手术室,便于患者转运。同时应考虑距离检验科和血库较近。病床可选用完全隔离式,适用于需要隔离的患者;关闭式,即用墙壁或玻璃隔断分开;开放式,必要时用帷幕隔开。

10. 从医疗运作角度考虑,如何安排 ICU 的床位?

ICU 开放式病床每张床位的占地面积为 $15\sim18\ m^2$,最好是单间或分隔式病房。若没有条件,则最少需配备一个单间病房。ICU 的病床数量根据医院等级和实际收治患者的需要,一般以医院病床总数的 2%～8% 为宜,可根据实际需要适当增加。从医疗运作角度考虑,每个 ICU 管理单元以 8～12 张床位为宜;床位使用率以 65%～75% 为宜,每天至少应保留 1 张空床以备应急使用。

11. ICU 应配备哪些监测设备?

监测设备包括:多功能监测仪、ECG 记录仪、脉搏血氧饱和度仪、心排出量测定仪、血气分析仪、E_TCO_2 测定仪等。有条件的单位可配备彩色超声仪和经食管超声仪等。

12. ICU 应配备哪些治疗设备和急救用品?

治疗设备包括:呼吸器、氧疗用具、呼吸功能训练器、输液泵、除颤器等。急救用具包括:口咽或鼻咽通气道、气管插管喉镜、人工呼吸器、气管切开器械或相应器械,纤维支气管镜等。同时应根据本单位的情况,配备必要的教学和科研设备。

13. ICU 专科医师的人数与床位数的比例一般为多少?

ICU 专科医师的人数与床位数的比例一般为 0.8∶1～1∶1。

14. ICU 的常用评分包括哪些?

ICU 的病情评估包括静态评分与动态评分系统。前者包括治疗干预评分系统(therapeutic intervention scoring system,TISS)、急性生理与慢性健康评估(acute physiology and chronic health evaluation,APACHE)、简化急性生理评分(simplified acute physiology score,SAPS)等。动态评分主要是指 Riyadh 加强医疗大纲(the Riyadh intensive care programme,RIP)。针对脏器功能的评分,主要包括 Mashall 评分、序贯器官功能衰竭评分(sequential organ failure assessment,SOFA)等。

15. 什么是治疗干预评分系统(therapeutic intervention scoring system, TISS)?

TISS 是根据患者所需要采取的监测、治疗、护理和诊断性措施的多少,以及每项干预措施的重要性进行评分的方法。当积分达 4 分以上者可收入 ICU,积分>40 分为高危。TISS 评分系统的优点是简单易行,可以在患者的床旁进行。缺点是未考虑患者的年龄和既往的健康状况,不同水平的医疗单位所采取的监测和治疗方法也不一致。

16. 什么是急性生理与慢性健康评估？

急性生理与慢性健康评估（acute physiology and chronic health evaluation, APACHE）是目前比较广泛采用的对危重病情的评估和预测方法，主要由急性生理改变、慢性健康状况以及年龄 3 个部分组成，包含了 12 项常规监测的生理指标，加上年龄和既往健康等状况，对病情进行总体评估。12 项生理指标每项评分是根据入住 ICU 第一个 24 小时所测定值进行评定，所测定生理指标的正常者为零分。积分越高病情越重，预后也越差。APACHE Ⅱ 评分＞24，死亡率在 90% 以上；而评分＜10，死亡率几乎为 0。

17. 什么是 Marshall 评分？

Marshall 评分是加拿大多伦多大学 Marshall 提出的，以 6 个脏器系统的客观指标来衡量脏器功能，主要包括氧合指数、肌酐、总胆红素、血小板、GCS 评分。总分 24 分，得分越高则死亡率越高。每 24 小时评价一次每日得分，其变化量反映器官功能障碍进展情况。

18. 什么是序贯器官功能衰竭评分？

序贯器官功能衰竭评分（sequential organ failure assessment, SOFA）由欧洲重症医学会于 1994 年提出，其强调早期动态监测，包括 6 个器官（心、肺、血液、肝脏、肾脏、神经系统），每项 0～4 分，每日记录最差值。目前研究显示最高评分和评分差值对评价病情更有意义。因其用于脓毒症诊断标准中，又称为脓毒症相关性器官功能衰竭评分（sepsis related organ failure assessment）。

19. 急性心肌梗死患者心功能如何评估？

急性心肌梗死患者常常会引起急性心力衰竭，不适合按 NYHA 分级评估心脏功能，在临床上采用 Killp 分级的方法对急性心肌梗死后的心功能进行分级。Ⅰ级：无心力衰竭征象，但肺毛细血管楔压升高；Ⅱ级：轻至中度心力衰竭，肺啰音出现范围小于两肺野的 50%，心脏第三心音奔马律，肺静脉高压，可见肺淤血；Ⅲ级：严重的心力衰竭症状与体征；Ⅳ级：心源性休克。

20. ICU 需长期呼吸机支持的患者如何进行肺部感染评分？

临床肺部感染评分(CPIS)综合了临床、影像学和微生物学标准等来评估感染严重程度，预测患者使用抗生素时应该是调整或者停止的评分系统，目的是减少不必要的抗生素暴露。这些指标共 7 项，包括体温、粒细胞计数、气管分泌物、氧合情况、X 线胸片、肺部浸润影的进展情况和气管吸取物培养。最高评分为 12 分，当≤6 分时可以停用抗生素。CPIS≥6 分，病死危险性高，评分越高，病情越重。

21. ICU 的床旁超声诊断的流程有哪些？

重症超声以目标导向为基础，如心肺复苏时的目标导向超声生命支持评估(FEEL)流程，呼吸困难病因筛查的床旁肺部超声检查(BLUE)流程和改良 BLUE 流程，休克的快速超声休克评估(RUSH)流程，创伤腹腔出血的目标导向超声评估(focused assessment with sonography for trauma，FAST)流程，休克诊治的目标导向超声(GDE)流程，目标导向经胸心脏超声(TTE)评估(FATE)流程和扩展的 FATE 流程，重症患者全身系统性筛查(ICU‐SOUND)流程等。

22. ICU 纤维支气管镜操作的适应证包括哪些？

① 引导困难气道患者施行气管插管；② 经皮扩张气管切开时引导监测，防止误伤气管后壁导致气管食管瘘；③ 清除气道分泌物；④ 明确气道状态与肺内不明病变；⑤ 收集下呼吸道分泌物或支气管肺泡灌洗液进行病原学和其他检查；⑥ 解除肺不张，钳取异物，注入药物；⑦ 对不明原因咯血的病因诊断或治疗。

23. ICU 纤维支气管镜操作的相对禁忌证包括哪些？

① 肺功能严重损害；② 心功能衰竭、严重顽固性高血压或严重心律失常，新近发生的心肌梗死或有不稳定心绞痛发作史；③ 全身状况极度衰竭；④ 哮喘发作状态或大咯血原则上禁忌，抢救治疗时可慎重考虑；⑤ 主动脉瘤破裂风险患者；⑥ 不能纠正的出血倾向，如凝血功能严重障碍、尿毒症及严重的肺动脉高压等；⑦ 严重的上腔静脉阻塞综合征，因纤维支气管镜检查易导致喉头水肿和严重的出血；⑧ 多发性肺大疱。

24. 在 ICU 使用纤维支气管镜有哪些注意点？

① 机械通气患者施行纤维支气管镜操作时可使气道内压明显升高，肺功能残气量(FRC)增加 30%，第 1 秒用力呼气量(FEV1)减少 40%；② 操作时严重心律失

常发生率约 5%,低氧血症发生率约 13%。一般建议在施行纤维支气管镜检查前 15 min 给予纯氧通气,操作期间潮气量增加 30%;③ 若施行操作期间 $SpO_2 < 90\%$ 应当及时停止操作,治疗后还需行动脉血气分析和胸部 X 线检查。

25. 肾脏替代治疗作为 ICU 的主要支持治疗手段,目前主要分哪几种类型?

持续静脉-静脉血液滤过(CVVHF)、持续静脉-静脉血液透析(CVVHD)、持续静脉-静脉血液透析滤过(CVVHDF)、标准血液透析(HD)、持续低效透析(sustained low efficiency dialysis,SLED)、间歇性血液透析滤过(HDF)、高容量血液滤过(high volume haemofiltration,HVHF)、血液灌流或血液吸收、血浆置换、血浆过滤吸附(coupled plasma filtration adsorption,CPFA)、血浆过滤免疫吸附(coupled plasma filtration immunoadsorption,CPFIA)。

26. ICU 常见血液净化的指征有哪些?

急性肾损害、脓毒症、暴发性或急/慢性肝衰竭、血栓性血小板减少性紫癜(TTP)、抗肾小球基底膜系统性红斑狼疮、多发性炎症性脱髓鞘性神经病、重症肌无力、中毒。

27. 什么是体外生命支持?

体外生命支持(extracorporeal life support,ECLS)是用于描述使用机械装置临时支持心脏或肺功能的通用术语。ECLS 最初由 John Gibbon 在 20 世纪 50 年代开发,作为在体外循环长期手术期间通过膜式氧合器给血液充氧的手段。在 ICU 应用的体外生命支持主要是指体外膜肺氧合,用于治疗手术室外的难治性心血管和呼吸衰竭。

28. 什么是体外膜肺氧合?

体外膜肺氧合(extracorporeal membrane oxygenation,ECMO)是一种呼吸循环支持技术,其原理是经导管将静脉血引到体外,在血泵的驱动下,经过膜式氧合器氧合,再输回患者体内。对呼吸衰竭的患者,将大部分血在体外氧合,有利于低氧血症的纠正和肺部病变的恢复;对循环衰竭患者,心肺转流可降低肺动脉高压和右心室负荷,减少左心室的充盈和射血,对双侧心室的功能恢复有益。

29. ECMO 的适应证有哪些？

① 患者心肺功能损害可逆，预期在 2～3 周恢复；② 急性呼吸衰竭患者经高浓度吸氧、机械通气和 PEEP 治疗，仍有肺内右向左分流及低氧血症；③ 循环衰竭，特别是心脏手术后的严重低心排综合征；④ 心肺损害为不可逆性，需要进行心、肺移植，用 ECMO 维持生命、等待供体器官；⑤ 新生儿 OI 为 40 时，必须使用 VV - ECMO。

30. ECMO 的禁忌证有哪些？

① 不准备行心脏移植的不可恢复心脏病；② 长时间心搏骤停；③ 主动脉夹层或严重主动脉瓣关闭不全；④ 严重神经系统损伤，颅内出血；⑤ 免疫抑制；⑥ 不可逆多器官衰竭；⑦ 无法治疗的恶性肿瘤或高龄患者；⑧ 致死性严重遗传病、不可逆的脑损伤以及Ⅲ级或更严重的脑室内出血是新生儿的禁忌。

31. ICU 质量控制指标有哪些？

结合我国学科建设和发展的需求，于 2015 年形成了较为完善的具有我国特色的质量控制指标体系，其核心为 3 类 15 项医疗质量指标：结构指标 2 个、过程指标 4 个和结局指标 9 个。

32. ICU 质量控制指标中的结构指标具体有哪些？

① ICU 患者收治率和 ICU 患者收治床日率；② 入 ICU 24 小时内急性生理与慢性健康评分（APACHE Ⅱ）≥15 分患者收治率。

33. 什么是 ICU 患者收治率？

ICU 患者收治率是指 ICU 收治患者总数占同期医院收治患者总数的比例。

34. 什么是 ICU 患者收治床日率？

ICU 患者收治床日率是指 ICU 收治患者总床日数占同期医院收治患者总床日数的比例。同一患者同一次住院多次转入 ICU，记为"多人次"。该指标反映了全部住院患者 ICU 患者的比例及收治情况。

35. ICU 质量控制指标中的过程指标具体有哪些？

① 感染性休克 3 小时集束化治疗完成率；② 感染性休克 6 小时集束化治疗完

成率;③ ICU 治疗性抗菌药物使用前病原学送检率;④ ICU 深静脉血栓(DVT)预防率。

36. ICU 质量控制指标中的结局指标具体有哪些?

① ICU 患者预计病死率;② ICU 患者标化病死指数;③ ICU 非计划气管插管拔管率;④ ICU 气管插管拔管后 48 h 内再插管率;⑤ 非计划转入 ICU 率;⑥ 转出 ICU 后 48 h 内重返率;⑦ 呼吸机相关性肺炎(ventilator associated pneumonia, VAP)发生率;⑧ 导管相关血流感染(catheter related blood stream infection, CRBSI)发生率;⑨ 导尿管相关尿路感染(catheterassociated urinary tract infections, CAUTI)。

37. 什么是 ICU 患者预计病死率?

ICU 患者预计病死率是指 ICU 收治患者预计病死率的总和与同期 ICU 收治患者总数的比值。该指标反映了收治 ICU 患者的疾病危重程度,用来计算标化病死率。

38. 什么是 ICU 患者标化病死指数?

ICU 患者标化病死率是指患者疾病危重程度校准后的病死率,为 ICU 患者实际病死率与同期 ICU 患者预计病死率的比值。该指标反映了 ICU 整体诊疗水平。

39. 什么是 ICU 非计划气管插管拔管率?

ICU 非计划气管插管拔管率是指非计划气管插管拔管例数占同期 ICU 患者气管插管拔管总数的比例。该指标反映了 ICU 的整体管理及治疗水平。

40. 什么是 ICU 气管插管拔管后 48 小时内再插管率?

气管插管计划拔管后 48 小时内再插管例数占同期 ICU 患者气管插管拔管总例数的比例。不包括非计划气管插管拔管后再插管。该指标反映了该 ICU 对患者脱机拔管指征的把握能力。

41. 什么是非计划转入 ICU 率?

非计划转入 ICU 是指非早期预警转入,或在开始麻醉诱导前并无术后转入 ICU 的计划,而术中或术后决定转入 ICU。非计划转入 ICU 率是指非计划转入

ICU 患者数占同期术后转入 ICU 患者总数的比例。该指标是医疗机构医疗质量管理的重要结果指标之一。

42. 什么是转出 ICU 后 48 小时内重返率？

转出 ICU 后 48 小时内重返 ICU 的患者数占同期转出 ICU 患者总数的比例。该指标反映了该 ICU 对患者转出 ICU 指征的把握能力。

43. 什么是 ICU 感染？

ICU 感染是院内感染的一种，是重症患者最常见的并发症。据统计，大于 20% 入 ICU 的患者发生感染相关的并发症，最常见的为呼吸机相关性肺炎（ventilator associated pneumonia，VAP）、血管导管相关感染（vessel catheter associated infection，VCAI）、尿管相关尿路感染（urinary tract infection，UTI）、创伤后或外科手术后的腹腔内感染（surgical site infection，SSI）等。

44. 什么是呼吸机相关性肺炎？

呼吸机相关性肺炎（ventilator associated pneumonia，VAP）是指机械通气 48 小时后至拔管后 48 小时内出现的肺炎，是医院获得性肺炎（hospital-acquired pneumonia，HAP）的重要类型，其中机械通气 ≤4 天内发生的肺炎为早发性 VAP，≥5 天者为晚发性 VAP。

45. 什么是血管导管相关感染？

血管导管相关感染（vessel catheter associated infection，VCAI）是指留置血管导管期间或者拔除血管内导管后 48 h 内发生原发性的，且与其他部位感染无关的感染，包括导管相关局部感染和血流感染。患者局部感染时出现红肿热痛、渗出等炎症表现，血流感染除局部表现外还会出现发热（>38℃）、寒战或低血压等全身感染表现。

46. 什么是尿管相关尿路感染？

尿管相关尿路感染（urinary tract infection，UTI）是一种影响部分尿路的感染。当它影响下尿路时，称为膀胱感染（膀胱炎）；当影响上尿路时，称为肾感染（肾盂肾炎）。UTI 很少出现血尿。在非常老和非常年轻的人群中，症状可能是模糊的或无特异性的。

47. 造成 ICU 感染的常见易感因素有哪些?

① 内在因素:年龄＞70 岁;基础疾病多;营养不良;吸烟;酒精依赖;胃液 pH＞4 等。② 疾病因素:休克、严重创伤、昏迷、多脏器衰竭、住院时间＞3 天。③ 环境因素:医护人员手卫生不规范;环境拥挤,空气流通差;仪器、设备、水等污染。④ 治疗相关因素:各种导管、引流管;机械通气;抗生素滥用;镇静、麻醉、抗酸治疗;免疫抑制剂治疗等。

48. ICU 感染的常见病原体有哪些?

ICU 感染病原体主要以细菌为主。据统计,呼吸道感染的常见病原体主要包括鲍曼不动杆菌、铜绿假单胞菌、肺炎克雷伯菌;血流感染的病原体主要包括肺炎克雷伯菌、大肠杆菌、鲍曼不动杆菌;泌尿道感染的病原体主要包括大肠杆菌、肺炎克雷伯菌;重大创伤感染的病原体主要是大肠埃希菌、铜绿假单胞菌;中枢神经系统感染的病原体主要为大肠埃希菌。

49. ICU 常用的基本伦理有哪些?

生命神圣与价值原则、有利和不伤害原则、尊重和自主原则、公正原则。

50. 什么是放弃治疗?

放弃治疗是指医师根据患者或其监护人的决定,或自己及医学认定机构的科学诊断,对身患绝症没有治疗意义的濒死患者,终止维持其生命的医疗措施,任其自行死亡。

51. 放弃治疗的伦理学意义体现在哪几个方面?

① 道德地对待死亡,维护生命尊严,并且符合患者的利益。② 减少卫生资源的浪费,维护社会公益,帮助减轻家属经济负担。③ 有利于器官移植的开展,推动器官移植学的发展。

52. 器官捐献和移植的过程包括哪些?

器官捐献流程主要包括报名登记、捐献评估、捐献确认、器官获取、器官分配、遗体处理、人道救助、捐献文书归档等 8 个环节。

53. 器官捐献的伦理原则包括哪些?

知情同意原则、尊重原则、禁止商业化原则、保密原则、避免各种利益冲突原则、公正原则、活体肝移植的伦理。

54. 目前肝移植的适应证是什么?

① 慢性肝硬化;② 爆发性肝衰竭;③ 代谢性疾病,如肝窦状核变性等;④ 原发性肝恶性肿瘤;⑤ 静脉闭塞性疾病,Budd - Chiari 综合征;⑥ 再移植。

55. 什么是脑死亡?

在迄今的八十多种诊断标准中,哈佛标准是比较有代表性的一个,其诊断标准包括:昏迷、无自主呼吸、无自主运动、瞳孔散大、反射消失、脑电静息。这些特征需观察 24 小时,且排除毒物和低温影响。

56. 我国成人脑死亡判定标准(草案)具体包括哪些内容?

(1) 先决条件:① 昏迷原因明确;② 排除各种原因的可逆性昏迷。

(2) 临床判定:① 深昏迷;② 脑干反射全部消失;③ 无自主呼吸(靠呼吸机维持,自主呼吸诱发试验证实无自主呼吸);以上 3 项必须全部具备。

(3) 确认试验:① 脑电图呈电静息;② 经颅多普勒超声无脑血流灌注现象;③ 体感诱发电位 P14 以上波形消失;以上 3 项中至少有一项阳性。

(4) 脑死亡观察时间:首次判定后,观察 12 小时复查无变化,方可最后判定为脑死亡。

(万小健　常永青)

参考文献

［1］ 邓小明,姚尚龙,于布为,黄宇光,等. 现代麻醉学(第 5 版)[M].北京:人民卫生出版社,2020.

［2］ 邱海波,杨毅. 重症医学:规范流程实践(第 2 版)[M].北京:人民卫生出版社,2016.

第十八章